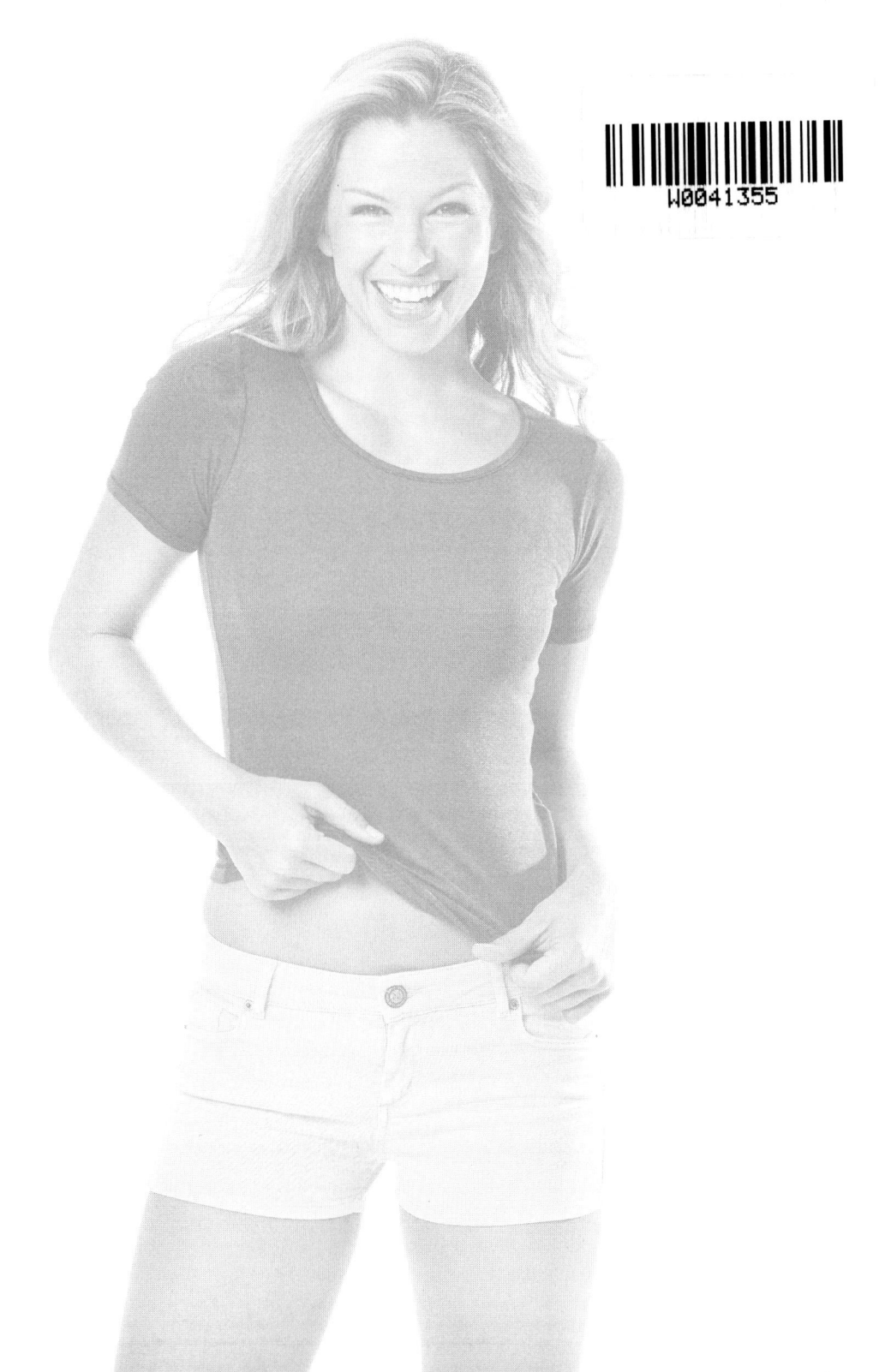

DAS Women'sHealth ABNEHM BUCH

GABRIELE GIESLER
MARTINA STEINBACH

**Für immer schlank mit der
Stoffwechsel-Diät: clever essen
und effektiv trainieren**

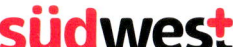

Vielen Dank für die fachliche Unterstützung im Fitness-Kapitel:
Diplomsportwissenschaftler & Personal Trainer Markus Bremen, Köln: www.move-better.de

ISBN 978-3-517-09415-1

1. Auflage 2015
© 2015 by Südwest Verlag, einem Unternehmen der Verlagsgruppe Random House GmbH, 81673 München

Redaktionsleitung: Silke Kirsch
Projektleitung: Stefanie Heim
Producing: Bernhard Heun, Clemens Sorgenfrey
Lektorat und Register: Clemens Sorgenfrey
Rezeptredaktion: Regina Rautenberg
Buchdesign: Elizabeth Neal mit George Karabotsos
Layout und Satz: Bernhard Heun
Bildredaktion: Tanja Zielezniak
Peoplefotografie: Südwest Verlag/Christina Körte (Model: Christina Philipp); Foodfotografie: Monika Schuerle, Foodstyling: Petra Speckmann
Illustrationen: Veronika Moga
Umschlaggestaltung: zeichenpool, München, unter Verwendung eines Fotos von Südwest Verlag/Christina Körte
Litho: Artilitho snc, Lavis (Trento)
Druck und Bindung: Těšínská tiskárna a.s., Český Těšín
Printed in the Czech Republic

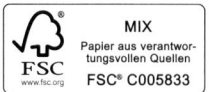

Verlagsgruppe Random House FSC® N001967
Gedruckt auf dem FSC®-zertifizierten Papier Profisilk

Inhalt

Liebe Leserin,

wenn Sie dieses Buch in den Händen halten, haben Sie wahrscheinlich schon eine frustrierende Diäten-Odyssee hinter sich. Kein Wunder, wenn jeder Ihnen etwas anderes erzählt und als unschlagbare Patentlösung verkauft. Und obendrein verkehren sich die aktuellen Ernährungstrends dann auch noch alle sechs Monate wieder in ihr Gegenteil. Die Verunsicherung ist dementsprechend groß, denn was möglicherweise bei Ihren Freundinnen funktioniert, ist für Sie undenkbar. Und genau hier liegt der Knackpunkt: Ernährung ist individuell und Sie benötigen nicht alle das Gleiche, um gesund, schlank und glücklich zu sein.

Außerdem gibt es noch einen zweiten Knackpunkt: Die meisten Diäten verzichten auf körperliche Aktivität. Dabei sind Abnehmen und Bewegung sehr eng miteinander verknüpft. Sport ist das spaßbringende Mittel schlechthin, um Kalorien zu verbrennen und den Stoffwechsel auf Trab zu halten. Sicher freuen Sie sich schon auf Ihr Training oder werden es spätestens nach den ersten Einheiten tun. Aber vergessen Sie bitte nicht: Sie können noch so viele Workouts ausführen, wenn die Ernährung nicht stimmt, lassen die Abnehm-Resultate auf sich warten. Und zwar leider sehr lange …

Wir wünschen Ihnen viel Spaß und Erfolg! Und denken Sie immer daran: Ernährungstrends sind so vergänglich wie Modetrends – nicht jede kann und sollte alles tragen.

Herzlichst Ihre
Gabriele Giesler & Martina Steinbach
Women's Health

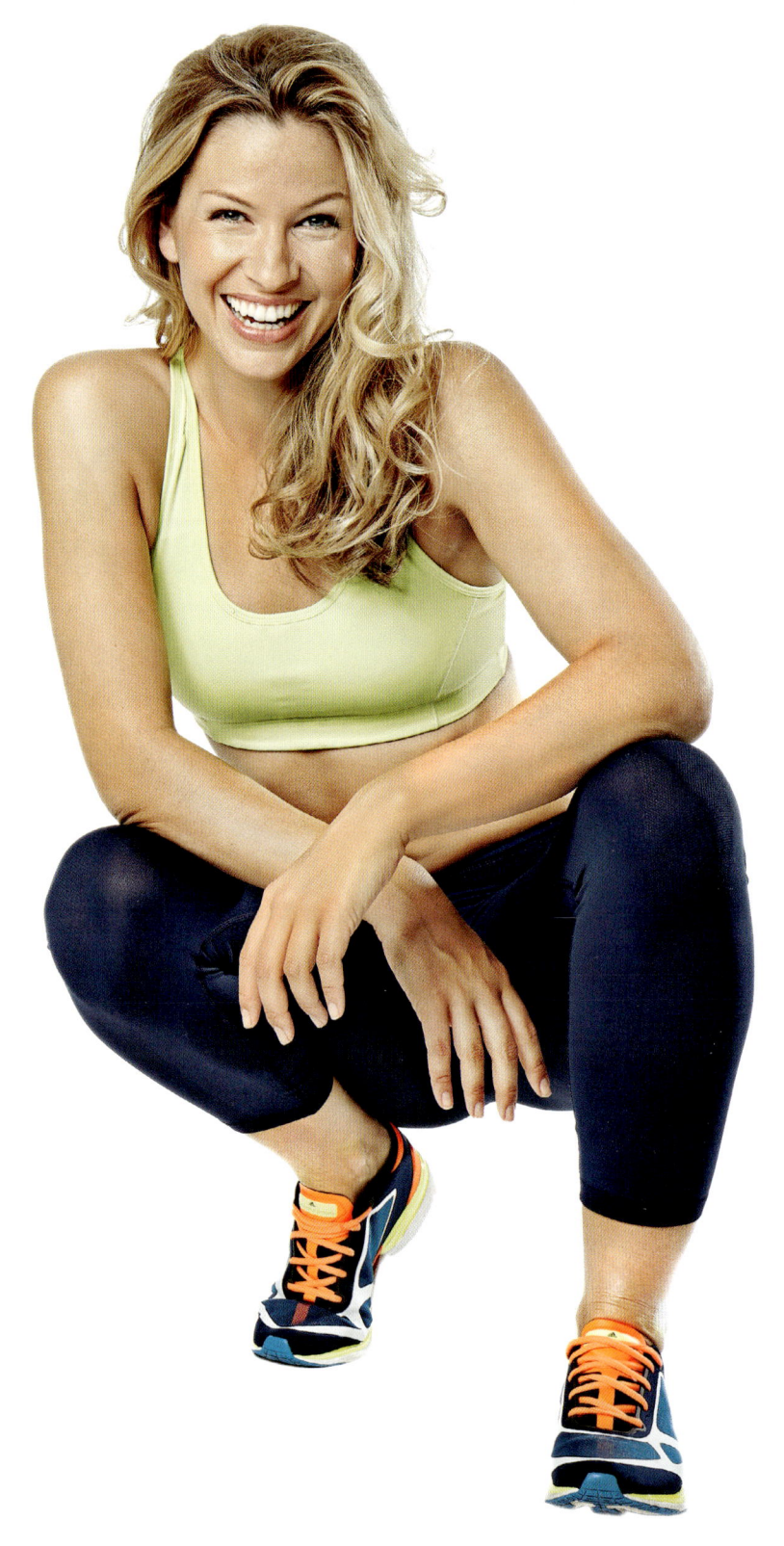

Kapitel 1:

Ernährung ist individuell – jeder Mensch i(s)st anders

Bloß kein Einheitsbrei: So einzigartig, wie jede einzelne Frau nun mal ist, so individuell muss auch die Ernährung auf sie zugeschnitten sein. In diesem Kapitel lernen Sie Ihren Körper erst mal kennen und werden verstehen, warum er genau so ist, wie er ist.

Ernährung ist individuell

Ab jetzt dreht sich alles nur noch um Sie!

Jedes Ernährungskonzept beansprucht für sich, das einzig richtige zu sein, dabei ist Ernährung so individuell wie jede einzelne Frau auf der Erde. Genauso, wie sich ihre Haare, Augen, Nasen und Ohren unterscheiden, so persönlich sind auch die eigenen Vorlieben – und diese zeigen häufig schon am besten, was dem eigenen Körper guttut und was nicht. (Eine persönliche Schokosucht verbuchen Sie aber lieber mal als Ausnahme von dieser Regel. Aber da selbst Kakao, zumindest in seiner ursprünglichen Form, eines der gesündesten Lebensmittel ist und zu den Superfoods zählt, schafft dieses Buch auch hier endlich Abhilfe.) Es wird Zeit für Sie, dass Sie auf Ihren Körper hören, um endlich das Beste aus ihm herauszuholen.

Jeder Mensch is(s)t anders

Jeder kennt mindestens einen dieser beneidenswerten Menschen, die den ganzen Tag futtern, futtern, futtern und einfach kein Gramm zunehmen. Auf der anderen Seite stehen womöglich Sie, die ein Stück Sahnetorte oder eine Portion Pommes mit Mayo nur ansehen müssen, und plötzlich ist schon wieder ein halbes Kilo mehr auf den Rippen. Grund dafür ist nicht, wie viele immer vermuten, die eigene Disziplin, sondern der Stoffwechsel. Der Stoffwechsel ist die Umsetzung von dem, was Sie essen, zu Energie. Das Ganze passiert in Ihren Zellen, genauer in den sogenannten Mitochondrien, weshalb diese auch als die kleinen Kraftwerke des Körpers gelten. Allerdings arbeiten die nicht bei jedem gleich schnell und gleich effizient. Aus diesem Grund verwerten ein paar Menschen ihr Essen besonders gut und manche eben nicht so gut. Was in der Steinzeit noch ein wichtiger Über-

lebensvorteil war, kehrt sich im heutigen Schlaraffenland für viele vollständig ins Gegenteil um und belastet die Gesundheit.

Gute und schlechte Futterverwerter

Tatsächlich hat es viel mit den Genen zu tun, wie effektiv Ihr Stoffwechsel arbeitet und wie viele Kalorien Sie damit aus der Nahrung ziehen. Generell werden zwei Gruppen von Menschen unterschieden: gute und schlechte Futterverwerter. Mit einem sparsamen Stoffwechsel fallen Sie in die Kategorie der guten Futterverwerter. Das heißt, dass die von Ihnen aufgenommenen Kalorien fast ausschließlich zur Energiegewinnung genutzt werden und fast nichts einfach als Wärme verpufft. Ein sparsamer Stoffwechsel senkt etwa bei Kälte die Hauttemperatur schneller ab und verliert so nur sehr wenig Energie ungenutzt. Die Folge ist allerdings, dass ein Kalorienüberschuss sofort als kleine Pölsterchen auf Hüfte und Po eingelagert wird. Sehr zum Ärger der Esserin, denn sie kann weit weniger kräftig zuschlagen, ehe der Hosenbund zu kneifen beginnt. Bei einem guten Futterverwerter hingegen brummt der Stoffwechsel ununterbrochen. Wie in einem Hochofen verfeuert er ständig Unmengen an Energie. Diese wird als Wärme über die Haut abgegeben.

Etwa 60 bis 80 Prozent des Körpergewichts sind genetisch bedingt. Das klingt erst mal ziemlich frustrierend, aber ob Sie dick oder dünn sind, entscheiden trotzdem ganz allein Sie. Denn die restlichen 20 bis 40 Prozent genügen, um Ihren Körper so zu gestalten, wie Sie selbst sein und leben wollen. Die Stellschrauben dafür halten Sie in den Händen. In der einen liegt, was Sie essen, wann Sie essen und wie oft Sie essen. In der anderen liegt, was oftmals gern vernachlässigt wird, was aber genauso wichtig beziehungsweise noch wichtiger ist. Es handelt sich darum, wie oft Sie sich bewegen und Sport machen, denn dies regt den Stoffwechsel an und lässt Muskeln wachsen, die im Vergleich zu Fett auch im Ruhezustand arbeiten und Kalorien verbrennen.

Wie individuell die Unterschiede sind, warum manche Menschen dick werden und welche Rolle die Gene spielen, haben auch Forscher des Deutschen Instituts für Ernährungsforschung in Potsdam untersucht. Eineiige Zwillinge wurden gemeinsam auf unterschiedliche Diäten gesetzt. Dabei stellte sich heraus, dass etwa mit einer sehr fettreichen Ernährung das gute HDL-Cholesterin bei den verschiedenen Zwillingen gleich anstieg, die Werte des schlechten LDL-Cholesterins innerhalb der Zwillingspaare hingegen stark differierten. Bei unterschiedlichen Genmustern können diese Unterschiede sogar noch viel deutlicher ausfallen.

Unabhängig von den Genen gibt es aber auch noch weitere Stellschrauben im Körper, die einen langfristigen Abnehm-Erfolg behindern und ausbremsen können. Wenn trotz aller Bemühungen das Gewicht einfach stillsteht, kann die Antwort tief in Ihnen verborgen liegen. Die folgenden acht Gründe sollten Sie beachten, ehe Sie sich daranmachen, den Stoffwechselturbo zu zünden. Denn wenn Ihr eigener Körper Sie sabotiert, vergeuden Sie unnötig Ihre Energie.

Abnehm-Bremsen – warum tut sich bei mir nichts?

1. Der Stoffwechsel

Er ist wie gesagt das A und O, wenn es ums Abnehmen geht, und muss als Erstes auf den Prüfstand gestellt werden. Das kleine Kraftwerk in Ihnen läuft auf Sparflamme statt im Turbo. Der Hauptgrund dafür ist – neben den genetischen Faktoren – eine falsche Ernährung und hier vor allem vorausgegangene Diäten. Um abzunehmen, müssen weniger Kalorien aufgenommen als verbraucht werden. Das nennt man negative Energiebilanz. Ist die Kalorienrestriktion aber zu streng und fällt unter den Grundumsatz (mehr dazu auf Seite 13), bekommt Ihr Körper Panik und das Gefühl, eine Hungersnot sei ausgebrochen, denn dies ist in Ihrem genetischen Code noch immer so festgeschrieben. Der Stoffwechsel fährt runter, ähnlich wie er das macht, wenn Sie frieren, um Energie für den Notfall zu sparen. Mit dem Ergebnis, dass Sie am Ende weniger essen müssten, um das gleiche Gewicht zu halten. Essen Sie nach der Diät hingegen wieder normal, nehmen Sie zu. Der klassische Jo-Jo-Effekt setzt ein und Sie sind am Ende noch schwerer als zuvor.

2. Die Schilddrüse

Auch die Schilddrüse spielt eine bedeutende Rolle im Energiestoffwechsel. Ist ihre Funktion gestört, stellt sie zu wenig von den Hormonen T3 und T4 her, die normalerweise den Kohlenhydrat- und Fettstoffwechsel im Körper anregen. Werden T3 und T4 nicht produziert, verlangsamt sich der gesamte Stoffwechsel und der Energiebedarf sinkt. Wer dann nicht weniger isst, nimmt automatisch zu. Da man diese Tatsache ohne Bluttest aber gar nicht mitbe-

Unentbehrlich oder schädlich?

Cholesterin erfüllt lebenswichtige Aufgaben im menschlichen Körper. Es ist am Aufbau von Zellmembranen und Stoffwechselvorgängen im Gehirn beteiligt. Zudem ist es Ausgangsstoff für die Produktion von Gallensäuren zur Fettverdauung sowie die Herstellung von Vitamin D und bestimmten Hormonen. Damit die fettähnliche Substanz im Blut transportiert werden kann, verbindet sie sich mit wasserlöslichen Eiweißstoffen, den Lipoproteinen. Je nach Dichte teilt man daher das Cholesterin in HDL-, LDL- und VLDL-Cholesterin ein. Die beiden Letzteren sind aufgrund ihres hohen Fettanteils besonders schädlich für die Gefäße, da sie Ablagerungen bilden, die sich festsetzen und die Gefäße nach und nach verstopfen. Ihr Gegenspieler ist das HDL. Es sammelt die Cholesterinablagerungen an den Gefäßwänden ein und bringt sie zurück zur Leber. Das vermindert das Risiko für Herz-Kreislauf-Erkrankungen.

Ernährung ist individuell

Hormone

Ohne die Boten- und Signalstoffe wäre menschliches Leben nicht möglich. Sie werden in Peptidhormone, die hauptsächlich aus Eiweiß bestehen, und Steroidhormone unterteilt. Letztere werden aus Cholesterin gebildet und sind fettlöslich. Generell werden beide in Drüsen oder auch Zellen des Immunsystems gebildet und dann über Blut und Lymphe zu den Rezeptoren transportiert. Diese sind so spezifisch, dass sie nur zum jeweiligen Hormon passen. Dieses Phänomen wird daher als Schlüssel-Schloss-Prinzip bezeichnet.

kommt, geht der Zeiger der Waage scheinbar grundlos nach oben. Begleiterscheinungen gibt es aber dennoch: Wer sich schlapp, müde und nicht mehr belastbar fühlt, kann dem Spuk auf die Schliche kommen. Auch Frieren, Trägheit, Konzentrationsschwäche und depressive Verstimmungen können Symptome sein. Die Unterfunktion der Schilddrüse kann angeboren sein oder durch Krankheiten oder Medikamente ausgelöst werden. Rund ein Prozent aller Deutschen leiden darunter. Eine solch schwerwiegende Störung kann allerdings nur durch Medikamente ausgeglichen werden. Und dabei muss definitiv ein Arzt helfen.

3. Serotonin

Das umgangssprachlich als Glückshormon bezeichnete Serotonin ist einer der wichtigsten Botenstoffe im Körper. Zuständig ist es unter anderem für das Gefühlsleben und für das Sättigungsgefühl. Gebildet wird es aus der Aminosäure Tryptophan sowie dem Vitamin B_6. Ist von diesen Ausgangsstoffen nicht genügend vorhanden, entsteht zu wenig Serotonin. Ein weiterer Saboteur ist das Fettgewebe. Dort finden kleine Entzündungsreaktionen statt, die die Serotoninbildung hemmen.

Der Serotoninmangel wiederum beeinträchtigt das Sättigungsgefühl. Und führt zu allem Übel sogar noch zu Heißhunger auf Süßes und Kohlenhydratreiches, denn die Ausschüttung von Insulin bewirkt eine vermehrte Tryptophanaufnahme im Gehirn, woraus dann wieder Serotonin gebildet werden kann. In der Folge essen wir mehr und vor allem das Falsche und die Fettschicht wächst und wächst, wodurch die Serotoninbildung noch weiter gehemmt wird – ein richtiger Teufelskreis. Weitere Folgen können Müdigkeit, Reizbarkeit, Schlafstö-

rungen, Stimmungsschwankungen und sogar die Neigung zu Depressionen sein. Um einen Serotoninmangel auszugleichen, müssen Sie die Zufuhr von Kohlenhydraten einschränken und durch tryptophanreiche Proteine ersetzen. Besonders geeignete Lebensmittel sind etwa Sojaprotein, Hefe, Kürbis und Sojabohnen. Wichtig sind außerdem Vitamin B_6, Niacin und Magnesium.

4. Östrogen

Nicht nur die Schilddrüse funkt mit ihren Hormonen ordentlich im Körper herum. Auch das Östrogen beeinflusst Ihr Essverhalten. Die zyklusabhängigen Schwankungen sind wohl die bekanntesten, auch wenn sie von wissenschaftlicher Seite lange nicht bestätigt wurden. Fakt ist jedoch: Ein hoher Östrogenspiegel steigert den Appetit, wodurch mehr gegessen wird, und auch die Pille kann in diesem Zusammenhang ein Auslöser sein. Besonders wenn Frauen mit der Einnahme beginnen, kommt es oft zu einer Gewichtszunahme von ein paar Kilo. Häufig hängt dies mit Wassereinlagerungen zusammen. Durch Sport oder Ernährung lassen sich diese Einlagerungen allerdings nicht bekämpfen. Einziger Ausweg ist eine gestagenhaltige Pille. Die hormonellen Schwankungen im Zyklus müssen jedoch leider einfach ertragen werden. Da gibt es bis jetzt kein Heilmittel.

5. Die Darmflora

Alarm im Darm? Rund 100 Billionen Bakterien bevölkern die menschliche Darmflora und sie hat tatsächlich erheblichen Einfluss aufs Körpergewicht, wie eine Studie der Washington University School of Medicine im amerikanischen St. Louis bestätigt. Die Bakterien gehören zu 600 bis 700 verschiedenen Arten. 90 Prozent davon lassen sich in zwei großen Bakteriengruppen zusammenfassen: Firmicutes und Bacteroidetes. Bei Übergewichtigen wird die Darmflora häufig von den Firmicuten dominiert. Diese Einzeller besitzen die Eigenschaft, unverdauliche Ballaststoffe aufzuspalten. Dabei entstehen Zucker und Fettsäuren, die der Körper in Energie umwandeln oder als Fett speichern kann. Menschen mit zu vielen Firmicuten nehmen acht bis zehn Prozent mehr Kalorien auf als andere. So werden aus eigentlich gesunden Ballaststoffen zusätzliche Kalorien. Bei einem Bedarf von etwa 2000 Kalorien können das pro Tag bis zu 200 Kalorien mehr sein, die bei gleicher Nahrungsaufnahme im Körper gespeichert werden.

Symptome für eine veränderte Darmflora können Probleme wie Verstopfung, anhaltende Blähungen oder Durchfall sein. Die Symptome treten aber nicht bei allen Menschen auf und die einzig verlässliche Überprüfung ist daher eine Stuhlprobe beim Arzt. Untersuchungen zeigen allerdings, dass eine kohlenhydratreiche Ernährung die Firmicuten unterstützt. Im Normalfall ist das Verhältnis der beiden Bakteriengruppen fast ausgeglichen, im Extremfall sind jedoch achtmal mehr Firmicuten vorhanden. Um die Bacteroidetes aufzupäppeln, können spezielle Tabletten oder Nahrungsmittel, die mit Probiotika angereichert sind, helfen.

6. Stress

Es gibt genau zwei Möglichkeiten, auf Stress zu reagieren: Die einen beginnen zu essen, die anderen hören damit auf. Optimal ist beides nicht, denn abgesehen von dem veränderten Essverhalten schadet zu viel Stress dem Körper. Wie die meisten Phasen im Leben halten extreme Stressphasen meist nur eine bestimmte, nicht allzu lange Zeit an. Denn auch die Prüfungsphase im Studium oder ein Projektabschluss im Beruf dauert höchstens ein paar Wochen.

Darüber hinaus gibt es aber auch noch länger anhaltenden negativen Stress, der nur unterschwellig als solcher wahrgenommen wird. Er belastet den Körper dauerhaft und kann ebenfalls die Ursache für Übergewicht sein. Während bei positivem Stress die stoffwechselanregenden Hormone Adrenalin und Noradrenalin ausgeschüttet werden, produziert der Körper bei negativem Stress Cortisol. Dieses Hormon begünstigt die Bildung von Bauchfett und verstärkt das Verlangen nach Süßigkeiten, also dem klassischen Frustfutter. Das Schwierige ist jedoch, den latenten Stressor als solchen überhaupt zu erkennen: Was steckt wirklich hinter der Überlastung, welche Faktoren sind verantwortlich und wie kann man an der Situation nachhaltig etwas ändern? Je nach Typ können Entspannungsübungen, Yoga, Akupunktur, aber auch Sport oder eine Verhaltenstherapie der richtige Ansatz sein.

7. Schlafmangel

So individuell, wie die Ernährung ist, so hat auch jeder Mensch einen eigenen Schlafrhythmus. Zum einen gibt es die Lerchen, die schon morgens putzmunter fast ohne Wecker aus dem Bett springen, dafür dann aber abends nicht lange durchhalten und früh wieder schlafen gehen. Auf der anderen Seite gibt es die Eulen, die morgens muffelig und müde sind, jedoch mit jeder Stunde des angebrochenen Tages an Leistungsfähigkeit zulegen. Bei den meisten liegt die Wahrheit wahrscheinlich irgendwo in der Mitte. Aber egal zu welcher Zeit – wichtig ist es, dass Sie ausreichend Schlaf finden. Studien haben gezeigt, dass wenig Schlaf grundsätz-

Ernährung ist individuell

lich in Zusammenhang mit Übergewicht steht. Die Theorien der Wissenschaftler zu den Ursachen sind vielfältig. Unter anderem stehen wieder die Hormone im Fokus.

Wenn der Tag-Nacht-Rhythmus gestört ist, bringt das den Hormonstoffwechsel durcheinander. Das Zusammenspiel von Leptin und Ghrelin, die beide einen wesentlichen Einfluss auf Hunger und Sättigung haben (mehr dazu auf Seite 73), funktioniert nicht mehr. Das appetitanregende Ghrelin dominiert, es entsteht ein anhaltendes Hungergefühl. Dies ist vergleichbar mit dem undefinierbaren Jieper auf eine Sache, der einen dazu verführt, ständig an irgendetwas rumzuknabbern. Zudem wird durch diese Störung auch der Grundumsatz gesenkt. Auf Deutsch: Der Kalorienverbrauch des Körpers sinkt.

Eine weitere Erklärung für Übergewicht bei Schlafmangel lautet, dass bei weniger Schlaf auch weniger Melatonin produziert wird und in der Folge auch weniger von dem Sättigungshormon Leptin. Ziemlich banal klingt hingegen diese Theorie zum Zusammenhang von Schlafdauer und Übergewicht: Je länger ein Mensch schläft, desto weniger Zeit bleibt ihm zum Essen. In diesem Fall heißt es schlicht: ab ins Bett! Bei extremen Schlafproblemen hilft allerdings nur der Gang zu einem Spezialisten, der das Problem erkennt und Ihnen wieder zu entspannender Nachtruhe verhilft. Dann nämlich bekommt der Slogan „Schlank im Schlaf" auch für Sie eine ganz neue Bedeutung.

8. Nahrungsmittelunverträglichkeiten

Die Ernährung ist so individuell wie der eigene Fingerabdruck und deshalb verträgt auch nicht jeder Mensch alle Lebensmittel gleich gut. Im Extremfall reagiert der Körper auf ein oder mehrere Lebensmittel mit einer Abwehrreaktion. Dabei werden Antikörper gebildet, die sich gegen das Gegessene und gegen den Körper richten. Das Fettgewebe schüttet darüber hinaus Botenstoffe aus, die die Produktion von Entzündungsproteinen anregen. Diese sorgen zusammen mit den Antikörpern für eine stärkere Abwehrreaktion und greifen gleichzeitig in den Energiestoffwechsel ein, der sich dann stark verlangsamt. Das Tückische an den Unverträglichkeiten ist, dass sie im Gegensatz zu Allergien nicht sofort wahrgenommen werden. Die Symptome sind vor allem Unwohlsein, Bauchschmerzen sowie eine unregelmäßige Verdauung. Oft wird dies aber nicht mit den jeweiligen Lebensmitteln in Verbindung gebracht. Unverträglichkeiten können tatsächlich gegen jedes Lebensmittel entwickelt werden – und das in jeder Lebensphase. Deshalb ist es so wichtig, auf den eigenen Körper zu hören. Besonders häufig sind Getreide, Milch, aber auch Hülsenfrüchte die Auslöser. Im Verdachtsfall können die Antikörper im Blut nachgewiesen werden. Beim Arzt wird der Test auf Unverträglichkeiten meistens in zwei Stufen durchgeführt. Sind die Übeltäter erst mal entdeckt, ist der wichtigste Schritt getan. Diese Lebensmittel sollten Sie in Zukunft unbedingt meiden!

Den eigenen Körper kennenlernen

Ebenso unterschiedlich, wie der Körper auf einzelne Lebensmittel reagiert, so unterschiedlich läuft auch der Stoffwechsel. Je nachdem, ob in Ihrem Körper der Hochofen eines Stahlwerks brennt oder nur das kleine Lagerfeuer auf einem Campingplatz lodert, benötigen Sie mehr oder weniger Nahrungsmittel zum täglichen Leben. Ob Sie letztlich zu- oder abnehmen, hängt immer mit Ihrer Energiebilanz zusammen. Denn wenn Sie mehr essen, als Sie verbrauchen, werden Sie dick; essen Sie weniger, dann nehmen Sie ab. Klingt eigentlich ziemlich einfach, oder?

Der eigene Energiebedarf errechnet sich aus dem Grund- und dem Leistungsumsatz. Der Grundumsatz gibt an, wie viele Kalorien Ihr Körper in 24 Stunden in völliger Ruhe verbraucht, etwa für die Aufrechterhaltung der Körpertemperatur, die Funktion der Organe und die Tätigkeiten des Gehirns. Er ist von Größe, Gewicht, Alter, Geschlecht und Körperbau abhängig und daher bei jedem Mensch verschieden. Muskeln verbrauchen mehr Kalorien als Fett, sodass sich der Grundumsatz durch Sport beeinflussen lässt. Aber auch Stress, Medikamente, Hormone und sogar das Wetter haben Einfluss auf ihn. Einen groben Anhaltspunkt für den durchschnittlichen Grundumsatz von Frauen pro Tag gibt diese Formel:

655,1 + (9,6 x Körpergewicht in Kilogramm) + (1,8 x Körpergröße in Zentimetern) – (4,7 x Alter in Jahren)

Um den Grundumsatz einer Person zu schätzen, kann man sich auch der folgenden Formel bedienen:

Grundumsatz (Kilokalorien pro Tag) = Körpergewicht in Kilogramm x 24

So viel vorab: Dies sind alles nur Richtwerte. Um einen exakten Wert zu erhalten, müssten Sie sich in einer Stoffwechselkammer untersuchen lassen. Dort misst ein Gerät das Verhältnis von eingeatmetem Sauerstoff zu ausgeatmetem Kohlenstoffdioxid und kann das Stoffwechselvolumen anhand dieser zwei Werte berechnen. Eine solche Messung ist allerdings recht teuer. Sofern keine schwerwiegende Störung vorliegt, ist daher die grobe Formel absolut ausreichend.

Bewegung erhöht den Grundumsatz

Natürlich liegen Sie niemals 24 Stunden regungslos herum. Aus diesem Grund wird zum Grundumsatz der Leistungsumsatz addiert, um Ihren endgültigen Tagesbedarf zu ermitteln. Großen Einfluss auf Ihren Leistungsumsatz hat Ihr Beruf, denn wer acht Stunden am Schreibtisch verbringt, verbraucht natürlich weniger Kalorien als jemand, der während dieser Zeit körperlich arbeitet und ständig auf den Beinen ist. Der zweite große Faktor ist das absolvierte Sportprogramm, das den Leistungsumsatz zusätzlich in die Höhe treibt. Aber auch schon kleine Bewegungen im Alltag – Treppen zu steigen, anstatt den Fahrstuhl zu nehmen, mit dem Fahrrad statt mit dem Bus zur Arbeit zu fahren oder zu Fuß einkaufen zu gehen – zahlen auf das tägliche Bewegungskonto ein. Versuchen Sie außerdem, nur noch im Stehen zu telefonieren oder im Büro immer persönlich zu den Kollegen zu gehen, anstatt zum Hörer zu greifen. Mit dem sogenannten PAL-Wert (PAL steht für „physical activity level") kann man den Leistungsumsatz erfassen.

Den verschiedenen Aktivitäten des Tages werden unterschiedliche PAL-Werte zugeordnet. Diese werden mit dem Grundumsatz multipliziert und Sie erhalten als Resultat Ihren Gesamtumsatz. Folgendermaßen lassen sich die Aktivitäten einteilen:

Ernährung ist individuell

DER AKTIVITÄTSFAKTOR	
Körperliche Belastung	**PAL-Wert**
Schlafen	0,95
Ausschließliches Sitzen oder Liegen	1,2
Ausschließlich sitzende Tätigkeit mit wenig oder keiner körperlichen Aktivität in der Freizeit, z. B. Büroarbeit	1,4–1,5
Sitzende Tätigkeit mit zeitweilig gehender oder stehender Tätigkeit, z. B. Studierende, Fließbandarbeiterinnen, Laborantinnen, Kraftfahrerinnen	1,6–1,7
Überwiegend gehende oder stehende Tätigkeit, z. B. Verkäuferinnen, Kellnerinnen, Handwerkerinnen, Hausfrauen	1,8–1,9
Körperlich anstrengende berufliche Arbeit	2,0–2,4

Um einen Tag zu berechnen, teilen Sie ihn der Einfachheit halber in acht Stunden Schlaf, acht Stunden Arbeit und acht Stunden Freizeit ein. Der daraus resultierende Mittelwert ergibt den PAL-Wert, den Sie mit Ihrem Grundumsatz multiplizieren. Wenn Sie in Ihrer Freizeit vier- bis fünfmal pro Woche 30 bis 60 Minuten lang intensiv Sport treiben, dürfen Sie zum PAL-Wert weitere 0,3 Punkte hinzurechnen.

Ein Beispiel:
Eine 30-jährige Büroangestellte (60 Kilo; 1,65 Meter; Grundumsatz: 1387 Kilokalorien) arbeitet ausschließlich am Schreibtisch (PAL-Wert Arbeit = 1,4). Auch ihre Freizeit verbringt sie überwiegend sitzend. (PAL-Wert Freizeit = 1,6).
Der Mittelwert der PAL-Werte ist:

$$[1,4 \ (Arbeit) + 1,6 \ (Freizeit) + 0,95 \ (Schlaf)] : 3 = 1,3$$

Der Grundumsatz multipliziert mit 1,3 (1387 x 1,3) ergibt den durchschnittlichen Energiebedarf dieser Frau pro Tag: 1803 Kalorien (kcal). Verglichen mit den Angaben auf Fertiglebens-mitteln, die von einem Tagesbedarf von 2000 Kalorien ausgehen und in der Regel den Prozentanteil des Tagesbedarfs ausloben, kommt da schnell eine positive Energiebilanz zustande. Bei 197 Extrakalorien pro Tag sind dies in einer Woche bereits 1379 und schon nach neun Tagen ist ein zusätzlicher Tagesbedarf angefuttert. Im Monat ist es knapp 3,5-mal der Tagesbedarf und im Jahr schließlich 41-mal – das sind ganze 71 905 Kalorien zu viel. Zum Vergleich: Das entspricht 133 Tafeln Schokolade, die da zusätzlich auf den Hüften landen. Die sind nicht mal eben mit einer halben Stunde Laufen eliminiert.

Auch Kalorien sind individuell

So genau diese Formeln und das gesamte Berechnen der Kalorien auch scheinen, so ungenau sind sie eigentlich. Selbst eine wechselnde Umgebungstemperatur oder dickere beziehungsweise dünnere Kleidung wirken sich letztlich auf Ihren Kalorienverbrauch aus. Zudem gibt es neue Studien, die zeigen, dass längst nicht alle Kalorienangaben korrekt sind. So konnte erst kürzlich in einer Untersuchung nachgewiesen werden, dass der Brennwert von Mandeln allgemein zu hoch angesetzt wurde, da mehr Mandeln als bisher angenommen ungenutzt wieder ausgeschieden werden. Die Überschätzung des Wertes liegt immerhin bei stolzen 30 Prozent. Ähnlich könnte es sich mit Pistazien verhalten, da sind die Untersuchungen allerdings noch nicht abgeschlossen. Letztlich verbrennt sogar jeder Mensch anders, sodass es auch bei gleichen Lebensmitteln zu unterschiedlicher Verwertung kommen kann. Bei so viel Ungenauigkeit und so viel unnötigem Stress mit den ewig bösen Kalorien ist es ab jetzt vorbei. Versprochen!

Schluss mit dem ewigen Kalorienzählen

Generationen von Frauenzeitschriften haben versucht, ihren Leserinnen weiszumachen, dass Kalorien der böse Feind sind. Das stimmt so aber überhaupt nicht. Sie brauchen Kalorien zum Leben, Sporttreiben und zum Spaßhaben. Ohne Kalorien würde Ihnen Ihre Energie fehlen und zurück bliebe nur ein klappriges, kraftloses Skelett.

Die Mischung macht's

Ebenso verkehrt ist es, einen einzelnen Nährstoff zu verteufeln. Obwohl zuerst Fett der Übeltäter war und anschließend vor Kohlenhydraten gewarnt wurde, werden die Menschen dennoch weltweit immer dicker. Die Lösung besteht in einer ausgewogenen Mischung aus Eiweiß, Kohlenhydraten und gesunden Fetten. Dazu kommen reichlich Ballaststoffe, viele Vitamine, Mineralstoffe und sekundäre Pflanzenstoffe.

Ab jetzt wird alles anders

Sich mit Kalorien verrückt zu machen, gehört ab sofort der Vergangenheit an. Sie müssen zunächst nur eine Entscheidung treffen: Möchten Sie ein paar Kilo (oder auch ein paar mehr) abnehmen oder sind Sie mit Ihrem Gewicht zufrieden und wollen nur noch ein bisschen am Feintuning arbeiten und gezielt Muskeln aufbauen?

Dieses Buch ist dementsprechend in eine Abnehm-Phase und eine Shaping-Phase unterteilt. Zum einen gibt es ein jeweils passendes Sportprogramm dazu und außerdem die passenden Rezepte im hinteren Teil des Buches. Damit Sie sich schnell zurechtfinden, sind die Abnehm-Rezepte mit einem blauen und die fürs Feintuning mit einem grünen Punkt gekennzeichnet. (Obendrein gibt es Snacks, von denen Sie einen pro Tag wählen können, unabhängig von Ihrer jeweiligen Phase.)

Nie wieder hungern!

Die Rezepte sind so konzipiert, dass Sie mit jedem Nährstoff ausreichend versorgt sind und satt werden. Denn Hungern und ein aktives sportliches Leben passen einfach nicht zusammen. Und vor allem: Wer abnehmen möchte, der muss essen. Das klingt im ersten Moment paradox, hat aber wieder mit dem Stoffwechsel zu tun. Beim Hungern fährt er auf ein Minimum runter. Ihn wieder zum Laufen zu bringen, ist sehr, sehr anstrengend, denn – wie bereits erwähnt – dieser Vorgang hat vor langer Zeit einmal das Überleben gesichert. Und was die Natur rund 1,8 Millionen Jahre lang in den menschlichen Genen verankert hat, das können 50 Jahre Überflussgesellschaft nicht so ohne Weiteres umschreiben.

Kleine Orientierungshilfe

Jahrelange Erfahrung macht Sie natürlich trotzdem zum Kalorienprofi und deshalb werden Sie auch in diesem Buch an der ein oder anderen Stelle Vergleiche mit Kalorien lesen. Dies dient dem besseren Verständnis und schafft auch für die Kalorienunerfahreneren ein Gefühl für Lebensmittel und die darin enthaltenen Nährstoffe. Auch wenn Sie keine Kalorien mehr zählen, ist es trotzdem wichtig, ungefähr zu wissen, was in den einzelnen Lebensmitteln steckt. Dann ist es viel einfacher, sie auch mal untereinander auszutauschen, um für mehr Abwechslung im Speiseplan zu sorgen.

Kalorien und Kilokalorien

Eine Kalorie ist eine physikalische Maßeinheit. Sie bezeichnet die Energie, die nötig ist, um ein Gramm Wasser von 14,5 auf 15,5 Grad Celsius zu erwärmen. Im allgemeinen Sprachgebrauch wird der Begriff „Kalorien" jedoch meistens verwendet, wenn eigentlich Kilokalorien gemeint sind, also 1000 Kalorien. Der Einfachheit halber heißt es in diesem Buch daher immer „Kalorien", auch wenn es sich genau genommen um Kilokalorien handelt.

Ernährung ist individuell

Geschmäcker sind verschieden – hören Sie auf Ihren eigenen

Genauso individuell, wie jede Einzelne von Ihnen ist, so unterschiedlich sind auch die Geschmäcker. Während die eine für ein Stück Schokolade alles geben würde, so kann es für die andere nicht herzhaft genug sein. Die fünf Geschmacksrichtungen, die der Mensch erkennt, sind süß, sauer, salzig, bitter und umami. Als Nahrungsmittel noch mühsam im Gestrüpp gesammelt werden mussten, war Schmecken notwendig und überlebenswichtig. Denn nur so konnte der Mensch erkennen, ob ein Lebensmittel giftig oder verdorben war – und somit schädlich für den Körper. Außerdem hat der Geschmack den Körper bereits beim Essen über dessen Qualität informiert. Denn süße Lebensmittel deuten auf viele und schnell verwertbare Kohlenhydrate hin. Lebensmittel, die umami schmecken, enthalten hingegen viele Proteine und salzige Lebensmittel sind mineralstoffreich. Hat der Körper von einem der Stoffe gerade zu wenig, dann entsteht häufig der bekannte Jieper auf etwas ganz Bestimmtes. Dem sollten Sie dann auch nachgeben.

Bestimmen Sie Ihren eigenen Rhythmus

Ebenso wie sich die Geschmacksvorlieben unterscheiden, gibt es auch Präferenzen bei den Portionsgrößen, der Anzahl und dem Zeitpunkt der Mahlzeiten. Während manche mit dem ersten Augenaufschlag am Morgen direkt ans Frühstück denken, brauchen andere erst mal ein bis zwei Stündchen, ehe sich der Magen mit einem Hungergefühl meldet. Und genau das ist auch der richtige Weg. Sie müssen auf Ihren Körper hören und nicht essen, weil es eine Tages- oder Uhrzeit vorschreibt. Es gibt eine Menge Untersuchungen, die darauf hinweisen, dass das Frühstück die wichtigste Mahlzeit des Tages sei. Allerdings gibt es mindestens genauso viele, die besagen, dass man auch abnehmen kann, wenn man das Frühstück auslässt.

Sie geben den Takt vor – niemand sonst

Essen aus Gewohnheit oder aus jeglichen anderen Gründen, außer Hunger natürlich, führt zu einem Kalorienüberschuss und damit langfristig zu den ungeliebten Fettpölsterchen. Für das Frühstück sollten Sie sich aber ab jetzt etwas Neues merken: Die erste Mahlzeit, die Sie am Tag zu sich nehmen, ist Ihr Frühstück. Und es ist egal, ob Sie um 6 Uhr frühstücken, um 10 Uhr oder um 14 Uhr. Allein aus beruflichen Gründen stehen die Menschen zu den unterschiedlichsten Zeiten auf und beginnen ihren Tag. Ihre erste Mahlzeit ist dann das Frühstück und das wird erst gegessen, wenn im Magenraum ein kleines Grummeln zu spüren ist.

Dass wir traditionell dreimal am Tag essen, hängt zum einen mit der Physiologie des Menschen zusammen und zum anderen mit der Anpassung an die jeweiligen Arbeitsverhältnisse. In der heutigen Zeit haben sich die festen Mahlzeiten jedoch vielfach drastisch verschoben. So kann am Schreibtisch ständig nebenher geknabbert und gesnackt werden. Und Meetings, Schichtarbeit und Deadlines diktieren, wann Sie Pause machen können. Hier müssen Sie eine individuelle Lösung für sich finden. Natürlich sollten Sie dabei auf Ihr Hungergefühl achten – das hilft aber nicht, wenn Sie ständig einen Jieper auf etwas haben und Ihre Gedanken rund um die Uhr ums Essen kreisen.

Die fünfte Geschmacksrichtung
Umami ist die fünfte Geschmacksrichtung, die sehr herzhaft und mit Fleischbrühe vergleichbar ist. Sie wird hervorgerufen durch die Glutaminsäure, eine Aminosäure. Glutamat, ein Salz der Glutaminsäure, verstärkt besonders den Eigengeschmack eines Lebensmittels. Es ist in die Kritik geraten, da es bei empfindlichen Menschen zu Kopf-, Magen- und Gliederschmerzen sowie Kribbeln in Gesicht und Nacken und trockenem Mund führen kann. Außerdem soll Glutamat stark appetitanregend wirken.

Esspausen unterstützen den Stoffwechsel

Wer ununterbrochen etwas isst, gibt dem Stoffwechsel keine Ruhe, zwischendurch mal ein bisschen aufzuräumen. Denn solange der Körper Kohlenhydrate zur Verfügung hat, wird er nicht an die schwerer abzubauenden Fettreserven gehen. Ob Sie drei oder doch fünf Mahlzeiten am Tag zu sich nehmen, entspricht Ihrer persönlichen Vorliebe. Bei beiden Formen können allerdings Probleme auftreten, die aber lösbar sind. Wer drei Mahlzeiten isst, fällt zwischen Mittag- und Abendessen schnell in ein Hungerloch. Wenn Sie Ihre Arbeit nicht flexibel unterbrechen können und Ihre Mittagspause schon zwischen 12 und 13 Uhr angesetzt ist, kann es bis zum Feierabend recht lang werden. Oftmals landen dann spätestens um 16 Uhr eine Tafel Schokolade oder ein paar Kekse auf dem Schreibtisch. Bei fünf Mahlzeiten hingegen neigen viele dazu, die drei Hauptmahlzeiten im gewohnten Umfang zu gestalten und zusätzlich zwei Snacks zu essen, was die Gesamtkalorienbilanz deutlich anhebt. Fünf Mahlzeiten sind natürlich nur dann sinnvoll, wenn die Mahlzeiten insgesamt kleiner ausfallen und sie über den ganzen Tag verteilt sind. Der Vorteil dabei ist, dass der Insulinspiegel konstant bleibt und keine Heißhungerattacken entstehen.

Die goldene Mitte

Die Rezepte in diesem Buch sind für drei Mahlzeiten ausgelegt. Um dem Nachmittagstief vorzubeugen, kann pro Tag jeweils ein Snack gewählt werden. Dann ist der Abstand zwischen den Mahlzeiten nicht zu lang. Wer lieber weniger, dafür aber öfter isst, kann seine Portionen auch über den Tag verteilen. Generell sollte nie über das Sättigungsgefühl hinaus gegessen werden. Wenn etwas übrig bleibt, packen Sie es ein-

fach ein und heben es für den kleinen Hunger zwischendurch auf. Kommt dies häufiger vor, können Sie die Portionsgrößen auch einfach ein bisschen verringern.

Essen am Arbeitsplatz

Die Arbeitszeit beeinflusst den Tagesrhythmus am stärksten und unterschiedlichsten, denn ein „9 to 5"-Job im Büro ist etwas gänzlich anderes als Schichtdienst im Krankenhaus. Insbesondere die Mittagspause ist in vielen Berufen und Firmen sehr statisch und drängt die Arbeitnehmer in ein starres Essmuster hinein. Wenn die einzige Möglichkeit die Kantine ist und das Angebot dort nicht über verkochte Pasta, Currywurst mit Pommes und Hähnchen-Nuggets hinausgeht, haben Sie ein Problem. Essen Sie täglich dort, nehmen Sie schon fast ein Viertel Ihrer wöchentlichen Mahlzeiten in einer ernährungsphysiologisch minderwertigen Qualität zu sich. Und das auch noch unfreiwillig. Natürlich dient eine Mittagspause auch dazu, dass Sie mit Ihren Kollegen mal ein privates Wort sprechen. Schließlich wollen Sie ja nicht ins soziale Abseits geraten. Auf Folgendes sollten Sie aber dringend achten: Essen Sie nicht aus Rücksichtnahme und auch nicht, weil gerade Pausenzeit ist. Wenn Sie noch keinen Hunger verspüren, dann essen Sie lieber später am Schreibtisch. Nehmen Sie sich dafür ruhig 15 Minuten Zeit und hängen diese gegebenenfalls am Ende des Tages dran. Wenn nicht die Uhrzeit, sondern nur das Angebot das Problem ist, hilft oftmals schon eine freundliche Nachfrage. Dann können Sie auch Ihr mitgebrachtes Essen im Kreis der Kollegen zu sich nehmen. Viele der Rezepte in diesem Buch sind so konzipiert, dass sie auch kalt als Salat schmecken. In besonders kulanten Kantinen ist es aber auch möglich, dass ein Es-

Ernährung ist individuell

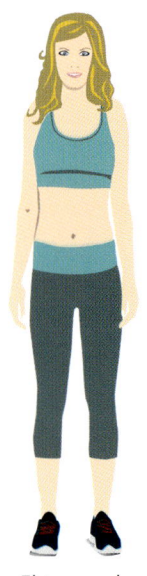

Ektomorph

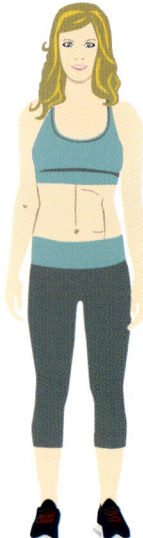

Mesomorph

sen kurz in der Mikrowelle heiß gemacht wird. Die Gerichte sind frei von Milcheiweiß und Weizen, was sicher nur in den wenigsten Kantinen angeboten wird – und Sie stoßen damit sicher auf verständnisvolle Ohren.

Essen beim Sport
Ein weiterer Baustein im Tagesrhythmus ist der Sport. Auch hier herrschen persönliche Vorlieben. Gehören Sie zu den Eulen, kommen Sie sicher kaum auf die Idee, direkt nach dem Aufstehen zehn Kilometer zu laufen, aber andere sind einfach glücklich, wenn sie direkt morgens die Sporteinheit „erledigt" haben. Manche brauchen vor dem Sport noch einen kleinen Snack als Kickstart, andere füllen lieber danach die Reserven wieder auf. Allgemein gilt jedoch, dass kurz vor dem Sport schwere und fettige Sachen müde machen und zu viel Energie im Verdauungstrakt bündeln. Auch Ballaststoffreiches tut nicht besonders gut. Ideal ist schnell verfügbare Energie aus Obst oder Energieriegeln. Direkt nach dem Sport tut eine Mischung aus Eiweiß und Kohlenhydraten dem Körper am besten.

Die drei Stoffwechseltypen

Wie schon erwähnt, ist die Beschaffenheit des Stoffwechsels zu einem großen Teil in den menschlichen Genen verankert. Dabei wird zwischen drei Stoffwechseltypen unterschieden: ektomorph, mesomorph und endomorph. Das klingt vielleicht kompliziert, kann aber ganz einfach veranschaulicht werden. Funktioniert der Stoffwechsel einwandfrei und verbrennt alle Nahrung sofort, ist das mit einem Hochofen im Stahlbau vergleichbar. Ein normaler Stoffwechsel erinnert an eine moderat und kontinuierlich arbeitende Biogasanlage. Dabei muss alles im Gleichgewicht sein, damit es funktioniert und die Bakterien die Lebensmittel zersetzen. Und dann ist da noch das Windkraftwerk, das nur läuft, wenn alle äußeren Bedingungen stimmen und viel Wind weht. Ansonsten steht es still. Der Kraftwerktyp, der in Ihnen verankert ist, lässt sich nicht verändern. Aber durch die richtige Ernährung und Bewegung können die optimalen Bedingungen für die Biogasanlage und ein ordentlicher Wind für die Rotorblätter erzeugt werden. Dann brummt der Stoffwechsel.

Die drei Typen beeinflussen den Körper aber auch noch in den folgenden Punkten:

Ektomorph
Der ektomorphe Typ ist der Gewinner unter den Stoffwechseltypen und verbrennt so intensiv wie ein Hochofen. Er hat einen hohen Grundumsatz, ist dadurch sehr sehnig und mit relativ wenig Fettgewebe ausgestattet. Das einzige Problem ist, dass es diesem Typ schwerfällt, Gewicht zuzulegen, und das gilt natürlich auch für den Aufbau von Muskeln.

Mesomorph
Dies ist der klassische Mischtyp, die Biogasanlage. Die Stoffwechselleistung ist geringer als beim ektomorphen Typ und er verträgt Kohlenhydrate relativ gut. Der Körperbau ist schlank und athletisch, neigt aber zum Fettansatz an Bauch und Hüfte. Es ist der klassische „Ich muss schon aufpassen, was ich esse"-Typ. Schlägt er mal über die Stränge, so gibt die Waage umgehend Rückmeldung.

Endomorph

Dieser Stoffwechseltyp ist die lahme Ente und das Windkraftwerk, das in einem Bezirk steht, in dem sehr oft Flaute herrscht. Der Grundumsatz liegt viel niedriger als bei den beiden anderen Typen, was bedeutet, dass er viel weniger essen darf, um das Gewicht zu halten. Dies sind die bekannten „Ich muss das Stück Torte nur ansehen und nehme schon zu"-Menschen. Denn speziell Kohlenhydrate werden beim endomorphen Typ extrem schnell als Fett eingelagert. In Verbindung mit dem geeigneten Training (das ist der Wind, den Sie erzeugen müssen) hat dieser Typ jedoch den entscheidenden Vorteil, dass er auch am schnellsten Muskelmasse aufbauen kann. Das funktioniert am besten mit einer eiweiß- und fettbetonten Ernährung; die Kohlenhydrate müssen aus guten Quellen stammen. Der endomorphe Typ ist meistens eher kräftig gebaut.

Passen Sie die Ernährung an

Die Klassifizierung der Typen heißt vor allem, dass Kohlenhydrate bei einem langsamen Stoffwechsel schlechter vertragen werden beziehungsweise einfach schneller auf der Hüfte landen. Wenn Sie sich dazu im Alltag wenig bewegen und auch keinen Sport treiben, dann bauen Sie sehr schnell Fettgewebe auf. Neben unschönen Pölsterchen an Bauch und Hüfte führt dies langfristig außerdem zu den typischen Erkrankungen wie Übergewicht, Bluthochdruck und erhöhten Blutfettwerten. Der Grund dafür ist wahrscheinlich, dass sich der Körper evolutionär noch nicht an die Flut von minderwertigen Kohlenhydraten angepasst hat. Früher gab es ausschließlich Vollkorngetreide, Kartoffeln und Gemüse. Heutzutage locken süße Teilchen, Süßigkeiten und frittierte Kartoffelprodukte zum sofortigen Verzehr an jeder Ecke. Kohlenhydrate sind so beliebt, weil sie schnell sättigen und im Prinzip überall verfügbar sind. Sie werden aber auch fast genauso schnell verstoffwechselt und das bedeutet, dass der Blutzuckerspiegel rasant ansteigt und die Bauchspeicheldrüse viel Insulin ausschüttet. Der Zucker wird in Windeseile in die Zellen transportiert und fällt unter das Niveau vor der Mahlzeit. Wenig Zucker im Blut sieht der Körper als Alarmsignal und meldet sofort wieder Hunger, da er nicht erkennen kann, ob die Zellen schon voll Zucker sind oder nicht. Für ihn zählt allein der Gehalt im Blut. Ein niedriger Blutzuckerspiegel sorgt aber vor allem für Appetit auf schnell verfügbaren Zucker – und das ist in der Regel nicht das Vollkornbrot, sondern der Schokoriegel. Damit beginnt der Kreislauf von vorn und es folgt eine kalorienreiche Achterbahnfahrt. Da die Zellen längst gefüllt sind, wird der Überschuss an Nahrung sofort in Fett umgewandelt. Auf fett- und eiweißreiche Lebensmittel reagiert der Stoffwechsel hingegen sehr langsam. Sie sättigen später, halten dafür aber für eine längere Zeitspanne satt. Eine Fettrestriktion ist daher für alle Typen genau der falsche Weg. Das Wichtigste aber ist: Je langsamer Ihr Stoffwechsel ist, desto weniger Kohlenhydrate sollten Sie zu sich nehmen. Und natürlich nur die hochwertigen Kohlenhydrate.

Lebensmittel bestehen aber selbstverständlich nicht nur aus Kohlenhydraten, Fetten und Eiweiß. Im Supermarkt greifen Sie zu Gemüse, Obst oder anderen Produkten, die immer aus einer Mischung aus den drei Makronährstoffen bestehen. Das Grundlagenwissen dazu bekommen Sie in Kapitel 4, im nächsten gilt es erst einmal, alles Ungesunde vom Speiseplan zu streichen. Das funktioniert schon mit ein paar kleinen Veränderungen. Los geht's!

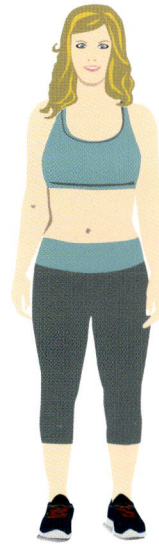

Endomorph

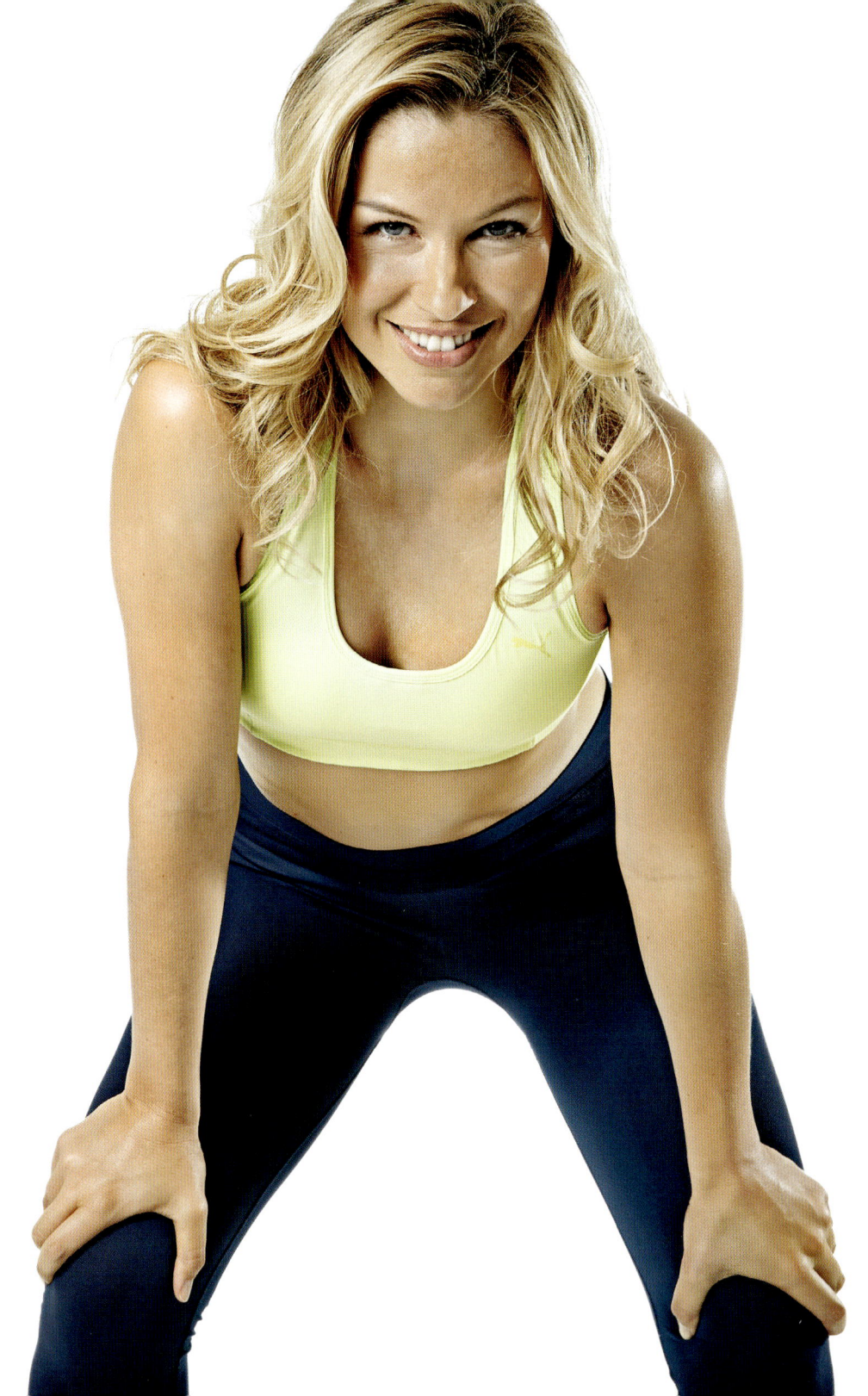

Kapitel 2:

Raus mit Ungesundem – jetzt wird aufgeräumt

Alles muss raus! Nein, so rigoros müssen Sie nicht sein, aber jetzt wird Ihre Ernährung auf den Prüfstand gestellt und alles, was Ihnen nicht gut tut, wird ausgemistet wie bei einem Frühjahrsputz. Denn genauso wird sich die neue Ernährung auch für Sie anfühlen.

Raus mit Ungesundem

Convenience-Food
Das englische Wort „convenience" bedeutet „Bequemlichkeit" oder „Komfort" und beschreibt im Zusammenhang mit Essen vorgefertigte Lebensmittel, bei denen der Hersteller bereits eine oder mehrere Zubereitungsstufen übernommen hat. Diese können küchenfertig (zum Beispiel Tiefkühl-Gemüse), garfertig (Nudeln), anrührfertig (Kartoffelpüree), zubereitungsfertig (Tiefkühl-Fertiggerichte) oder verzehrsfertig (Fruchtjoghurt) sein. Auch frisch gepresster Saft ist in diesem Sinn ein Convenience-Produkt.

Früher war nicht alles besser – aber anders

Ihrer Großmutter wäre ein Supermarkt, wie wir ihn heute kennen, völlig fremd. Die Lebensmittel wurden früher im eigenen Garten oder sogar auf dem Feld angebaut und für den Winter eingekocht und haltbar gemacht. Einige wenige Sachen wurden im kleinen Tante-Emma-Laden zugekauft und diese Zukäufe stammten aus der näheren Umgebung und waren nicht einmal um die halbe Welt geflogen worden. Alles war ganz natürlich und biologisch, ohne den Öko-Stempel zu tragen. Denn niemand schüttet im eigenen Garten Unmengen an Pestiziden auf das, was später auf dem Teller landet.

Schleichende Veränderung

Sowohl das Essverhalten als auch die Nahrungsmittel der Menschen haben sich mit der industrialisierten Landwirtschaft stark verändert. Noch Anfang der 1950er-Jahre gab es nur wenige Übergewichtige. Frauen hatten sichtbar eine schmale Taille und die meisten Männer passten in den Anzug von der Stange. Doch mit dem Überfluss kamen der Wohlstandsbauch und die Rettungsringe. Das Kochen wurde mehr und mehr durch neue Technologien verdrängt und Lebensmittel waren immer einfacher zuzubereiten. Dosensuppen, Tiefkühlpizza und unzählige weitere Fertiglebensmittel, das sogenannte Convenience-Food, eroberten nach und nach den Markt.

Die Bequemlichkeit steigt, die Qualität sinkt

Verarbeitete Produkte sind äußerst bequem auf den Tisch zu bringen und besonders für Berufstätige mit wenig Zeit sehr verlockend. Mit jedem Verarbeitungsschritt, den ein Produkt durchläuft, verlieren die verwendeten Lebensmittel aber einen Teil ihrer wichtigen und gesunden Inhaltsstoffe. Ein Beispiel: Am gesündesten ist es, einen frischen Apfel zu essen, denn er enthält in seiner natürlichen Zusammensetzung rund 200 bioaktive Stoffe, Vitamine, Mineralstoffe, sekundäre Pflanzenstoffe und Enzyme. Er hat außerdem einen sehr geringen Kaloriengehalt und dafür eine hohe Nährstoffdichte, also viele Nährstoffe im Verhältnis zum Kaloriengehalt. Damit ist er uneingeschränkt empfehlenswert.

Wird der Saft aus dem Apfel ausgepresst, verliert er seine für die Verdauung nützlichen Ballaststoffe. Je nachdem, wie lang der Saft anschließend noch bis zum Verzehr gelagert wird, reduziert sich der Gehalt an Vitaminen, da diese empfindlich gegenüber Sauerstoff und auch Licht sind. Einem industriell hergestellten Saft ist zudem oft noch Zucker zugesetzt, da dieser zum einen konserviert und zum anderen vor allem Kindern der Saft dann noch besser schmeckt. Apfelsaft ist daher nie so gesund wie ein roher Apfel. Kalorien in flüssiger Form nimmt der Körper außerdem sehr schnell auf, jedoch ohne dass ein Sättigungsgefühl einsetzen würde, da ein Saft ja keine Ballaststoffe mehr enthält. Das führt zu einem schnellen Anstieg des Blutzuckerspiegels, der wiederum schnell neuen Hunger auslöst. Und das kann schon die Eintrittskarte in die Blutzucker-Achterbahn sein. Apfelsaft sollte deshalb nur ab und zu auf dem Speiseplan stehen. Lebensmittel werden aber natürlich auch deshalb verarbeitet, damit sie besser schmecken und für Abwechslung auf dem Speiseplan sorgen. Denn wer hat schon Lust, immer nur Rohkost zu knabbern?

Doch auch der Apfelsaft kann noch weiter verarbeitet werden. Aus einem Teil Saft und der halben Menge Gelierzucker wird in einem nächsten Verarbeitungsschritt Apfelgelee zubereitet. Durch das Kochen gehen die hitzeempfindlichen Vitamine, Enzyme und sekundären Pflanzenstoffe verloren. Es bleibt zum größten Teil nur der Fruchtzucker und der zu 50 Prozent zugesetzte Gelierzucker enthalten. Das Gelee schmeckt zwar lecker, ist aber letztlich nichts weiter als eine Süßigkeit. Unter diese Rubrik fallen auch andere Apfelprodukte wie Apfelkuchen, Apfelpfannkuchen oder Apfelkompott. Der eigentlich gesunde Apfel steht dabei im Hintergrund und wird mit vielen hochkalorischen und teilweise minderwertigen Zutaten wie Zucker und Weißmehl vermischt. Minderwertig bedeutet in diesem Sinne, dass außer Kalorien keine gesundheitsfördlichen Inhaltsstoffe wie Vitamine, Mineralstoffe, Enzyme oder sekundäre Pflanzenstoffe geliefert werden.

Die teuflische Zaubermischung

Wenn Sie selber kochen und Ihr Essen selber zubereiten, dann wissen Sie genau, was drinsteckt. Sie können bei eher ungesunden Zutaten wie Zucker oder Salz sparen und dafür den Anteil von Obst oder Gemüse erhöhen. Im Vergleich zu Selbstgemachtem haben Sie bei Lebensmitteln aus industrieller Produktion überhaupt keinen Einfluss auf die Inhaltsstoffe, denn es ist ja alles bereits fix und fertig. Ebenso ist das im Prinzip auch im Restaurant oder in der Kantine. Speziell bei Fertigprodukten aus dem Supermarkt ist häufig viel Zucker zugesetzt, da es ein billiger Rohstoff ist, der viel Geschmack mit sich bringt. Jeder Mensch hat eine angeborene Vorliebe für Süßes, sodass das Lebensmittel gern gegessen und entsprechend wieder gekauft wird. Sie werden kaum glauben, wie viel Zucker sich in manchen Lebensmitteln befindet, auch in solchen, in denen Sie es gar nicht vermuten.

ACHTUNG, ZUCKERFALLEN!			
Lebensmittel	**Zucker in g / 100 g**	**Zucker in g / Portion**	**Würfel pro Portion**
Bitterlimonade	13	26 (200 ml)	8,5
Cappuccino-Pulver	66	10 (pro EL)	3,5
Chips	11	4,4 (40 g)	1,5
Cornflakes	13	3,9 (2 EL)	1,5
Currywurst mit Soße	13	26 (200 g)	8,5
Dosensuppe (Tomatencreme)	4,7	18,8 (400 ml)	6,5
Energydrink	26	65 (200 ml)	21,5
Frikadelle	2,6	2,6 (100 g)	1
Frischkäsezubereitung, süß	38,5	7,7 (pro 2 TL)	2,5
Fruchtbuttermilch	11,9	23,8 (200 ml)	8

Raus mit Ungesundem

ACHTUNG, ZUCKERFALLEN!			
Lebensmittel	**Zucker in g / 100 g**	**Zucker in g / Portion**	**Würfel pro Portion**
Fruchtjoghurt	18,5	27,8 (150 g)	9
Früchtemüsli	24,3	12,2 (pro 3 EL)	4
Fruchtsalat	17,6	26,4 (150 g)	9
Gewürzgurken	9,5	4,5 (50 g)	1,5
Heringssalat	7,5	15 (200 g)	5
Ketchup	34	10,2 (pro 2 EL)	3,5
Knuspermüsli	30,5	15,3 (pro 3 EL)	5
Krautsalat	12,6	25,3 (200 g)	8,5
Milchreis	15,2	30,4 (200 g)	10
Müsliriegel	40,9	12,3 (pro Riegel)	4
Proteinriegel	34	10,2 (pro Riegel)	3,5
Reiswaffel mit Joghurtüberzug	26	4,4 (pro Waffel)	1,5
Rosinenbrot	12,8	5,8 (pro Scheibe)	2
Rotkohl	13,3	26,6 (200 g)	9
Salami	1,5	0,3 (pro Scheibe)	0,5
Salatsoße (1000 Islands)	12	3,6 (pro 2 EL)	1
Senf, süß	38,2	5,7 (pro EL)	2
Smoothie	12	30 (250 ml)	10
Soßenbinder	26	7,8 (pro 2 EL)	2,5
Studentenfutter	46	13,9 (pro Handvoll)	4,5
Sweet-Chili-Soße	42	12,6 (pro 2 EL)	4
Tiefkühlpizza	5,6	21 (pro Pizza)	7
Tomaten-Pasta-Soße	7,1	10,7 (150 g)	3,5
Trockenobst	72,4	29 (pro Handvoll)	9,5
Vollkornbrot	3	3 (pro Scheibe)	1
Zwieback	51	7,7 (pro Stück)	2,5

(Berechnung der Zuckeranteile anhand des Bundeslebensmittelschlüssels)

ACHTUNG, NICHT UNBEDINGT HEISS, ABER FETTIG!			
Lebensmittel	**Fett in g / 100 g**	**gesättigtes Fett in g / 100 g**	**Fett in g / pro Portion**
Aal, geräuchert	29	5	14 (50 g)
Avocado	13	3	15 (pro Hälfte)
Bifi	45	19	11 (pro Stück)
Butter	83	51	4 (pro TL)
Cashewkerne	46	9	19 (40 g)
Camembert	40	24	12 (30 g)
Cheeseburger	13	6	17 (125 g)
Chips	39	10	16 (40 g)
Cordon bleu, gebraten	13	6	24 (pro 185 g)
Croissant	34	15	22 (pro Stück)
Currywurst mit Soße	20	7	36 (180 g)
Emmentaler	30	20	8 (pro Scheibe)
Erdnussbutter	50	10	5 (pro TL)
Erdnussflips	35	6	14 (40 g)
Haselnuss-Waffeleis	18	15	15 (pro Stück)
Hotdog	16	6	32 (200 g)
Kokosmilch	21	19	3 (pro EL)
Kartoffelgratin	11	6	21 (pro 200 g)
Kekse	26	15	2 (pro Stück / 8 g)
Knoblauchsoße	36	2,5	5 (pro EL)
Lasagne	14	7	57 (400 g)
Leberwurst	32	12	10 (pro Portion / 30 g)
Linzer Torte	24	9	24 (pro Stück)
Macadamianüsse	73	11	29 (40 g)
Margarine	80	30	4 (pro TL)
Mascarpone	48	30	14 (pro EL)

Raus mit Ungesundem

ACHTUNG, NICHT UNBEDINGT HEISS, ABER FETTIG!			
Lebensmittel	Fett in g / 100 g	gesättigtes Fett in g / 100 g	Fett in g / pro Portion
Matjesbrötchen	12	3	20 (pro Stück)
Mayonnaise	80	37	12 (pro EL)
Mett	20	7	22 (pro 110 g)
Mousse au chocolat	25	14	23 (pro 90 g)
Müsliriegel mit Nüssen	34	3	17 (pro Stück)
Oliven (schwarz)	30	4	2 (pro Stück)
Pannacotta	11	7	17 (pro 150 g)
Pesto alla Genovese	56	11	17 (pro EL)
Pommes frites	25	7	25 (pro 150 g)
Rahmspinat	5	10	10 (pro 200 g)
Reiswaffeln mit Schokoüberzug	17	10	3 (pro Waffel)
Remoulade	65	29	10 (pro EL)
Sahnejoghurt	9	5	13 (pro Becher)
Salami	36	13	5 (pro Scheibe)
Salamipizza	12	5	42 (350 g)
Schweineöhrchen	30	7	18 (pro Stück)
Salatdressing (cremig)	69	9	21 (pro 2 EL)
Sauce hollandaise	62	36	37 (pro 4 EL)
Teewurst	35	13	10 (30 g)
Toffifee	31	12,5	3 (pro Stück)
Tortilla-Chips (ohne Dip)	25	8	12,5 (50 g)
Vinaigrette (Essig-Öl)	66	8	20 (pro 2 EL)
Vollmilchschokolade	32	19	6 (pro Riegel)
Waffelkekse	41	24	4 (pro Stück / 10 g)
Waldorfsalat	23	3	35 (150 g)
Walnüsse	63	7	25 (40 g)
Yogurette	36	20,5	4 (pro Riegel)

(Berechnung der Fettanteile anhand des Bundeslebensmittelschlüssels)

Ein weiterer Geschmacksgeber ist natürlich das Fett, das auch gern in rauen Mengen zugesetzt wird. Das schmeckt nicht nur gut, sondern verbessert auch das Mundgefühl, sodass sich alles schön cremig und zart anfühlt. Das verführt dann schnell dazu, noch mehr zu essen, denn seit jeher war dieser Geschmack ein Zeichen für viele Kalorien und die haben schließlich das Überleben gesichert. Deshalb entsteht Heißhunger auch eher auf ein Stück fettige Käsepizza als auf einen Bund Staudensellerie. Für die Industrie ist Fett ein idealer Füllstoff. Es schmeckt, verführt zum Essen und ist billig. Für den Verbraucher ist es jedoch gerade das minderwertige gesättigte Fett, das die Gesundheit gefährdet. Fettreiche Lebensmittel sind meistens offensichtlicher zu erkennen als versteckter Zucker. Die Menge, die in manchen Sachen enthalten ist, wird Sie allerdings überraschen.

Beim Blick auf die vorstehenden Tabellen werden Sie ein paar Lebensmittel finden, die in beiden auftauchen. Klar, denn die Mischung aus Zucker und Fett ist ausgesprochen beliebt. In den Tabellen stehen besonders prägnante Beispiele stellvertretend etwa für alle Wurst- oder Käsesorten. Das Gleiche gilt für die Kuchen und Kekse oder auch für den Mascarpone als Fettspitzenreiter vor Crème fraîche und Sahne. Ebenso ist nicht nur der Müsliriegel mit Nüssen relativ fettreich, aber er ist aufgeführt, da er noch mehr Fett enthält als andere Riegel.

Bei fast allen Produkten handelt es sich um hochverarbeitete Lebensmittel, denn die liefern die größten Mengen an Zucker und Fett und weisen dementsprechend auch die höchste Energiedichte auf. Spätestens wenn etwas viereckig im Supermarktregal steht und mehrere Jahre haltbar ist, sollten die Alarmglocken bei Ihnen schrillen. Meistens handelt es sich um ein Produkt, von dem Sie unbedingt die Finger lassen sollten.

Das Salz in der Suppe

Um die Mischung perfekt zu machen, fehlt noch das Salz. Denn ein Lebensmittel, das alle drei Komponenten enthält, ist perfekt abgestimmt auf die Urbedürfnisse des Steinzeitmenschen: Zucker für sofort verwertbare Energie, Fett als Reserve für schlechte Zeiten und Salz als Grundlage für den Stoffwechsel, da es den Wasser- und Mineralienhaushalt reguliert. Studien zeigen, dass vor allem die Mischung aus Fett, Zucker und Salz im menschlichen Gehirn einen Mechanismus auslöst, der uns geradezu süchtig macht nach Produkten mit genau dieser Mischung und uns veranlasst, sie zu oft und in zu großen Mengen zu uns zu nehmen. Das ist natürlich äußerst profitabel für die Hersteller, aber mehr als ungünstig für Ihre Taille. Zu diesen Produkten zählt in erster Linie Fast Food, aber auch Snacks und sonstige Knabbereien gehören dazu.

Natürlich unnatürlich

Alle Lebensmittel haben eine begrenzte Haltbarkeit (abgesehen von Produkten wie Salz oder Zucker). Nach einer gewissen Zeit beginnen sie zu faulen oder zu schimmeln und werden ungenießbar. Bei empfindlichen Lebensmitteln wie Fisch, Meeresfrüchten oder Hackfleisch geschieht dies bereits innerhalb eines Tages. Sehr robuste wie Kürbis, Kohl oder Kartoffeln halten bis zu einem Monat frisch. Unter bestimmten Bedingungen können etwa Äpfel oder Kartoffeln sogar noch länger gelagert werden.

Industriell verarbeitete Lebensmittel können mithilfe von speziellen Verfahren zur Haltbarmachung zum Teil mehrere Jahre unbe-

Transfettsäuren

Noch schädlicher als die gesättigten Fettsäuren sind die Transfette, die in stark verarbeiteten Produkten lauern. Sie ähneln in ihrer Zusammensetzung den gesättigten Fettsäuren, sind aber eigentlich ungesättigte Fettsäuren, die vor allem bei der Härtung von pflanzlichen Ölen entstehen. Die Öle enthalten durch diesen Prozess die gewünschte Stabilität, wie sie etwa für Margarinen oder Bratfette benötigt wird. Natürlicherweise sind Transfettsäuren aber auch in Butter oder Milch enthalten. Eine hohe Aufnahme der minderwertigen Fette führt zu einem erhöhten Risiko für koronare Herzkrankheiten durch eine Veränderung des Cholesterinspiegels.

Raus mit Ungesundem

schadet in den Supermarktregalen überdauern. Das funktioniert, weil ihnen das Wasser entzogen wurde und zusätzlich oft unterschiedliche Mengen an Konservierungsstoffen zugesetzt wurden. Hinzu kommen Farbstoffe, um die Farbverluste bei der intensiven Verarbeitung auszugleichen oder die Farbvorstellungen des Verbrauchers zu erfüllen (zum Beispiel, dass Vanillejoghurt gelb sein muss, obwohl das Mark von Vanilleschoten nur aus vielen kleinen schwarzen Punkten besteht). Damit der Geschmack eines Fertiggerichts mit dem von einem frisch gekochten geschmacklich mithalten kann, werden obendrein in fast allen Fällen Geschmacksverstärker und erhebliche Mengen Salz eingesetzt.

Alle diese Stoffe werden streng überprüft und sind nicht schädlich. Dafür sorgt die Europäische Behörde für Lebensmittelsicherheit (EFSA). Allerdings werden die Versuche nur an Tieren durchgeführt und zudem für jeden Stoff einzeln. Über mögliche Wechselwirkungen ist bislang nur wenig bekannt. Hinzu kommt, dass sich die Mengen an Zusatzstoffen schnell summieren, wenn Sie über den Tag verteilt mehrere Fertigprodukte konsumieren: morgens einen fertigen Fruchtjoghurt, mittags schnell etwas Abgepacktes aus der Supermarkt-Kühltheke und abends etwas aus der Tiefkühltruhe. Na, haben Sie sich bei dieser Aufzählung wiedererkannt? Kein Problem, denn es geht auch ganz einfach ganz anders – mehr dazu erfahren Sie unten.

Es kann bei jedem anders wirken

Zwar gilt keiner der gesetzlich zugelassenen Zusatzstoffe als bedenklich, aber es handelt sich um unnatürliche Stoffe, die eine bestimmte Wirkung im Körper haben und auf die manche Menschen empfindlich reagieren. Glutamat oder Süßstoffe etwa stehen im Verdacht, nicht nur Heißhunger, sondern auch Verhaltensstörungen auszulösen und andere Krankheiten zu begünstigen. So wird Übergewicht oft in diesem Zusammenhang genannt.

Durch die vielen Aromastoffe wird zudem das natürliche Hunger- und Sättigungsgefühl gestört, auch Heißhunger kann durch sie ausgelöst werden. Empfindliche Menschen reagieren dabei schneller als andere, aber auch hier ist die Wirkung auf den Einzelnen wieder ganz individuell. Das besondere Mischverhältnis von Zucker, Fett und Salz führt häufig dazu, dass (zu) große Nahrungsmengen gegessen werden. Natürlich ist die Versuchung groß, abends einfach schnell etwas Fertiges in den Ofen zu schieben, aber mit ein paar Blitzrezepten wird die Versuchung immer kleiner. Denn viel länger als 20 Minuten brauchen auch viele der Rezepte in diesem Buch nicht.

Clean Eating – bleiben Sie sauber

Die erste Grundregel für gesundes Essen ist gleichzeitig simpel und genial: Benutzen Sie ausschließlich natürliche und unverarbeitete Lebensmittel! Leider ist dies in der heutigen Zeit nicht leicht umzusetzen. Vor 100 Jahren war das noch ganz anders, als jeder größtenteils noch Selbstversorger war. Im Tante-Emma-Laden wurden Grundnahrungsmittel wie Graupen, Linsen oder Mehl zugekauft, die weitestgehend unverarbeitet waren. Daraus ergibt sich die zweite Merkregel: Kaufen Sie nie ein Lebensmittel, das aus mehr als fünf Zutaten besteht. Und kaufen Sie keine Lebensmittel, die Zutaten enthalten, die Ihre Großmutter nicht kannte oder die Sie nicht aussprechen können. Dazu gehören zum Beispiel Natrium-methyl-p-hydroxybenzoat, Hexamethylentetramin oder Butylhydroxytoluol. Damit es schöner aussieht, verstecken sich solche Wortmonster auch häufig hinter den E-Nummern. In diesem Fall wären es E 215, E 239 und E 321. Bei solchen Zutaten sollten Sie skeptisch sein und einfach ein Regal weiter gehen.

Kaufen Sie so regional wie möglich

Das gilt in erster Linie für Zutaten, denn noch vor wenigen Jahrzehnten galten auch Kiwis und Ananas als extrem exotisch und ungewöhnlich. Inzwischen ist es natürlich kein Problem, diese Lebensmittel zu essen. Regionale und saisonale Produkte sollten Sie allerdings immer bevorzugen, da diese zum einen die Umwelt schonen und zum anderen auch vitalstoffreicher sind als Früchte und Gemüse, die unreif geerntet werden und dann künstlich nachreifen. Gerade im Winter ist das Angebot hierzulande jedoch relativ beschränkt – um möglichst abwechslungsreich zu essen, sind Südfrüchte durchaus eine gute Alternative. So ganz exotisch sind die meisten auch gar nicht mehr, denn weltweit werden etwa die meisten Kiwis in Italien angebaut und das ist im Vergleich zu Neuseeland dann auch gar nicht mehr so weit weg. Generell sollten Sie aber immer auf die Herkunft der Lebensmittel achten und solche wählen, die einen nicht zu langen Weg hinter sich haben. Einen Sonderfall stellen die vitalstoffreichen Superfoods (mehr dazu gibt es im nächsten Kapitel ab Seite 38) dar, die trotz ihrer oftmals recht weiten Anreise zu uns auf Ihrem Speiseplan nicht fehlen sollten.

Ausnahmen bestätigen die Regel

Bei verarbeiteten Lebensmitteln gibt es eine Reihe von Abstufungen hinsichtlich des Verarbeitungsgrads. Das Beispiel des Apfels (siehe Seite 22) hat Ihnen das ja bereits veranschaulicht. Streng genommen ist schon ein Supermarktsaft nicht „clean", denn Sie können ihn aus Früchten selbst pressen. Auch Kichererbsen und Tomaten aus der Dose oder Tomatenmark sind in diesem Sinne nicht „clean". Selbst Mehl müssten Sie im Prinzip selbst mahlen. Um alle erforderlichen Punkte konsequent umsetzen zu können, bräuchten Sie jedoch eine professionell ausgestattete Küche, eine Küchenhilfe und zusätzlich vier bis sechs Stunden pro Tag an Zeit. Da Sie auch Beruf, Hobby und Familie in Ihrem Tagesrhythmus unterbringen müssen, ist es natürlich nicht möglich, alles selbst zu machen. Es gibt aber dennoch verschiedene Möglichkeiten, bei denen Sie ansetzen können. Niemand kann von 0 auf 100 starten und auch beim Clean Eating ist das Wichtigste, ein gesundes Mittelmaß zu finden. Ernährung ist kein Wettbewerb, bei dem der gewinnt, der die Regeln besser umsetzt als die anderen. Wenn Sie an einem Tag mal keine Zeit haben, die Kichererbsen zu kochen, dann sind die aus der Dose eine sehr gute Wahl. Das ist immer noch besser, als abgepackten Hummus aus dem Kühlregal zu nehmen. Und der abgepackte Hummus mit Gemüsesticks ist wiederum einem überbackenen Käsebrötchen oder einem fettigen Pizzastück vorzuziehen. Bei den Entscheidungen, die Sie im Supermarkt treffen müssen, geht es immer um eine Abwägung des Machbaren. So wird es oft eine bessere Alternative geben, aber

Raus mit Ungesundem

eben genauso oft Alternativen, die deutlich schlechter wären. Gerade beim Vergleich zwischen frischem Gemüse und Tiefkühlgemüse schneidet nicht selten sogar die Tiefkühlvariante besser ab. Entwickeln Sie ein Bewusstsein für dieses Thema und Sie werden immer häufiger die richtigen Entscheidungen fällen. Orientieren Sie sich dazu an den Stufen in der Tabelle unten auf der Seite:

Stufe 0 entspricht den Grundsätzen des Clean Eating, diese Lebensmittel sind immer uneingeschränkt empfehlenswert. Bei den Stufen 1 bis 3 werfen Sie einfach einen kurzen Blick auf die Zutatenliste. Es gibt viele Bioprodukte, die nahezu „clean" hergestellt werden. Dafür müssen Sie unter Umständen ein wenig suchen, können dann aber sicher sein, dass nur das Beste vom Besten in Ihrem Einkaufskorb landet. Mit der Zeit werden Sie zudem wissen, welche Hersteller für hochwertige Produkte stehen und wo diese erhältlich sind. Auch wenn Sie nach einiger Zeit routinemäßig einkaufen können, sollten Sie zwischendurch immer mal wieder die Zutatenlisten überprüfen. Rezepturen werden häufig überarbeitet – leider nicht immer zum Vorteil des Kunden. Die Organisation Food-watch hat schon viele Produkte entlarvt und es lohnt sich, ihre Website in regelmäßigen Abständen zu checken.

Zeit ist Geld

Sollten Sie genügend Zeit haben beziehungsweise sich die Zeit nehmen können, dann sparen Sie viel Geld, wenn Sie Nahrungsmittel selbst herstellen – zum Beispiel Milch aus Nüssen oder Getreide. Diese Milchsorten haben im Vergleich zu ihren tierischen Pendants nämlich einen stolzen Preis, da für sie weder ein vergünstigter Steuersatz gilt noch milliardenschwere Subventionen in die Produktion gepumpt werden. Ein Preisunterschied von 0,45 Euro zu 2,79 Euro ist durchaus ein schlagendes Argument. Allerdings ist Milch (egal ob pflanzlich oder tierisch) natürlich kein Lebensmittel, auf das Sie nicht auch ganz verzichten könnten. Lecker sind die pflanzlichen Alternativen aber allemal. Schließlich spielen pflanzlicher Joghurt oder Käse aus Soja oder Nüssen in der Profiliga bei Selbstgemachtem. Es gibt zwar mittlerweile zwar schon viele Online-Shops, die veganen Käse anbieten, aber mit fünf bis zehn Euro für 100 Gramm geht das definitiv ziemlich schnell ins Geld. Der Do-it-yourself-Gedanke hört aber

VERARBEITUNGSSTUFEN VON LEBENSMITTELN		
Stufe 0	alle Lebensmittel, die natürlich gewachsen sind	Obst, Gemüse, Nüsse, Fleisch
Stufe 1	Lebensmittel, die nur in ihrer Form verändert wurden, denen aber nichts zugesetzt wurde	Mehl, geschälte Nüsse, getrocknete Früchte, gepresste Öle, Direktsäfte, TK-Gemüse, Getreideflocken
Stufe 2	verarbeitete natürliche Lebensmittel	Joghurt, Brot, natürliche Fruchtriegel, Senf, Tofu
Stufe 3	verarbeitete Lebensmittel ohne Zusatzstoffe	Chutneys, Tapenade, Aufstriche, Konserven
Stufe 4	Fertiggerichte (TK oder frisch)	Produkte zum Aufwärmen und Auftauen
Stufe 5	Trockenfertiggerichte	Essen in Pulverform, wie Kartoffelpüreepulver, Tütensuppen und Ähnliches

spätestens bei Lebensmitteln wie Senf oder Tomatenmark auf. Grundsätzlich können Sie sich merken, dass die Häufigkeit, mit der Sie Lebensmittel verwenden, mit der Höhe der Stufe abnehmen sollte. Produkte der Stufe 4 gehören definitiv nicht mehr in den Bereich des Clean Eating. Aber auch unter den Produzenten von Fertiglebensmitteln gibt es Positivbeispiele: Deren Gerichte kommen ganz ohne Zusatzstoffe aus und können in dringenden Fällen ruhigen Gewissens im Einkaufskorb landen (Tipps für eine gute Auswahl im Supermarkt bei wenig Zeit finden Sie auf Seite 77). Produkte der Stufe 5 sind allerdings ohne Ausnahme zu meiden. In einem Lebensmittel, dem sein gesamtes Wasser entzogen wurde, ehe es zu Pulver zermahlen wurde, steckt überhaupt nichts Wertvolles mehr. Daher: Finger weg!

Milch und Milchprodukte

Für Säuglinge gilt uneingeschränkt der Grundsatz „Breast is best". Milchzucker ist die erste Energiequelle, mit der es das junge Verdauungssystem aufnehmen kann. Die Zusammensetzung aus Eiweiß, Fett, Vitaminen und Mineralstoffen ist ideal und außerdem bekommen die Neugeborenen Hormone, Enzyme und andere Stoffe mit auf den Weg, die langsam das Immunsystem aufbauen. Bereits nach wenigen Monaten ist der Säugling jedoch bereit, feste Nahrung aufzunehmen, bis die Muttermilch schließlich gar nicht mehr gebraucht wird.

Nicht jeder verträgt sie

In vielen Teilen der Welt wird gar keine Milch getrunken. Das hängt hauptsächlich damit zusammen, dass sie dort von Erwachsenen nicht mehr gut vertragen wird. Bereits bei einem Säugling bildet der Dünndarm das Enzym Laktase, das den Milchzucker in seine Bestandteile Glukose und Galaktose spaltet. Bei Menschen mit Laktoseintoleranz fehlt dieses Enzym jedoch. Gelangt nun Milchzucker über die Nahrung in den Dünndarm, so führt dies zu Bauchschmerzen und Durchfall. Hilfe versprechen laktosefreie Produkte, spezielle Medikamente, in denen Laktase enthalten ist, oder aber einfach der Verzicht. Bei mehr als 75 Prozent aller Menschen verringert der Körper übrigens die Produktion des milchzuckerspaltenden Enzyms mit zunehmendem Alter drastisch oder stellt sie sogar vollständig ein. Durch die Brille der Evolution betrachtet ist dies durchaus sinnvoll, denn nach dem Säuglingsalter kann der Mensch auf andere Energiequellen zurückgreifen und benötigt den Milchzucker als solchen nicht mehr.

Und auch eine Kuh gibt ja naturgemäß nur so lange Milch, bis das Kalb selbst damit beginnt, Gras zu fressen. Damit sie auch weiterhin Milch produziert, wird die Kuh jährlich aufs Neue künstlich besamt. Das führt dazu, dass der Östrogengehalt ihrer Milch 33-mal und der Progesterongehalt zehnmal höher ist als bei einer nicht trächtigen Kuh. All diese Hormone landen schließlich in unserem Körper. Wir können sie zwar auch selbst bilden und viele Frauen nehmen sie zusätzlich in Form von Verhütungsmitteln ein, doch die Menge ist entscheidend. Bei Milch aus Massentierhaltung landet am Ende in einer Packung im Supermarkt nicht die Milch einer Kuh, sondern eine Milchmischung

Raus mit Ungesundem

Milchalternativen

• Mandelmilch
enthält je nach Hersteller nur halb so viele Kalorien wie fettarme Kuhmilch, die ungesüßte Variante gar nur 13 Kalorien pro 100 Milliliter. Andere Sorten können allerdings genauso viele Kalorien wie Kuhmilch enthalten. Mandelmilch ist reich an Vitamin E, das die Zellen vor freien Radikalen schützt. Sie schmeckt leicht nussig, hat je nach Sorte auch eine süße Note und ist dank ihrer Milde bestens geeignet, alle Skeptikerinnen zu überzeugen.

• Reismilch
Schmeckt deutlich süßer als herkömmliche Milch und hat aufgrund ihres natürlichen Zuckergehalts ebenso viele Kalorien wie Kuhmilch. Geschmacklich ist sie dem Milchreis recht nah. Wenn Sie es süß mögen, liegen Sie damit also genau richtig. Trinken Sie Ihren Kaffee gern mit Milch, aber ohne Zucker, ist Reismilch wahrscheinlich nicht das Passende für Sie. Probieren Sie einfach mal verschiedene Hersteller aus – zum Teil variieren die Geschmacksnoten beträchtlich.

• Hafermilch
Als Kuhmilchalternative aufgrund ihres kräftigen, ja ein wenig herben Geschmacks nicht allen zu empfehlen. Der Kaloriengehalt von Hafermilch entspricht dem von Kuhmilch. Zusätzlich gibt es noch die gehaltvollere Hafer Cuisine, die Sie als Sahne-Ersatz verwenden können.

von nicht selten bis zu 30 000 Tieren. Diese Tatsache wird bei Frauen vermehrt mit Brustkrebs in Verbindung gebracht, wie eine Studie der Harvard University kürzlich ergab. Wachstumshormone spielen hierbei eine Rolle, insbesondere der IGF1, der insulinähnliche Wachstumsfaktor. Dieser verursacht zwar keinen Krebs, entfacht aber das Zellwachstum von vorhandenen Tumoren. Natürlich spielen bei der Entstehung von Krebs sehr viele Faktoren eine Rolle und andere Studien haben auch gezeigt, dass etwa das Risiko für Dickdarmkrebs bei moderatem Milchkonsum abnimmt. Unter dem Strich überwiegen aber die Vorteile, die ein Verzicht mit sich bringt.

Die gesunden Stoffe stecken auch in anderen Lebensmitteln

Milch enthält natürlich viele wertvolle Inhaltsstoffe wie Proteine, sehr gesunde Fettsäuren sowie Kalzium, Jod, Phosphat und die fettlöslichen Vitamine A, D, E und K. Allerdings können alle diese Stoffe genauso gut, wenn nicht sogar noch effizienter, über andere Lebensmittel aufgenommen werden. Zum Beispiel das Eiweiß: Mit nur drei Gramm pro 100 Milliliter liegt der Gehalt gleichauf mit dem von Blumenkohl und Brokkoli. Erbsen enthalten sogar doppelt so viel Eiweiß wie Milch.

Auch beim hochgelobten Kalzium haben etwa Chiasamen einen fünfmal so hohen Anteil wie Milch. Die Fettsäurezusammensetzung von Milch ist hingegen ziemlich einzigartig. So schützen die als besonders gesund geltende konjugierte Linolsäure (CLA) wie die ebenfalls enthaltenen Omega-3-Fettsäuren vor Herzrhythmusstörungen und senken die Blutfette. Allerdings produzieren diese gesunden Inhaltsstoffe nur Kühe, die artgerecht auf der Weide

grasen und in der Sonne stehen – nur so kann zusätzlich Vitamin D gebildet werden. In Laboruntersuchungen lässt sich anhand der Fettsäurezusammensetzung sogar ganz genau analysieren, auf wie viel Höhenmetern eine Kuh gegrast hat.

Die Realität sieht mittlerweile jedoch deutlich anders aus: 95 Prozent der produzierten Milch stammen aus konventioneller Massentierhaltung. Die durchschnittlich 50 bis 100 Tiere pro Hof stehen Box an Box auf jeweils etwa 4,5 Quadratmetern und sehen in der Regel nie das Tageslicht. Bis zu 40 Liter Milch gibt eine speziell gezüchtete Milchkuh pro Tag. Zum Vergleich: Früher waren es etwa acht Liter – so viel, wie ein Kälbchen braucht. Züchtung und die Fütterung mit Silage und proteinreichem Soja-, Erbsen- oder Bohnenschrot machen diesen Mengenunterschied möglich. Die Lebenserwartung der Kühe reduziert sich dabei auf ein Drittel.

Milch ist nicht gleich Milch

Industriemilch ist vitaminärmer, enthält hauptsächlich gesättigte Fettsäuren und auch Transfette, die im Verdacht stehen, Herz-Kreislauf-Erkrankungen zu begünstigen. Auch das Verfahren, mit der Milch haltbar gemacht wird, beeinflusst die Qualität maßgeblich: Besonders unnatürlich ist H-Milch. Sie wird ultrahoch erhitzt, und zwar für wenige Sekunden auf 150 Grad. Dadurch verändert sich die Eiweißstruktur und damit der Geschmack und bis zu 20 Prozent der enthaltenen Vitamine werden vernichtet. Das Endergebnis besteht aus einer vitalstoffarmen Flüssigkeit, die mit dem Naturprodukt nur noch sehr wenig zu tun hat.

Nebenbei bemerkt: Auch Frischmilch wird immer häufiger so behandelt, damit sie länger im Kühlregal stehen bleiben kann. Für 10 bis 15 Sekunden wird diese sogenannte ESL-Milch (Abkürzung für „extended shelf life") auf 127 Grad Celsius erhitzt. Auch durch dieses Verfahren und die längere Lagerung im Kühlregal – die Haltbarkeit beträgt drei Wochen – gehen Vitamine verloren; allerdings bezeichnen Forscher diesen Verlust als geringfügig. Laut Gesetz ist übrigens keine gesonderte Kennzeichnung für auf diese Weise behandelte Milch erforderlich. Die Hersteller haben sich 2009 aber selbst dazu verpflichtet, klassisch pasteurisierte Milch mit „traditionell hergestellt" und ESL-Milch mit „maxifrisch", „länger haltbar" oder „extralanger Frischegenuss" zu kennzeichnen.

Milch auf der Verdachtsliste

Eine weitere Studie hat kürzlich den Zusammenhang zwischen Milchkonsum und Osteoporose untersucht. Forscher der Universität Uppsala gehen demnach davon aus, dass ein hoher Milchkonsum insbesondere bei Frauen das Risiko von osteoporotischen Frakturen im Alter erhöht. Im Rahmen dieser schwedischen Studie wurden mehr als 60 000 Frauen über 20 Jahre lang begleitet. Die Studie kam zu dem Ergebnis, dass Milchkonsum keinen positiven Einfluss auf die Knochen hat – im Gegenteil. Zudem stieg bei den Frauen mit einer Zunahme des Milchkonsums das Sterberisiko. Drei bis vier Gläser (680 Milliliter) täglich führten zu einem um 93 Prozent erhöhten Sterberisiko. Wer sich jetzt nicht täglich mit drei Gläsern Milch in der Hand sieht, kann diese Menge trotzdem relativ schnell erreichen. Eine kleine Beispielrechnung: Wer morgens mit einer Schale Müsli beginnt und dann im Laufe des Tages zwei Latte macchiato schlürft, hat bereits drei Glas Milch konsumiert. Die schwedischen Forscher

haben übrigens den Zuckerbaustein Galaktose im Verdacht, für die unerwünschte Wirkung verantwortlich zu sein. Er bildet zusammen mit Glukose den Milchzucker Laktose. Das Galaktose-Molekül löse im Körper Entzündungsreaktionen und oxidativen Stress aus, folgerten die Wissenschaftler. Und diese Kombination kann letztlich zu verschiedenen Krankheiten führen: Knochenschwund, aber auch Bluthochdruck, Arteriosklerose, Diabetes – die Liste ist lang. Im Tierexperiment wirkte schon eine Dosis von 100 Milligramm pro Kilogramm negativ, das entspräche zwei Glas Milch pro Tag beim Menschen. Die Ergebnisse sind wichtige Anhaltspunkte, aber die Wissenschaftler haben die Notwendigkeit weiterer Studien betont. Osteoporose (und übrigens auch Übergewicht, Diabetes oder Krebs) tritt übrigens hauptsächlich in westlichen Ländern auf, in denen lebenslang viel Milch konsumiert wird, während sie in ostasiatischen Ländern, in denen regelmäßiger Milchkonsum bei Erwachsenen kaum verbreitet ist, deutlich seltener vorkommt.

Es gibt genügend Alternativen

Da natürliche, die Gesundheit fördernde Milch vor allem in Stadtgebieten nur noch sehr schwer zu bekommen ist, sollten Sie am besten ganz auf sie verzichten. In den Rezepten dieses Buches (ab Seite 180) werden viele andere Lebensmittel verwendet, die die gleichen Nährstoffe wie Milch liefern, allerdings oftmals sogar in noch viel höheren Dosen. Wenn Sie aber trotzdem an den Schuss im Kaffee, die Schale Müsli am Morgen oder die cremige Konsistenz für leckere Soßen nicht verzichten wollen, existieren genügend pflanzliche Alternativen zur Milch – das ist nicht nur gut für Sie, sondern schützt zudem die Tiere und die Umwelt.

• **Sojamilch**
Aus Sojabohnen wird die vermutlich bekannteste, wegen der darin enthaltenen Phyto-Östrogene aber auch umstrittenste Milchalternative hergestellt. Sojamilch kann Allergien auslösen. Sie ist eiweißreicher als herkömmliche Milch, ihr Kaloriengehalt entspricht ungefähr dem von fettarmer Kuhmilch. Häufig wird Sojamilch mit Vitaminen und Mineralstoffen angereichert.

Raus mit Ungesundem

Weizen

Als die Menschen von Jägern und Sammlern zu sesshaften Bauern wurden, begannen sie, Obst, Gemüse und Getreide zu kultivieren. Weizen wurde zu einem Grundnahrungsmittel und hat über Jahrhunderte viele Generationen ernährt. Mit der Industrialisierung wurde jedoch auch der Weizen verändert. Bestimmte Weizenarten wurden hybridisiert und es entstanden neue Kreuzungen, die den Weizen gegen Umwelteinflüsse wie Dürre oder Pilze resistent machen sollten. Damit einher ging eine Steigerung der Erträge, die sich heute auf etwa die zehnfache Menge gegenüber den Ernten von vor 100 Jahren belaufen.

Der amerikanische Arzt Dr. William Davis hat sich in seinem Buch *Die Weizenwampe: Warum Weizen dick und krank macht* sehr gründlich mit dem Thema auseinandergesetzt. Er vergleicht das Verwandtschaftsverhältnis zwischen den heute verbreiteten Weizenarten und dem ursprünglichen Weizen mit dem von Mensch und Schimpanse: Zu 99 Prozent sei unser menschlicher Genpool zwar mit dem der Menschenaffen identisch, doch dieses eine Prozent mache den entscheidenden Unterschied aus – hinsichtlich Körperbau und Körperbehaarung und nicht zuletzt der Intelligenz.

Das weniger gute Korn

Der moderne Weizen ist in seinen Eigenschaften grundlegend verändert. Zudem wird er zur besseren Haltbarmachung und natürlich, weil der Verbraucher es gern mag, stark ausgemahlen. Das bedeutet, dass die äußeren Randschichten, in denen die Mineral- und Ballaststoffe sitzen, entfernt werden. Übrig bleiben der Mehlkörper und die darin enthaltene Stärke.

Ein Unterschied zum Urweizen liegt darin, dass heutiger Weizen appetitanregend ist, massive Blutzuckerspitzen bewirkt und bei nur kurzfristiger Sättigung zu schnell zurückkehrendem, vermehrtem Appetit führt. Durch den ständig erhöhten Blutzuckerspiegel kommt es zur Glykierung von Hämoglobin – und das begünstigt sowohl vorzeitiges Altern als auch Krankheiten wie Diabetes und andere fehlgeleitete Immunreaktionen.

Weizen hat zudem suchterzeugende Eigenschaften, die uns dazu verleiten, uns zu überessen und einfach immer mehr davon zu wollen. Vielleicht kennen Sie die Situation, beim Bäcker vorbeizukommen und kurz darauf mit einer knisternden Tüte in der Hand vor dem Geschäft zu stehen, obwohl Sie doch eigentlich überhaupt nichts kaufen wollten. Oder Sie konnten dem knusprigen Brot auf dem Tisch beim Italiener einfach nicht widerstehen, obwohl Sie sich das diesmal wirklich ganz fest vorgenommen hatten.

Sind Sie wirklich süchtig?

Weizen besteht zunächst einmal zu 70 Prozent aus Kohlenhydraten und zu je 10 bis 15 Prozent aus pflanzlichem Eiweiß, dem Gluten, und Ballaststoffen. Trifft das Eiweiß auf die Magensäure und das Magenenzym Pepsin, zerfällt es in verschiedene Polypeptide. In einem Versuch wurden diese zerkleinerten Eiweißketten Laborratten verabreicht. Es zeigte sich, dass diese Stoffe die Blut-Hirn-Schranke überwinden können, obwohl das von den Nährstoffen sonst nur der Glukose vorbehalten ist. Die Weizenpolypeptide haben anschließend an den Morphinrezeptoren des Gehirns angedockt, denselben Stellen, an denen sonst süchtig machende Opiate ansetzen.

Der Spruch „Ich liebe Brot und kann einfach nicht darauf verzichten" bekommt in diesem Zusammenhang eine ganz neue Bedeutung. Weizenprodukte lösen bei vielen Menschen einen Teufelskreis aus, der langfristig zu gravierendem Übergewicht führt, denn die Dosis muss immer weiter gesteigert werden. Brechen Sie aus!

Wie Weizen Sie dick macht

Es gibt noch weitere Gründe, die gegen Weizen sprechen. Auch die massive Wirkung auf den Blutzucker- und den Insulinspiegel (dazu mehr auf Seite 19, wo es um Kohlenhydrate allgemein geht) führt dazu, dass vermehrt Fett am Bauch und an den Bauchorganen gebildet wird. Dies sieht nicht nur nicht schön aus, sondern ist zu allem Überfluss besonders stoffwechselaktiv. Im Fett werden ununterbrochen kleinste Entzündungssignale und anomale Zytokine, also hormonelle Signalmoleküle wie Leptin, Resistin oder der Tumornekrosefaktor (TNF) erzeugt, die über die Zellen miteinander kommunizieren. Je größer die Fettmasse am Bauch ist, desto mehr dieser anomalen Signale gelangen ins Blut. Dadurch wird die Bildung schützender Zytokine verringert und die Entstehung von Diabetes und Herz-Kreislauf-Erkrankungen begünstigt.

Bauchfett ist deshalb so besonders stoffwechselaktiv, da es ist im Prinzip ständig entzündet ist und wie eine riesige Drüse arbeitet. Ständig werden dort weiße Blutkörperchen produziert und über den Blutkreislauf zur Leber transportiert. Im Gegensatz zu den anderen Drüsen hält sich das Fett aber nicht an die Regeln, nach denen im Körper normalerweise Vor-

gänge ablaufen, und kann so der Gesundheit massiv schaden.

Neben den entzündungsfördernden Hormonen bildet das Bauchfett gleichzeitig Östrogen, das bei Frauen das Risiko, an Brustkrebs zu erkranken, deutlich erhöht. Bei fülligen Frauen ist der Risikofaktor fast doppelt so hoch wie bei schlanken. Zum Problem wird dies für Frauen ab einem Bauchumfang von 88 Zentimetern, aber richtig riskant wird es ab 110 Zentimetern. Das Problem mit dem Bauchfett entsteht keineswegs nur durch Weizen. Aber auch wenn Sie sich das Bäuchlein mit anderen Sachen angefuttert haben, ist es nicht weniger gesundheitsschädlich und sollte dringend bekämpft werden.

Stärke ist am Ende auch nur Zucker

Bei einem ständig erhöhten Blutzuckerspiegel muss die Bauchspeicheldrüse stetig Insulin produzieren. Das sorgt dann dafür, dass der Zucker in die Muskelzellen und in die Leber gelangt. Je mehr Zucker (oder eben Kohlenhydrate) gegessen werden, desto mehr Insulin muss die Bauchspeicheldrüse ausschütten. Und da nicht nur der normale Zucker aus Süßigkeiten den Blutzuckerspiegel erhöht, sondern jegliche Form von Kohlenhydraten und Stärke, da diese in viele kleine Zuckermoleküle gespalten werden, kann die Menge pro Tag sehr schnell anwachsen. Ist der Wert dauerhaft hoch und wird die Bauchspeicheldrüse ständig gereizt, produziert sie irgendwann nicht mehr genügend Insulin – es kann ein Diabetes Typ 2 entstehen. Auch die stoffwechselaktiven Entzündungssignale führen dazu, dass Muskeln und Leber weniger gut auf Insulin ansprechen. Man spricht dann von einer Insulinresistenz, der Vorstufe zum Diabetes. In diesem Fall muss die Bauchspeicheldrüse mehr Insulin ausschütten,

Raus mit Ungesundem

um die gleiche Wirkung wie zuvor zu erzielen, ermüdet dadurch aber zunehmend. Insulin hat jedoch noch eine andere Wirkung. Da wir häufig viel mehr Kohlenhydrate und somit Kalorien zu uns nehmen, als wir verbrauchen,

NAHRHAFT, LECKER UND WEIZENFREI		
Getreide, Pseudogetreide	**glutenfrei**	**glutenhaltig**
Amaranth	x	
Buchweizen	x	
Canihua	x	
Dinkel		x
Einkorn		x
Gerste		x
Grünkern		x
Hafer	x	x
Hirse (und Goldhirse)	x	
Kamut	x	
Mais	x	
Quinoa	x	
Reis	x	
Roggen		x
Teff	x	
Wildreis	x	

lagert der Körper diese als Fettreserve für den Notfall ein. Gleichzeitig wird der Fettabbau durch Insulin aber gehemmt, sodass die Fettpölsterchen immer weiter wachsen. Und da im Prinzip dauerhaft Nahrung zugeführt wird, kommt der Körper gar nicht in die Verlegenheit, die Fettreserven wieder anzugreifen. Das macht er ohnehin eher ungern, denn mit Kohlenhydraten hat er einfach weniger Arbeit.

Wenn Weizen Sie richtig krank macht

Glutenunverträglichkeit ist bisher die einzige nachgewiesene Krankheit, die auf Weizenkonsum zurückgeht. Menschen mit Zöliakie – so wird die Krankheit bei Erwachsenen genannt – zeigen vielfältige Symptome. Über den Dünndarm gelangen die Nährstoffe in den Blutkreislauf. Wenn dieser empfindliche Bereich vom Gluten angegriffen und die Darmschleimhaut zerstört wird, leiden die Betroffenen an teilweise heftigen Durchfällen und sind in der Folge häufig mangelernährt. Mit Weglassen des Glutens erfolgt aber sofort ein vollständiges Abklingen der Symptome.

Im Bioladen und auch in vielen Supermärkten gibt es mittlerweile eine breite Palette an glutenfreien Produkten, die Menschen mit Zöliakie ein Stück Normalität vermitteln. Selbst wenn Sie nicht zu den rund 300 000 Betroffenen in Deutschland gehören, sollten Sie ebenfalls auf Weizen verzichten. In der Übersicht links finden Sie glutenfreie Alternativen.

Alkohol – (k)ein Gläschen in Ehren

Wie immer gilt hier auch Paracelsus' Devise: „Die Dosis macht das Gift." Bei Alkohol ist prinzipiell leider jede Dosis Gift. Zwar gibt es

Studien über die herzschützenden sekundären Pflanzenstoffe im Rotwein, doch sind diese natürlich auch in den Trauben enthalten. Alkohol enthält zudem sieben Kalorien pro Gramm und damit fast doppelt so viel wie Eiweiß und Kohlenhydrate. Sobald Sie Alkohol trinken, kümmert sich Ihr Körper zuerst um die Entgiftung und legt damit den Fettstoffwechsel vollständig lahm. Trinken Sie jeden Abend ein Gläschen, so verkürzt sich die Zeit, in der sich der Körper nachts im Fettstoffwechsel befindet. Dies sind aber häufig die einzigen Stunden, in denen die Verdauung überhaupt mal zur Ruhe kommt und in den Fettstoffwechsel schaltet.

Alkohol behindert das Muskelwachstum

Alkohol behindert jedoch nicht nur das Abnehmen, sondern auch den Muskelaufbau. Ein Alkoholkonsum ab 0,8 Gramm pro Kilogramm Körpergewicht (das entspricht etwa zwei bis drei Gläsern Wein) führt zu einer Reduzierung der Proteinsynthese um 20 bis 35 Prozent binnen einer Stunde.

Die muskelbremsende Wirkung hält länger an, denn Alkohol fördert die körpereigene Produktion des Stresshormons Cortisol, das die Proteinsynthese über einen Zeitraum von 24 Stunden zusätzlich um bis zu 63 Prozent mindert. Andere Hormone produziert der Körper dagegen in geringeren Mengen – leider jene, die Ihre Muskeln zum Wachsen benötigen. Damit gehen wichtige Impulse für das Muskelwachstum verloren.

Alkohol bewirkt darüber hinaus, dass die Energiespeicher in den Muskeln entleert werden, und er verstärkt die Einlagerung von Fett. Wenn Sie also optimal Muskeln aufbauen möchten, sollten Sie pro Wochenende auf keinen Fall mehr als zwei Gläser Wein trinken.

Bei so vielen Einschränkungen ist Ihnen hoffentlich noch nicht ganz schwindlig geworden. Ihren Speiseplan können Sie mit ganz, ganz, ganz vielen leckeren Sachen abwechslungsreich gestalten: allen Obst- und Gemüsesorten, Hülsenfrüchten, fast allen Getreidearten, Nüssen und Saaten und den tollen Ölen daraus. Das ist aber noch nicht alles – im nächsten Kapitel erfahren Sie, mit welchen Superfoods Sie Ihren Speiseplan zusätzlich aufpeppen und erweitern können. Jetzt wird es lecker!

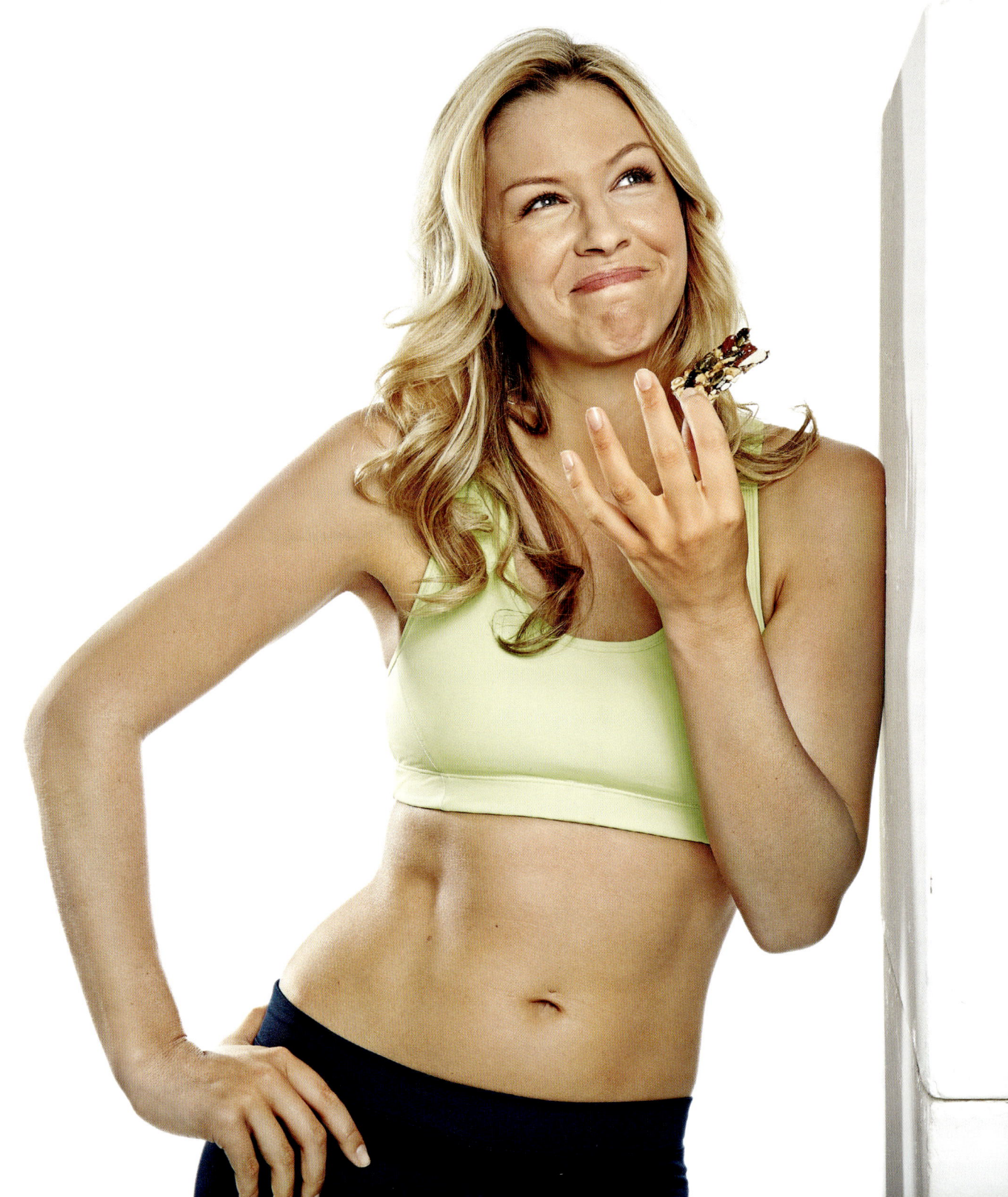

Kapitel 3:

Rein mit den Superfoods – mehr Vielfalt auf dem Teller

Regionale und saisonale Produkte sind die Stützpfeiler für Ihre Ernährung, die Sie gesund und fit halten. Mit den gesündesten Produkten des gesamten Erdballs kombiniert, verleihen sie Ihnen regelrechte Superkräfte. Superfoods sind so kraftvoll, dass schon kleinste Dosen ausreichen.

Rein mit den Superfoods

Jetzt wird es noch bunter auf Ihrem Teller

Alle Pflanzen, die die Natur bietet und die essbar sind, müssten eigentlich unter dem Begriff „Superfood" laufen. In ihnen stecken alle wichtigen Nährstoffe, Vitamine, Mineralstoffe und sekundären Pflanzenstoffe, sie haben eine geringe Energiedichte und enthalten keine ungesunden Begleitstoffe. Sofern sie biologisch angebaut wurden, auch keine Pestizide, die den Körper belasten. Und nicht zuletzt: Sie wurden nicht auf Kosten der Natur mit chemischen Mitteln erzeugt. Daher sollten alle Obst- und Gemüsesorten, Hülsenfrüchte, Getreide, Kräuter, Gewürze, Nüsse und Saaten die Basis Ihrer Ernährung bilden – sie geben dem Körper, was er braucht. Wenn Sie Ihre Nahrung aus allen Sorten bunt mischen und zusammenstellen, versorgen Sie Ihren Körper breit gefächert mit allem Notwendigen. Nichts ist schädlicher als eine einseitige Ernährung. Wenn man sich zum Beispiel ausschließlich von Äpfeln ernährt, wird dem Körper schnell Eiweiß und Fett fehlen, obwohl ein Apfel ein wunderbares Lebensmittel ist. Und was eine Ernährung anrichtet, die ausschließlich aus Burgern und Fritten besteht, können Sie täglich auf der Straße sehen.

Essen Sie abwechslungsreich

Jedes Obst und jedes Gemüse besitzt eine andere Nährstoffzusammensetzung. So sind zum Beispiel Sanddorn, Hagebutte und Acerola besonders reich an Vitamin C, während Möhren, Süßkartoffeln, aber auch Löwenzahn eine Menge der Vitamin-A-Vorstufe Betacarotin liefern. In einer Studie der William Paterson University in Wayne, New Jersey, USA, sind kürzlich 47 Obst- und Gemüsesorten untersucht und nach ihren 17 wichtigsten Inhaltsstoffen klassifiziert worden. Auf dem Treppchen stehen den Forschern zufolge Brunnenkresse, chinesische Kohlsorten wie Chinakohl oder Pak Choi und Mangold. Die erste Obstsorte ist die Zitrone auf Platz 28, gefolgt von der Erdbeere auf Platz 30 und der Orange auf Platz 33. Das heißt natürlich nicht, dass Sie ab jetzt nur noch Brunnenkresse mümmeln sollen – viel wichtiger ist es, aus der ganzen Vielfalt der Natur zu schöpfen. Gar zu oft landen gewohnheitsmäßig Tomate, Gurke, Paprika und Karotten im Einkaufskorb, und vielleicht noch mal ein Blattsalat. Woche für Woche, egal ob im Sommer oder im Winter. Speziell die Sommergemüse Tomate und Gurke stammen dann aus Treibhäusern und schmecken einfach nach nichts, während Grünkohl oder Rote Bete Hochsaison haben.

Trotz allem ist es aber kein Zufall, dass sich auf den ersten 16 Plätzen ausschließlich grüne Blattgemüse tummeln, bis auf Platz 17 die rote Paprika auftaucht. Denn diese enthalten einfach einen ganz besonderen Mix aus allen wichtigen Nährstoffen und landen dafür viel zu selten auf dem Teller. Das liegt natürlich auch daran, dass man eine Möhre oder Paprika viel einfacher mal nebenbei essen kann als einen Kopf Chinakohl, aber auch dafür gibt es eine einfache Lösung.

Superfoods als Superkraftstoff

Das in den letzten Jahren in den USA geprägte Wort „Superfoods" bezeichnet spezielle Lebensmittel, die eine ausgesprochen hohe Nährstoffdichte haben. Sie stammen aus der ganzen Welt und enthalten besonders viel von einem oder sogar mehreren Stoffen. Viele von ihnen sind in die Rezepte dieses Buches (siehe ab Seite 180) integriert, aber von Superfoods benötigt der Körper nur geringe Mengen und deshalb können sie auch ganz einfach in andere Gerichte eingebaut werden. Die wichtigsten Superfoods lernen Sie jetzt kennen.

Chlorophyll gibt grünen Smoothies ein Gesicht

Die Studie der William Paterson University macht vor allem klar, dass gerade grünes Blattgemüse zu den am meisten unterschätzten Lebensmitteln gehört. Es beinhaltet schließlich so viele gesunde Inhaltsstoffe wie kaum ein anderes Nahrungsmittel. In die Kategorie Pflanzengrün fallen aber nicht nur die gängigen Sorten wie Spinat oder Petersilie, sondern ebenso die grünen Teile von Pflanzen, die bei uns häufig auf dem Kompost landen, wie etwa das Grün von Möhren, Roter Bete oder Kohlrabi. In diesem Grün steckt ein Vielfaches an Vitaminen und Mineralstoffen im Vergleich zu dem üblicherweise gegessenen Teil. Das Grün von Roter Bete enthält zum Beispiel siebenmal mehr Kalzium und 192-mal mehr Vitamin A als die Knollen. Das Grün von Steckrüben liefert sogar 2500-mal mehr Vitamin K als die Wurzeln. Der Reichtum des Gemüses ist nahezu unerschöpflich (siehe dazu auch die Liste am Rand).

Allerdings ist es für den Menschen kaum möglich, die grünen Teile in großen Mengen zu essen, denn viele schmecken sehr intensiv, teilweise scharf oder bitter – so schützen sich die Pflanzen vor Fressfeinden – und lassen sich zudem nur schwer mit den Zähnen zerkleinern. Speziell der grüne Pflanzenfarbstoff Chlorophyll liegt in einem engen Zellverband vor und allein durch Kauen können Sie ihn nur zu einem kleinen Teil daraus lösen. Die Folge von zu vielen der schwer verdaulichen Pflanzenfasern sind häufig Bauchschmerzen und Unwohlsein. Natürlich isst niemand gerne etwas, das ihm auf den Magen schlägt, sondern lässt es links liegen. Um Zähnen und Magen die Arbeit zu erleichtern, können Sie die vitalstoffreichen Pflanzenteile zu Smoothies verarbeiten – hier erledigt dann ein starker Mixer die grobe Arbeit. Und für den guten Geschmack und die Vielfalt wird das Ganze mit süßem Obst nach Lust und Laune kombiniert. Dadurch ergeben sich unendliche Kombinationen, die für reichlich Abwechslung sorgen und der jeweiligen Jahreszeit angepasst werden können.

Futter für Ihre Zellen

Fein püriert können die gesunden Blätter und Pflanzen in großen Mengen getrunken oder mit weniger Wasser auch als Fruchtbrei gelöffelt werden. So können sie eine entscheidende Rolle bei der Deckung Ihres Proteinbedarfs spielen. Obwohl Blattgrün wohl eher weniger als Eiweißbombe bekannt ist, bündelt es doch alle essenziellen Aminosäuren in beachtlichen Mengen. Und da es so kalorienarm ist und zum größten Teil aus Wasser besteht, können Sie auch viel davon futtern. Ein Mischen der verschiedenen Sorten ist aber notwendig, damit die Zusammensetzung immer wieder wechselt und Sie auch wirklich alle essenziellen Aminosäuren zu sich nehmen.

Ernährung nach Maß

Eine Besonderheit von Pflanzengrün besteht darin, dass die Aminosäuren nicht als komplexes Protein vorliegen, wie es etwa bei Fleisch

Wenn nach Spinat und Eisberg die Kreativität aufhört …
… hilft diese Liste:

Kohlsorten
Grünkohl, Schwarzkohl, Rosenkohl, Spitzkohl, Wirsing, Brokkoli

Salate
Batavia, Chicorée, Kopfsalat, Endivie, Eichblatt, Frisée, Lollo rosso und bionda, Romana, Rucola

Blätter von Gemüsesorten
Kohlrabi, Kürbis, Möhren, Radieschen, Rettich, Rote Bete, Sellerie, Zucchini

Gartenkräuter
Basilikum, Bohnenkraut, Dill, Estragon, Koriander, Lavendel, Liebstöckel, Majoran, Minze, Oregano, Petersilie, Rosmarin, Salbei, Schnittlauch, Thymian, Zitronenmelisse

Wildkräuter
Bärlauch, Brennnessel, Distel, Giersch, Klee, Knoblauchraute, Labkraut, Löwenzahn, Sauerampfer, Schafgarbe, Vogelmiere, Waldmeister, Wegerich, Weißer Gänsefuß, Wilde Möhre

Wilde Blätter
Apfel, Birne, Kirsche, Mirabelle, Birke, Buche, Haselnuss, Linde, Fichte, Kiefer, Lärche, Tanne, Sanddorn, Schlehe, Weißdorn, Brombeere, Himbeere, Johannisbeere, Stachelbeere

Sprossen
Erbsen, Kichererbsen, Luzerne, Mungobohnen, Brokkoli, Kresse, Radieschen, Rettich, Bockshornklee, Buchweizen, Sonnenblumen

Rein mit den Superfoods

Vitamin B$_{12}$

Die Vielfalt an Vitaminen, Mineralstoffen und sekundären Pflanzenstoffen ist in pflanzlichen Lebensmitteln größer als in tierischen. Einzig pflanzliches Vitamin B$_{12}$ ist nicht oder nur in sehr geringen Mengen zu bekommen. Diese reichen jedoch bei Weitem nicht aus, um Ihren Körper ausreichend zu versorgen. Wenn Sie tierische Lebensmittel ganz vom Speiseplan streichen, sollten Sie daher unbedingt B$_{12}$-Tropfen einnehmen. Achten Sie darauf, dass diese die biologisch aktiven Formen des B$_{12}$ Methylcobalamin und Hydroxocobalamin enthalten, die Ihr Körper sehr viel besser verwerten kann als die künstlich hergestellte B$_{12}$-Form Cyanocobalamin, die nur einen sehr geringen Wirkungsgrad hat.

der Fall ist. Das bedeutet, dass der Körper das Eiweiß nicht erst aufwendig in die einzelnen Aminosäuren aufspalten muss, sondern es direkt dort im Körper einsetzen kann, wo es gebraucht wird. Komplexe Proteine aus Tierfleisch sind vergleichbar mit Kleidung, die wir in einem Secondhandladen kaufen. Sie sind bereits gebraucht, weil die Rinder ja auf der Weide standen und das ganze frische Gras gefressen haben, um dann ihr körpereigenes Eiweiß aufzubauen. Im schlechtesten Fall bekamen sie zusätzlich viel – nicht artgerechtes – Kraftfutter, wodurch sich mehr Fettgewebe statt Muskelfleisch bildet. Deshalb ist übrigens das Fleisch von grasgefütterten Tieren so viel teurer als das, was im Supermarkt oder bei vielen Metzgern angeboten wird. Auch den Einsatz von gentechnisch verändertem Futter oder Medikamenten können Sie als Verbraucherin in keiner Weise beeinflussen. Das „Secondhandkleid" wird Ihnen schließlich schon fertig geliefert. Zu Hause merken Sie dann, dass es doch nicht optimal passt, denn es ist ja nicht für Sie maßgeschneidert. Also trennen Sie die Nähte auf und nähen es abgeändert wieder zusammen. Das kostet allerdings viel Zeit und Energie.

Nehmen Sie die Nahrung jedoch in weniger komplexer Form zu sich, wie es bei den aufgespaltenen Aminosäuren der Fall ist, dann gehen Sie quasi direkt in ein Stoffgeschäft und kaufen dort Stoff, Knöpfe, Faden und Zubehör. Daraus nähen Sie dann Ihr eigenes, individuelles Kleid, das wie angegossen sitzt und zu Ihnen passt, ohne recycelt zu sein. Denn bei einer Wiederverwertung fallen immer auch Teile an, die für Ihren Körper unbrauchbar sind. Das gilt ebenfalls für die Proteine aus Fleisch. Wenn Sie Fleisch konsumieren, gelangen diese unbrauchbaren und unverdaulichen Teile ins Blut

und können dort zu Allergien und Gesundheitsproblemen wie Störungen des Immunsystems führen. Das muss nicht unbedingt so sein, da manche Menschen Fleisch besser als andere vertragen. Aus diesem Grund ist der Fleischkonsum in einem gewissen Maß auch Bestandteil der *Women's-Health*-Ernährung. Wenn Sie aber gänzlich ohne Fleisch auskommen, ist das umso besser. Die Proteinrückstände können nämlich paradoxerweise zu einem Mangel an essenziellen Aminosäuren führen. Da diese häufig als Neurotransmitter fungieren, die für die Weiterleitung der Nervenimpulse zwischen den Gehirnzellen sorgen, spüren wir die Auswirkung direkt. Diese Substanzen regulieren und beeinflussen unsere Gefühle, unser Gedächtnis, unsere Stimmungen, unser Verhalten, unsere Lernfähigkeit und unseren Schlaf. Ein Mangel an bestimmten Aminosäuren führt zu einem deutlichen geistigen wie seelischen Ungleichgewicht. Der Körper versucht dann, dieses Ungleichgewicht mit einem starken Verlangen nach Süßigkeiten, Stärke, Schokolade, Aspartam und Koffein, aber auch gefährlichen Suchtmitteln wie Alkohol, Marihuana, Kokain oder Tabak zu kompensieren.

Wenn Sie unsicher sind, ob in Pflanzengrün wirklich genügend Eiweiß für den Muskelaufbau enthalten ist, dann schauen Sie sich einmal große Tiere wie Gorillas oder Elefanten etwas genauer an – diese leben ausschließlich von pflanzlichen Nahrungsmitteln, während Sie obendrein noch besonders proteinreiche Pflanzen wie Soja oder andere Superfoods in Ihren Speiseplan einbauen können.

Die grüne Wunderwaffe

Mithilfe von Chlorophyll wandeln Pflanzen Kohlenstoffdioxid, das unter anderem mit Industrie- oder Autoabgasen ausgestoßen wird, nicht zuletzt aber auch durch unsere Atmung entsteht, wieder in Sauerstoff um. Dieser Vorgang ermöglicht es Menschen und Tieren zu atmen und den Pflanzen zu wachsen, da sie dabei auch Traubenzucker herstellen, den sie für ihren eigenen Stoffwechsel brauchen. Alles, was die Pflanzen dazu benötigen, ist Sonnenlicht, eine bestimmte Temperatur und Wasser. Der chemische Prozess findet dann in den sogenannten Chloroplasten der Blätter statt.

Das dort enthaltene Chlorophyll ist chemisch gesehen unserem Blutfarbstoff Hämoglobin sehr ähnlich. Wie das Blut den menschlichen Körper versorgt, so schützt und versorgt Chlorophyll die Pflanzen. Das ist auch für den Menschen von Vorteil. Durch eine hohe Aufnahme von Chlorophyll verbessert sich die menschliche Darmflora, die ein Indikator für den allgemeinen Gesundheitszustand ist.

Verschiedene Studien zeigen außerdem, dass es bei der Vorbeugung und der Behandlung von vielen Krebsarten und von Arteriosklerose hilft. Chlorophyll schützt die Zellen, weil es stark basisch wirkt, verbessert das Blutbild und versorgt die Organe mit Eisen. Gleichzeitig wirkt es aber auch Giftstoffen entgegen, die mit der Nahrung oder über die Atmung aufgenommen werden. Diese entgiftende Wirkung kommt natürlich der Leber zugute. Darüber hinaus gibt es noch zahlreiche weitere positive Effekte, die entweder das Körpergefühl verbessern (fördert eine regelmäßige Menstruation, beseitigt schlechten Atem und Körpergeruch) oder wirklichen Krankheiten vorbeugen oder deren Heilung unterstützen (Hepatitis, Halsschmerzen, entzündete Mandeln). Die Wunderwaffe aus dem Gemüseschrank liegt täglich bereit – Sie müssen nur zugreifen. Die Auswahl an unterschiedlichen Sorten könnte größer nicht sein.

Chiasamen – das Wunderkorn der Maya

In Südamerika wurden die kleinen mohnähnlichen Samen schon von den Maya und den Azteken angebaut. Das Nährstoffprofil dieser Ölsaat ist ziemlich beeindruckend, denn sie besteht zu fast einem Viertel aus Protein und enthält alle essenziellen Aminosäuren, die der Körper nicht selbst herstellen kann. Der Fettanteil liegt bei etwas mehr als 30 Prozent, wobei es sich um die für den Körper besonders wichtigen Omega-3- und Omega-6-Fettsäuren handelt. Auch diese sind essenziell und kommen in nur sehr wenigen Lebensmitteln vor. Allerdings konkurrieren beide Fettsäuren im Körper, da sie durch das gleiche Enzym verstoffwechselt werden. Daher ist es besonders wichtig, sie im rich-

tigen Verhältnis aufzunehmen. Bei Chiasamen ist dieses Verhältnis mit 3 : 1 besonders günstig – empfohlen werden 2 : 1 bis 5 : 1 (in der Muttermilch liegt sogar eine Zusammensetzung von 1 : 1 vor). In der normalen Durchschnittskost überwiegen die Omega-6-Fettsäuren aber nicht selten mit 20 : 1. Dies hat zur Folge, dass es zu einem Anstieg von entzündungsfördernden Stoffen kommt, die als Auslöser für die üblichen Zivilisationskrankheiten gelten. Wenn das richtige Verhältnis also nicht gegeben ist, kehren sich die gesundheitsfördernden Eigenschaften dieser ungesättigten Fettsäuren ins Gegenteil um. Chiasamen sind daher besonders wertvoll, auch angesichts der Menge der

Rein mit den Superfoods

enthaltenen Fette. So liefern 100 Gramm Chia genauso viele Omega-3-Fettsäuren wie ein Kilogramm Lachs. Ein einziger Esslöffel entspricht somit 150 Gramm Fisch.

Die mehrfach ungesättigten Fettsäuren sind durch ihre Doppelbindungen besonders flexibel und spielen daher eine wichtige Rolle für die Gesundheit von Herz und Blutgefäßen, unter anderem durch eine Verbesserung der Blutfettwerte, wegen ihrer gerinnungs- und arteriosklerosehemmenden Eigenschaften sowie als wichtiger Bestandteil gesunder Zellmembranen in allen Geweben, nicht zuletzt in den Membranen der Hirn- und Nervenzellen.

Klein und kräftig

Natürlich sind es nicht nur die Fettsäuren, die Chia zum Superfood machen. Die Samen enthalten auch große Mengen an Ballaststoffen. Ballaststoffe quellen auf und sättigen dadurch extrem gut. Sie sind außerdem gut für den Magen-Darm-Trakt und senken die Blutfettwerte. In der heutigen Zeit erreicht jedoch kaum noch jemand die von der Deutschen Gesellschaft für Ernährung geforderten 30 Gramm Ballaststoffe pro Tag. In 100 Gramm Chia sind diese 30 Gramm enthalten, sie entsprechen damit 300 Gramm Haferflocken.

Von jedem etwas

Obendrein weisen Chiasamen extrem viele Vitamine und Mineralstoffe auf. In bedeutenden Mengen sind die B-Vitamine Thiamin, Niacin und Biotin enthalten. Thiamin oder Vitamin B_1 spielt eine zentrale Rolle im Stoffwechsel der Kohlenhydrate und Eiweiße. Gerade für Sportler, deren Körper viele Kohlenhydrate und Proteine umsetzt, ist deshalb der Bedarf an Vitamin B_1 erhöht. Niacin ist an der Zellteilung beteiligt

sowie am Auf- und Abbau von Aminosäuren, Fettsäuren und Kohlenhydraten. Auch Biotin wirkt am Protein-, Fett- und Kohlenhydratstoffwechsel mit. Ein Mangel kann zum Beispiel zu Übelkeit und Depressionen führen.

Die kleinen Körner haben es in sich

Insbesondere mit einer Fülle an Mineralien punkten die kleinen Samen. So enthalten 100 Gramm so viel Magnesium wie 800 Gramm Bananen, so viel Eisen wie ein halbes Kilo Brokkoli, so viel Kalzium wie zwei Glas Milch, so viel Zink wie 300 Gramm Linsen und so viel Vitamin E wie ein Viertelliter Olivenöl. Kalzium brauchen Sie für den Aufbau von Knochen und Zähnen, die Übertragung von Nervenimpulsen, für die Muskelkontraktion und es ist außerdem noch für die Blutgerinnung verantwortlich. Magnesium ist ein lebenswichtiges Mineral, das unter anderem für die normalen Muskelfunktionen notwendig ist und besonders bei Sportlern Krämpfen vorbeugt. Magnesium ist zusätzlich an der Zuckergewinnung, an der Zellatmung und am Kalziumstoffwechsel beteiligt. Zink ist der Aktivator zahlreicher Enzyme und Hormone, deshalb sollte Zink in einer ausgewogenen, gesunden Ernährung nicht vernachlässigt werden. Eisen, als Baustein des Blutfarbstoffs Hämoglobin, ist unerlässlich für die Blutbildung und den Sauerstofftransport im Körper. Gerade für Frauen ist Eisen ein wichtiger Bestandteil in der Nahrung. Eisenmangel führt schnell zu Erschöpfung, da dann nicht mehr genügend Blut und somit Sauerstoff im Körper verteilt wird.

Weitere Bestandteile der Chiasamen sind Kupfer, Kalium und Phosphor. Kupfer ist ein Bestandteil von Enzymen, welcher unter anderem am Eisenstoffwechsel beteiligt ist. Auch hier kann ein Mangel zu Blutarmut führen. Kalium spielt zusammen mit Natrium eine Rolle bei der Regulierung des Wasserhaushaltes, während Phosphor wie Kalzium am Aufbau von Knochen und Zähnen beteiligt ist. Außerdem sorgt Phosphor dafür, dass der pH-Wert im Körper konstant bleibt.

Chlorella – alles Gute kommt von unten

Algen haben den Durchbruch in Europa einfach noch nicht geschafft. Für viele sind sie immer noch die ekligen, glibberigen Grünlinge, die sich einem beim Schwimmen im Meer um die Füße wickeln und damit einen Riesenschrecken einjagen. Manche von Ihnen haben vielleicht schon mal die Algenart Nori in Form von Sushi kennengelernt. Die Alge Chlorella hingegen ist bei uns bis jetzt weitgehend unbekannt. Zu Unrecht, denn dieses Superfood aus dem Meer hat es definitiv in sich.

Stoffwechselwunder aus dem Meer
Chlorella ist eine einzellige Süßwasseralge, die seit 1999 auch in der Altmark in Sachsen-Anhalt gezüchtet wird. Ein ganz unregionales Produkt ist sie also nicht, zumindest wird sie nicht um die ganze Welt geschifft. Die Züchtung bietet sich an, da es sich hier um die am schnellsten wachsende Pflanze der Welt handelt, die sich innerhalb von einem Tag viermal reproduziert. Wie auch in grünem Blattgemüse steckt auch in ihr eine immense Menge des Superstoffes Chlorophyll.

Chlorella besteht außerdem zu 65 Prozent aus Protein. Da sie sich als Pflanze basisch verhält, beschleunigt sie die Regenerationszeit nach einem Workout oder nach Sport. Das Eiweiß besteht aus 19 verschiedenen Aminosäuren, von denen zehn essenziell sind. Da auch hier das Eiweiß nicht in einem komplexen Verband vorliegt, kann die Mischung besonders gut vom menschlichen Körper aufgenommen werden. Zur anschließenden Verstoffwechslung muss zudem kaum Energie vom Körper aufgewendet werden. Chlorella enthält obendrein die essenziellen Fettsäuren Omega-3 und Omega-6 zu fast gleichen Teilen.

Außerdem weist sie eine Vielzahl von Enzymen und zehn verschiedene Vitamine auf. Eine Besonderheit ist das sonst nur in tierischen Lebensmitteln vorkommende Vitamin B_{12}. Leider ist bis heute noch nicht abschließend geklärt, ob das B_{12} genauso vom Körper resorbiert und verwendet werden kann wie das aus tierischen Lebensmitteln. Masttieren wird häufig Vitamin B_{12} zum Futter zugesetzt, da es sich in ausreichender Menge nur unter artgerechten Bedingungen bildet. Durch die vielen anderen gesunden Inhaltsstoffe ist Chlorella aber auch ohne B_{12} ein absolutes Superfood. Insbesondere für Frauen ist natürlich auch der hohe Eisenanteil interessant.

Abwehr von innen
Detox ist in aller Munde, Chlorella hilft aber wirklich, von innen aufzuräumen. Sie wirkt antioxidativ und fängt freie Radikale ab. Chlorella schützt also aktiv den Körper, stärkt auf diese Weise das Immunsystem und beugt durch den Zellschutz Krankheiten vor. Die Alge trägt außerdem dazu bei, dass sich die Zellen schneller wieder erneuern, was die Alterung verlangsamt, Heilungsprozesse nach Verletzungen und die

Rein mit den Superfoods

Freie Radikale

Freie Radikale sind aggressive Teilchen, die durch Überbelastung bei der Energiegewinnung in den Mitochondrien oder durch verschiedene äußere Reize entstehen. Zu den Auslösern gehören UV-Strahlung, Zigarettenrauch oder Umweltgifte wie Pestizide und Abgase. Ein freies Radikal ist ein Molekül mit einem ungepaarten Elektron, das im Körper mit aller Gewalt wieder eine Bindung zu einem anderen Elektron eingehen möchte. Dabei kann es Zellen zerstören und so den Alterungsprozess vorantreiben. Antioxidatien wie Vitamin A, C und E entschärfen die kleinen Zeitbomben und binden sie langfristig.

Regeneration der Muskeln nach Anstrengungen beschleunigt.

Der in Chlorella enthaltene Wachstumsfaktor CGF (Chlorella Growth Factor) stabilisiert das Immunsystem und kann so zur Heilung von Gewebe selbst dann noch beitragen, wenn der Körper durch ständigen Stress überarbeitet und dadurch geschwächt ist. Auf Chlorella-Präparaten ist der CGF-Wert häufig nicht angegeben, daher sollten Sie auf einen hohen Protein- (zwischen 65 und 70 Prozent) und Chlorophyll-Anteil (6 bis 7 Prozent) achten. Die Tagesdosis sollte in der Regel zwischen einem halben und einem Teelöffel liegen. Nach einem besonders harten Training, bei dem sich durch die große Belastung eine Menge freie Radikale gebildet haben, können Sie auch bis zu einem Esslöffel einnehmen.

Matcha – der natürliche Wachmacher

Grüner Tee ist generell sehr gesund und zahlreiche Studien haben ihm schon zugesprochen, dass er das Herz und die Gefäße schützt, Alzheimer vorbeugen kann und Stress abbaut sowie durch seinen nicht geringen Koffeingehalt zudem den Stoffwechsel ankurbelt. Im Unterschied zu herkömmlichem Tee wird bei Matcha aber das gesamte Teeblatt verarbeitet. Die Konzentration an wertvollen Inhaltsstoffen ist somit deutlich höher und kann zu 100 Prozent vom Körper aufgenommen werden, da nicht nur der Aufguss getrunken wird. Matcha ist reich an Vitamin A, B und E und enthält dreimal mehr Vitamin C als eine Orange. Die vielen Aminosäuren, darunter das L-Theanin, wirken entspannend und belebend zugleich.

Grüner Dauerbrenner für echte Höchstleistungen

Anders als bei Kaffee erfolgt die Freisetzung des Koffeins erst im Darm, wodurch der belebende Effekt später eintritt, dafür aber umso länger anhält. Bei Kaffee hingegen wird das Koffein bereits beim Kontakt mit der Magensäure freigesetzt. Das Koffein im Matcha-Tee führt zu erhöhter geistiger Aufmerksamkeit und steigert die Konzentrationsfähigkeit. Der hohe Koffeingehalt regt außerdem Stoffwechsel, Atmung und Herztätigkeit an. Dadurch wird die körperliche Ausdauer verbessert und die Reaktionsfähigkeit gefördert. Matcha stärkt das Immunsystem und die Abwehrzellen. Wissenschaftliche Studien belegen eine schützende Wirkung vor Karies durch das Fluorid im Tee. Des Weiteren ist nachgewiesen, dass Matcha-Tee eine wachstumshemmende Wirkung auf Krebszellen hat. Die Turbo-Variante des grünen Tees ist sowohl als Sportgetränk geeignet als auch für die Arbeit, wenn man sich besonders konzentrieren muss.

Trinken Sie sich schlank und gesund

Es klingt fast zu schön, aber Matcha-Tee verringert tatsächlich den Appetit. Er senkt den Cholesterinspiegel und wirkt somit gegen Fettleibigkeit. Eine Studie mit mehr als 40 000 Teilnehmern konnte sogar einen Rückgang der Todesfälle aufgrund von Herz-Kreislauf-Erkrankungen belegen. Der Konsum von Matcha-Tee verlangsamt körperliches und mentales Altern, weshalb Matcha-Tee auch als „Trank der Unsterblichkeit" bekannt ist. Der Anbau der

Teeblätter war lange ein streng gehütetes Geheimnis des japanischen Kaiserhauses. Doch was steckt eigentlich wirklich drin in diesem alten Heilmittel? Es ist unter anderem die Substanz Epigallocatechingallat (EGCG), die sich an bestehende Krebszellen anheftet und so eine weitere Streuung verhindert. Die Konzentration des krebshemmenden EGCG ist im Gegensatz zu herkömmlichem grünen Tee weitaus höher.

Von dem Boom des japanischen Tees wollen leider auch viele unseriöse Hersteller und Händler profitieren. Wenn minderwertige Qualität zu hohen Preisen angeboten wird, lassen sich große Gewinnspannen erzielen. Die Qua-litätsunterschiede auf dem Markt sind dementsprechend groß. Echter Matcha besteht ausschließlich aus Teeblättern und darf nicht mit Zucker versetzt oder mit anderen Substanzen gestreckt werden. Er ist zudem an seiner intensiven dunkelgrünen Farbe erkennbar. Für Matcha-Anfänger gilt übrigens das Gleiche wie für Koffein-Anfänger: Fangen Sie mit wenig an und am besten gleich morgens. Sonst kann es Ihnen passieren, dass Sie über Nacht kein Auge zumachen – und Sie wissen ja inzwischen, wie wichtig ausreichender Schlaf für ein gutes Körpergefühl und einen funktionierenden Stoffwechsel ist.

Wasser marsch! Trinken Sie sich fit

Beim Thema Trinken gehen die Meinungen der Experten teilweise recht weit auseinander. Für viele gilt immer noch der Grundsatz, man müsse zwei bis drei Liter Wasser pro Tag trinken. Andere sagen, dass bereits ein Liter ausreichend sei. Die Wahrheit liegt wie bei so vielem irgendwo dazwischen.

Das Element des Lebens
Wasser ist der wichtigste Stoff für den Menschen – zu rund zwei Dritteln besteht er daraus. Es ist Baustoff, Lösungs- und Transportmittel, hilft dabei, die Körpertemperatur zu regulieren, und ist Trägersubstanz bei vielen chemischen Reaktionen im Körper. Da Wasser so elementar für den Organismus ist, reagiert er schon ab einem Flüssigkeitsverlust von ein bis drei Prozent mit Durst. Das entspricht je nach Körpergewicht einer Flüssigkeitsmenge zwischen einem halben und zwei Litern. Ab einem Wasserverlust von vier bis sechs Prozent steigt bereits die Körpertemperatur – die Folge sind Müdigkeit und Übelkeit. Ab zehn Prozent kollabiert der Körper und 20 Prozent führen zum Tod.

Jede Situation erfordert ein anderes Trinkverhalten
Eine pauschale Empfehlung zum Trinken gibt es nicht, denn wie viel Ihr Körper braucht, hängt von verschiedenen Faktoren ab. Als Faustregel gelten aber 30 bis 35 Milliliter pro Kilogramm Körpergewicht als ideal. Für eine 60 Kilo schwere Frau ergibt sich somit eine tägliche Menge zwischen 1,8 und 2,1 Litern. Natürlich steigt der Flüssigkeitsbedarf, wenn es draußen wärmer ist, das gilt aber auch in trockener, kalter Luft oder in größeren Höhen.

Wenn Sie sich stark anstrengen und dabei schwitzen, dann muss dies ebenfalls ausgeglichen werden. Bei intensiven Trainingseinheiten können im Extremfall zwischen vier und zehn Litern an einem einzigen Tag verloren gehen.

Rein mit den Superfoods

DIE BESTEN SUPERFOODS		
Superfood	**So wirkt's**	**So schmeckt's**
Roher Kakao	• Flavonoide und Polyphenole neutralisieren freie Radikale und schützen vor Krebs, Herzkrankheiten und Diabetes • erhöht die Leistungsfähigkeit und reduziert die Stressbelastung • fördert die kognitiven Fähigkeiten und verbessert die Gehirnaktivität	• Rohkostschokolade (!) als Pulver in Desserts oder Smoothies mischen
Hanfsamen	• sehr gute Proteinquelle, die alle zehn essenziellen Aminosäuren enthält, zudem basenbildend • stärken das Immunsystem und fördern die Regeneration • leicht verdaulich • Die Omega-3-Fettsäuren stärken Nerven und Gehirn	• Die rohen Samen können geschält in Müslis, Joghurt oder Smoothies gegeben werden • ungeschälte Kerne rösten und auf Salat oder Pfannengemüse streuen
Kokosprodukte	• keine Gefahr von Transfetten in Kokosöl • enthält viele mittelkettige Fettsäuren (MCT) • leicht verdaulich, ohne die Leber zu belasten • Kokoswasser ist reich an Elektrolyten und gesunden Fettsäuren	• Das Öl eignet sich zum Braten bei allen Temperaturen und zum Backen • Kokosmus und Kokoswasser eignen sich für Smoothies und gleichermaßen für süße und herzhafte Gerichte
Moringa	• gehört zu den Pflanzen mit dem höchsten Antioxidantienwert • enthält alle essentiellen Aminosäuren und fast alle Vitamine und Mineralstoffe • verbessert Konzentration, Ausdauer und Leistung	• gibt es in Kapselform als klassische Nahrungsergänzung oder als Pulver aus den gemahlenen Blättern zum Einrühren in Smoothies • Aus den Samen wird außerdem Öl gepresst, für Salate und kalte Gerichte
Spirulina	• unterstützt das Immunsystem • reich an Antioxidantien • regt die Produktion von Stammzellen und Antikörpern im Blut an • enthält zudem wichtiges Vitamin B_{12}, jedoch kann der Körper davon nur rund 20 Prozent verwerten	• als Nahrungsergänzung in Tabletten, Kapsel oder Pulverform erhältlich
Weizengras/ Gerstengras	• steckt voller hochkonzentrierter Vitamine, Spurenelemente, Enzyme und Mineralstoffe • reguliert Blutdruck und Cholesterinspiegel • wirkt gegen Erschöpfung und Hautprobleme	• in Pulverform für Smoothies & Co. Weizengras lässt sich aber auch gut selbst anpflanzen und dann entsaften • schmeckt sehr intensiv. Ein Weizengras-Shot ist nichts für Anfänger
Goji-Beeren	• regulieren den Blutzucker und regen zur Produktion von Wachstumshormonen (HGH) an, was sich positiv auf das Herz-Kreislauf-System auswirkt • enthalten zudem reichlich Antioxidantien	• können nebenher geknabbert werden, schmecken aber auch statt Rosinen oder anderem Trockenobst, etwa im Müsli oder in Backwaren
Acai-Beeren	• enthalten extrem viele Anthocyane, die freie Radikale unschädlich machen und so vor Zellalterung schützen • enthalten außerdem sehr viele Vitamine und Mineralstoffe	• in Pulverform zum Einrühren in Smoothies, Joghurt und Ähnliches • mittlerweile auch als Fruchtpüree oder ganze TK-Früchte erhältlich
Camu-Camu	• weltweit eine der besten Quellen für Vitamin C und Antioxidantien, stärkt somit das Immunsystem und hilft bei Erkältungen • unterstützt zudem die Funktion von Herz, Hirn und Leber	• ebenfalls in Pulver oder Kapselform erhältlich • schmeckt fruchtig-säuerlich und kann in allerlei süße Speisen wie Desserts, Eis oder Joghurt integriert werden
Maca	• ideal für Sportler mit erhöhtem Energiebedarf und generell bei hohen Belastungen im Alltag • Sterine helfen bei der schnellen Regeneration • steigert die Leistungsfähigkeit und die allgemeine Belastbarkeit; hilft, mit Stress umzugehen • reguliert den Hormonhaushalt und steigert den Serotoninspiegel	• gibt es als Pulver und in gelatinierter Form. Letztere ist zu empfehlen, da hier die stärkehaltigen Bestandteile entfernt wurden, die schwer verdaulich sind. Es löst sich zudem leichter auf • passt mit seinem leichten Karamellgeschmack in Smoothies, Müsli, Joghurt oder Cremes • harmoniert mit Vanille und Kokosnuss • schmeckt kräftiger in Verbindung mit Kakao

Hobbysportlern dürfte das allerdings eher nicht passieren.

Trinken bei hohen Intensitäten

Wer joggen geht, um gesund zu bleiben oder ein bisschen abzunehmen, braucht keine Sportgetränke. Im Gegenteil, die darin enthaltenen Kohlenhydrate bewirken, dass die mühsam verbrannten Kalorien direkt wieder aufgefüllt werden. Für trainierte Sportler, die intensive Einheiten absolvieren, sind sie aber wichtig. Gute Sportgetränke versorgen den Körper sowohl mit Wasser als auch mit Kohlenhydraten. Sie müssen dabei isotonisch oder leicht hypoton sein, damit der Körper die Flüssigkeit schneller aufnehmen kann. Das heißt konkret, dass zwischen 30 und 80 Gramm Kohlenhydrate enthalten sein müssen. Idealerweise handelt es sich dabei um eine Mischung aus Glukose und Fruktose. Zusätzlich müssen zwischen 400 und 1100 Milligramm Natrium enthalten sein, um dessen Verlust durch das Schwitzen wieder auszugleichen. Säfte, Limonade, Energydrinks oder Malzbier sind hingegen immer zu meiden, denn sie entziehen dem Körper kurzzeitig Wasser und führen so direkt zum Leistungseinbruch.

Weitere Superfoods

Die Liste der Superfoods ist lang und das eine oder andere sollten Sie definitiv auch einmal probieren, denn bei allen ist der Nutzen von Frau zu Frau unterschiedlich. Während die eine auf Maca schwört, sind der anderen Acai-Beeren lieber. In vielen Dingen ähneln sich die Superfoods, deshalb zählt dabei auch der eigene Geschmack. Wichtig ist nur, dass das eine oder andere regelmäßig auf Ihrem Teller landet. Einen kleinen Überblick dazu bietet die Tabelle links. Früchte und Gewürze sind absichtlich nicht enthalten. Auch wenn Zimt, Chili, Kurkuma, Ingwer und Ginseng allgemein als sehr gesund gelten, sind auch alle anderen Kräuter und Gewürze wahre Nährstoffwunder. Ebenso ist es mit Obst und Gemüse. Dort sollen Sie vor allem die große Vielfalt berücksichtigen und daraus nach eigenen Vorlieben auswählen.

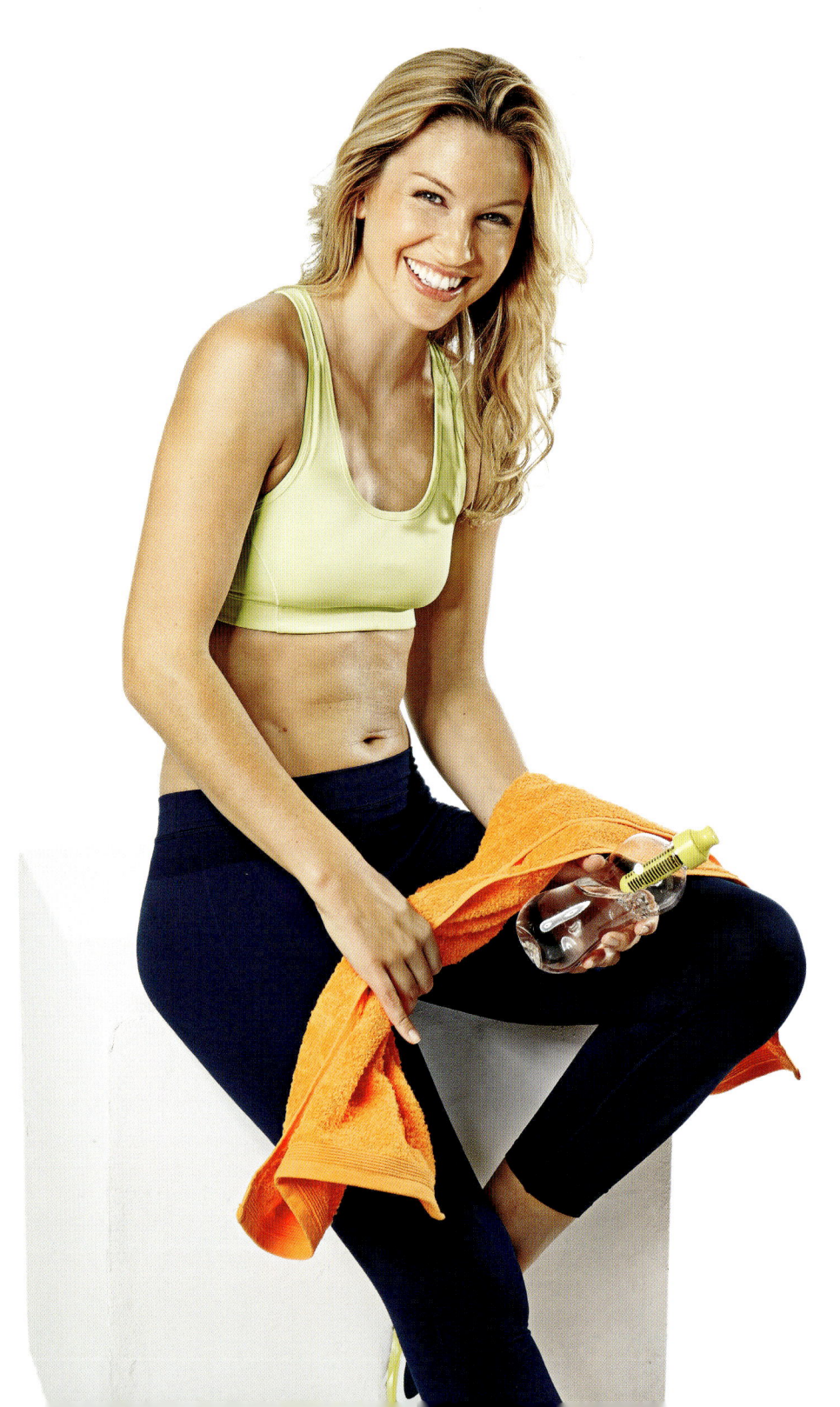

Kapitel 4:

So funktioniert Ernährung – von Kohlenhydraten, Fetten und Proteinen

Jetzt wird es theoretisch. Um zu verstehen, was Fette, Kohlenhydrate und Eiweiße in Ihrem Körper bewirken, müssen Sie diesen ein bisschen Aufmerksamkeit widmen. Danach sind Sie Ernährungsprofi und können allen Ernährungsfallen sicher ausweichen.

So funktioniert Ernährung

Kohlenhydrate – Kraftstoff für die Muskeln

Kaum ein Nährstoff steht derzeit mehr unter Beschuss als die Kohlenhydrate. Von nicht wenigen Menschen werden die Dickmacher daher streng gemieden oder zumindest drastisch eingeschränkt. Das ist aber nur die halbe Wahrheit, denn eigentlich sind Kohlenhydrate der Supertreibstoff von Muskelzellen und Gehirn. Ohne sie läuft es einfach nicht rund, denn mit keinem anderen Nährstoff arbeitet der Körper so gern wie mit diesem. Speziell für Sportler sind Kohlenhydrate daher unerlässlich. Aber ihre Qualität muss stimmen, denn es gibt gute und weniger gute. Sie lassen sich in mehrere Kategorien unterteilen, die unterschiedliche Wirkungen im Körper haben. Gleich bleibt jedoch, dass jedes Gramm Kohlenhydrate etwa vier Kilokalorien liefert.

Zucker bildet immer die Basis
Blickt man zunächst auf die molekulare Ebene, dann besteht jedes Kohlenhydrat letztlich aus Zucker. Chemisch gesehen sind die kleinsten Einheiten die Einfachzucker, die auch Monosaccharide (mono = allein, einzig; Saccharid = Zucker) genannt werden. Die drei am häufigsten vorkommenden sind Glukose (Traubenzucker), Galaktose (Schleimzucker) und Fruktose (Fruchtzucker). Einfachzucker bestehen aus einer Reihe von fünf bis sechs Kohlenstoffatomen, die mit Wasserstoff- und Sauerstoffatomen gesättigte Moleküle bilden.

Kleine Moleküle gehen sofort ins Blut
Als kleinste Einheit der Kohlenhydrate können Einfachzucker den Magen ohne Weiteres passieren und werden anschließend über die Dünndarmschleimhaut direkt ins Blut transportiert.

Da dies alles sehr schnell geht, ohne dass der Körper verdauen und zerkleinern muss, steigt der Blutzuckerspiegel sofort nach dem Essen steil an. Bei Glukose und Fruktose schmecken Sie die Süße bereits sehr intensiv, denn sie stecken in Obst, Honig und natürlich Süßigkeiten. Galaktose ist hauptsächlich in Milch enthalten und hat eine geringere Süßkraft.

Wiedersehen mit einem alten Bekannten
Die nächstgrößere Einheit ist die Verbindung zweier Monosaccharide zu einem Disaccharid. Das wichtigste und bekannteste Disaccharid ist die Saccharose, auch Rübenzucker genannt. Es handelt sich um je ein Molekül Glukose und Fruktose – das ist der normale Haushaltszucker, der in jedem Supermarkt in den Regalen steht. Aus der Verbindung von zwei Glukosemolekülen bildet sich Maltose (Malzzucker) und der in der Milch enthaltene Milchzucker, auch unter dem Namen Laktose bekannt, besteht aus einem Molekül Galaktose und einem Molekül Glukose. Alle Zweifachzucker müssen im Dünndarm erst enzymatisch gespalten werden, bevor sie ins Blut gelangen. Ein Mangel an dem milchzuckerspaltenden Enzym Laktase führt dann zur bekannten Laktoseintoleranz.

Im Verbund sind sie Stärke(r)
Längere Kohlenhydratketten mit bis zu zehn Monosacchariden werden als Oligosaccharide bezeichnet. Und alles, was darüber liegt, als Polysaccharide. Diese sind schlecht oder gar nicht in Wasser löslich und schmecken nicht mehr süß. Dazu gehört zum Beispiel Stärke, die in jedem Getreide enthalten ist, aber auch die unverdaulichen Ballaststoffe. Im Prinzip sind es

viele aneinandergereihte Zuckermoleküle und das bedeutet, dass auch Brot rein molekular gesehen erst mal nichts anderes als Zucker ist.

Gute und schlechte Kohlenhydrate

Den schlechten Ruf der Kohlenhydrate haben vor allem der weiße Haushaltszucker und das helle Weizenmehl (Type 405) zu verantworten. Beide sind sehr stark verarbeitet und alle gesunden Inhaltstoffe, die die Zuckerrübe und das Getreidekorn einmal innehatten, wurden entfernt. Übrig bleiben dann tatsächlich nur noch die aneinandergereihten Zuckermoleküle. Kohlenhydrate sind aber besonders wertvoll, wenn sie im natürlichen Verbund mit Vitaminen, Mineral- und Ballaststoffen vorkommen. Denn dann liefern sie neben der reinen Energie auch noch gesundheitsfördernde Stoffe. Die Ballaststoffe sorgen zudem dafür, dass der Blutzuckerspiegel nicht so rasant ansteigt. Schnell verfügbare Kohlenhydrate sind für körperlich aktive Menschen und Sportler durchaus wichtig. Wenn Sie abnehmen möchten, sollten Sie jedoch lieber einen großen Bogen darum machen. Wichtige Indikatoren für die Qualität der Kohlenhydrate sind der glykämische Index (GI) und die glykämische Last (GL).

Kohlenhydrate in Lebensmitteln

Mithilfe des GI lässt sich die Wirkung verschiedener Kohlenhydratquellen miteinander vergleichen. Er gibt an, wie hoch der Blutzuckerspiegel nach dem Verzehr eines kohlenhydratreichen Lebensmittels ansteigt. Gemessen wird dabei der Blutzuckeranstieg nach der Aufnahme von 50 Gramm Kohlenhydraten. Als Referenzwert gilt der GI von Glukose mit 100. Je niedriger der GI-Wert ausfällt, desto gesünder ist ein Lebensmittel. Beim GI erreichen aber auch sehr gesunde Lebensmittel wie Karotten, Wassermelone oder Ananas ähnlich hohe Werte wie etwa das eher ungesunde Weißbrot. Der Grund: Die tatsächliche Lebensmittelmenge wird beim GI nicht berücksichtigt, denn speziell Obst und Gemüse enthalten wegen ihres hohen Wasseranteils im Verhältnis nur wenige Kohlenhydrate. So können Sie sehr viel mehr Karotten als Weißbrot essen, ehe Sie 50 Gramm Kohlenhydrate erreichen. Genauer gesagt: Sie müssten ungefähr ein Kilo Möhren verspeisen, während bei Weißbrot schon etwas mehr als eine Scheibe reicht.

Aussagekräftiger ist da die GL. Sie erhalten sie, wenn Sie GI und die Kohlenhydratmenge (in Gramm) pro Portion eines Lebensmittels miteinander verrechnen. Das Ganze kann dann zum Beispiel so aussehen:

Eine Banane hat einen GI von 52. Eine Frucht enthält 24 Gramm an verwertbaren Kohlenhydraten:

$$GL = 52 : 100 \ x \ 24 = 12,5$$

Die GL setzt also den GI ins Verhältnis zur am Ende tatsächlich verzehrten Portionsgröße. In der Tabelle auf Seite 54 werden die Lebensmittel zur weiteren Vereinfachung in drei Gruppen unterteilt: hoher, mittlerer und niedriger GI-Wert.

Wenn alles so einfach wäre

Es gibt nur sehr wenige Lebensmittel, die wie Zucker oder Mehl aus nur einem Nährstoff bestehen. Zudem werden die meisten Lebensmittel in einer Kombination verzehrt, zum Beispiel als eine gekochte Mahlzeit aus vielen verschiedenen Komponenten. Bereits in der typischen Butterbrezel stecken zusätzliche Fette und eine

So funktioniert Ernährung

VERSCHIEDENE KOHLENHYDRATHALTIGE LEBENSMITTEL		
Lebensmittel	glykämischer Index (GI)	glykämische Last (GL)
Lebensmittel mit einem hohen GI (>70)		
Traubenzucker (Glukose)	100	10
Baguette	95	15
Weißer Reis	87	37
Kartoffelpüree	85	17
Gebackene Kartoffeln	85	26
Cornflakes	81	31
Waffeln	76	10
Pommes frites	75	22
Weißbrot (Toast)	73	10
Cracker	71	13
Lebensmittel mit einem mittleren GI (55 – 70)		
Vollkornbrot	70	9
Zucker	68	7
Rote Bete	64	5
Cola	63	16
Müsliriegel mit Trockenfrüchten	61	13
Ananas	59	7
Basmatireis	58	22
Müsli	55	10
Haferflocken	55	3
Naturreis	55	18
Lebensmittel mit einem niedrigen GI (<55)		
Haferkeks	54	9
Mais	53	7
Vollkornbrot mit Körnern	52	10
Salzkartoffeln	50	14
Erbsen	48	3
Möhren	47	3
Reis, parboiled	47	17
Pfirsich	42	5
Apfel	38	6
Spaghetti (al dente)	38	18
Vollkornspaghetti	37	16
Linsen	30	5
Joghurt	27	3
Erdnüsse	14	1

Spur Eiweiß. Das ausgemahlene Mehl für die Brezel bewirkt zwar eine schnelle Aufnahme des Traubenzuckers ins Blut, die den Blutzucker zwar deutlich ansteigen lassen, aber das Fett aus der Butter verlangsamt diesen Prozess wieder.

Untersuchungen dazu, wie sich die Wirkung von Lebensmitteln in unterschiedlichen Zusammenstellungen verändert, gibt es etwa aus Dänemark. Dort wurde Weißbrot im Vergleich zu Weißbrot mit Butter getestet – der GI lag um etwa die Hälfte niedriger. Die glykämische Antwort fällt ebenfalls niedriger aus, wenn Kohlenhydrate in Verbindung mit Proteinen gegessen werden. Denn Proteine steigern im Verbund mit Kohlenhydraten die Insulinausschüttung noch zusätzlich, wodurch der Zucker deutlich schneller in die Zellen transportiert wird.

Insulin – Fluch und Segen zugleich

Insulin gehört zu den wichtigsten Hormonen im Stoffwechsel. Ist die Bildung in der Bauchspeicheldrüse gestört, spricht man von Diabetes. Bekommt der Betroffene kein künstliches Insulin, führt das nach kurzer Zeit zum Tod. Insulin sorgt dafür, dass die über den Dünndarm ins Blut aufgenommene Glukose in die Muskelzellen transportiert wird und sich der Blutzuckerspiegel wieder normalisiert.

Untersuchungen vom Deutschen Institut für Ernährungsforschung haben ergeben, dass lösliche Ballaststoffe den Blutzuckeranstieg verzögern und die Wirksamkeit des Insulins steigern. Der Zucker wird so schneller abgebaut und verwertet. Ein Grund dafür kann die natürliche Anordnung im Lebensmittel sein, denn die Stärkekörnchen sind im unverarbeiteten Produkt von den löslichen Ballaststoffen umschlossen – die Verdauungsenzyme können sie nicht

direkt angreifen. Ist das Mehl vollständig zermahlen, wurden diese Strukturen bereits geöffnet. Der geringere GI-Wert von Brot mit ganzen Körnern im Vergleich zu Vollkornbrot aus fein zermahlenem Mehl unterstützt diese Vermutung. Auch die fast identischen GI-Werte von Weizenbrot aus Vollkorn- (71) und Auszugsmehl (70) sprechen dafür, dass Ballaststoffe am besten im möglichst unverarbeiteten Lebensmittel wirken.

Insulin steuert im Körper aber auch noch etwas anderes: Sind Kohlenhydrate im Blut, wird natürlich kein Fett benötigt – so hemmt Insulin den Fettstoffwechsel. Deshalb ist es beim Abnehmen überaus wichtig, möglichst so zu essen, dass wenig Insulin ausgeschüttet wird und der Blutzuckerspiegel konstant bleibt.

Kleine Tricks fürs Kochen

Nicht nur durch das Mahlen eines Lebensmittels verändert sich dessen Wirkung auf den Ver-

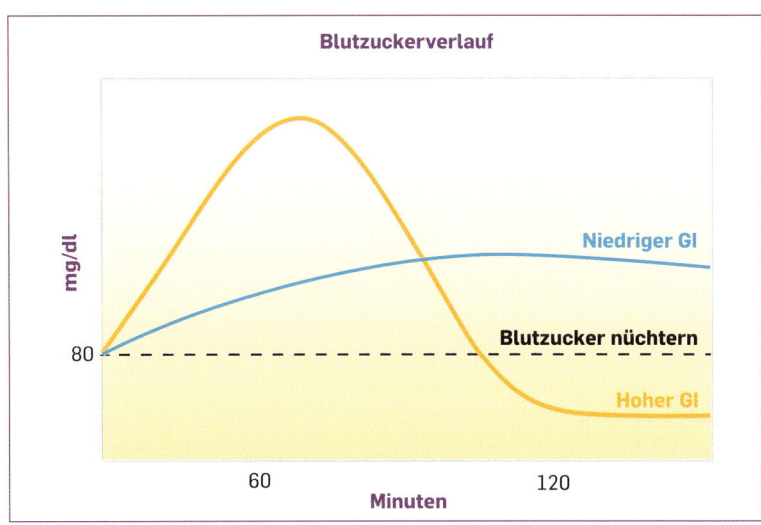

So reagiert Ihr Blutzucker auf die verschiedenen Lebensmittel

So funktioniert Ernährung

lauf der Blutzuckerkurve. Auch durch Erhitzen und Kochen wird es für den Körper einfacher, die Kohlenhydrate beziehungsweise die Stärke zu verdauen. Ein gutes Beispiel dafür sind Spaghetti, denn diese haben, wenn sie mit einer Garzeit von rund 5 Minuten al dente gekocht sind, einen GI von 37. Vergessen Sie die Nudeln und sie köcheln zwischen 10 und 15 Minuten, steigt der GI auf 44 und nach 20 Minuten sogar auf 61. Ein anderes Beispiel sind Möhren. Rohe Karotten haben einen GI von 16, gekocht steigt der Wert auf 49. Und selbst der Zerkleinerungsgrad wirkt sich auf die glykämische Reaktion aus, da es sich hier um Prozesse handelt, die die Verdauung vorab unterstützen. So hat beispielsweise Kartoffelbrei einen höheren GI als ganze gekochte Kartoffeln. Allerdings gibt es speziell bei Kartoffeln extreme Abweichungen. Je nach Sorte und Garzeit wurden GI-Werte zwischen 56 und 101 gemessen. Eine einfache Faustregel gilt aber immer: Je weniger ein Lebensmittel verarbeitet ist, desto niedriger ist auch der GI. Zusätzlich lassen sich die einzelnen Lebensmittel in die folgenden fünf Kategorien einteilen, an denen Sie sich orientieren können.

So schnell werden Kohlenhydrate verdaut:
- sehr schnell: Zucker, Eistee, Honig, Nudeln
- schnell: Saft, Weißbrot, Toast
- mittel: Knäckebrot, Kartoffeln, Reis
- langsam: Schwarzbrot, Haferflocken, Müsli, Obst
- sehr langsam: Gemüse, Rohkost

Aus Zucker wird Energie
Ist der Zucker in den Muskelzellen angekommen, wird er dort direkt verbrannt und in Energie umgewandelt. Das setzt aber Bewegung voraus, denn nur dann benötigen die Zellen den Supertreibstoff. Wenn Sie jedoch gerade auf der Couch sitzen und fleißig Kohlenhydrate futtern, dann tritt für Ihren Körper Plan B in Kraft. Verschwendet wird nämlich nichts von der wertvollen Energie – unsere Vorfahren hätten sonst nicht überlebt, bis das nächste Mammut vorbeigekommen wäre.

Kohlenhydrate werden im Körper in Form von Glykogen gespeichert. In den Muskelzellen können rund 300 Gramm und in der Leber etwa 100 Gramm gelagert werden. Der exakte Wert hängt jedoch von Ihrer Körpergröße und Ihrer Muskelmasse ab. Die Glykogenspeicher im Körper sind sehr klein. Sind sie gefüllt, schaltet der Körper auf Plan C um. Alle weiteren zugeführten Kohlenhydrate werden jetzt in Fett umgewandelt und die Speicher für Fettzellen sind quasi unbegrenzt.

Das Fett kann natürlich wieder abgebaut werden, allerdings dürfen dann nur wenige Kohlenhydrate und kaum Insulin im Blut sein, sonst stürzt sich Ihr Körper zunächst darauf. Essenspausen sind daher sehr wichtig, doch in Zeiten, in denen ständig irgendwas geknabbert und gesnackt wird, kaum noch üblich. Sie sind aber unerlässlich, damit dem Körper und der Bauchspeicheldrüse mal eine Pause gegönnt wird. Wenn Ihr Körper verlernt hat, sich selbst Energie aus den Fettzellen zur Verfügung zu stellen, werden Sie immer dicker.

Vermeiden Sie die Blutzuckerachterbahn
Muskelzellen arbeiten zwar am liebsten mit Kohlenhydraten; sind sie gut trainiert, dann verbrennen sie aber auch Fett. Da Fette und Eiweiß die Blut-Hirn-Schranke jedoch nicht überwinden können, ist das Gehirn auf eine regelmäßige Zufuhr von Kohlenhydraten an-

gewiesen. Als wichtigstes Organ des Körpers schlägt es allerdings lieber ein bisschen zu früh als zu spät Alarm – und dieser Alarm ist bekannt als Heißhunger, Jieper oder Fressattacke. Verantwortlich dafür ist wieder der Blutzuckerspiegel. Nüchtern liegt er morgens nach dem Aufstehen zwischen 60 und 100 Milligramm pro Deziliter. Lassen Sie ihn nach einer Mahlzeit dann sehr schnell ansteigen, wird dadurch viel Insulin ausgeschüttet – und Ihr Blutzuckerspiegel sinkt unter den Wert, den er bei nüchter-

nem Magen hatte. Das löst im Hirn Panik aus, obwohl gerade erst etwas gegessen wurde. In diesem Zustand haben Sie übrigens nicht gerade Hunger auf Möhren oder einen Apfel. Das Hirn möchte sofort Nachschub und deshalb schreit es nach Schokolade, Kuchen oder Cola. Je nachdem, wie lang der Tag noch ist, kann sich die Sache bis zum Abend so weiterziehen. Ein konstanter Blutzuckerspiegel ist deshalb einer der wichtigsten Parameter für gesundes Abnehmen und Trainieren.

Ballaststoffe – überhaupt keine Last

In die Kategorie der Kohlenhydrate fallen auch die Ballaststoffe. Das sind die unverdaulichen Bestandteile der Lebensmittel, die häufig in Vergessenheit geraten, die für den Körper aber überaus wichtig sind und die zudem einen enormen gesundheitlichen Nutzen haben. Ballaststoffe werden in zwei Gruppen mit unterschiedlichen Eigenschaften eingeteilt: die löslichen und die unlöslichen Ballaststoffe. Beide Formen kommen fast ausschließlich in pflanzlichen Lebensmitteln vor, denn es handelt sich um Bestandteile der Zellwände. Sie können durch die Verdauungsenzyme im Magen nicht aufgespalten werden, erreichen nahezu unverändert den Darm und unterstützen dort die Verdauung und helfen beim Entgiften. Diese langkettigen Kohlenhydrate haben aber noch einiges mehr zu bieten.

Lösliche Ballaststoffe

Wasserlösliche Ballaststoffe sind hauptsächlich in Obst, Bohnen, Erbsen, Haferflocken und auch in Chiasaat enthalten. In Verbindung mit Wasser quellen sie auf und bilden eine gel-

artige Masse. Sie binden große Mengen Wasser und erhöhen so das Stuhlvolumen, wodurch sich wiederum die Darmbewegung reguliert. Lösliche Ballaststoffe senken zudem auf natürliche Weise den Cholesterinspiegel im Blut. Im Dünndarm binden sie Gallensäuren und transportieren sie aus dem Körper. Um neue Gallensäuren aufzubauen, benötigt der Körper Cholesterin. Weil sich dann das LDL-Cholesterin nicht mehr an den Gefäßwänden ablagern kann, beugen die Ballaststoffe der Arteriosklerose vor.

Manche Ballaststoffe wie etwa Pektin in Äpfeln oder Guar aus Chia, Hülsenfrüchten oder Mangos sorgen zudem dafür, dass der Zucker in der Nahrung langsamer freigesetzt wird und somit der Blutzuckerspiegel langsamer ansteigt. Sie werden im Dickdarm fast vollständig von Bakterien abgebaut und dienen so der Ernährung der Dickdarmschleimhaut.

Unlösliche Ballaststoffe

Diese Gruppe ist vor allem in grünem Blattgemüse, Schalen, Nüssen, Samen, Bohnen und im Silberhäutchen von Getreide vorhanden. Unlösliche Ballaststoffe werden nur zu einem kleinen Teil von der Darmflora abgebaut, der größte Teil wird ungenutzt ausgeschieden. Im Darm wirken diese kleinen Stoffe wie ein Schwamm, der erhebliche Mengen an Giftstoffen binden kann und direkt mit dem Stuhl hinausbefördert wird.

Wunderwaffe gegen Zivilisationskrankheiten

Überall in Ihrem Körper bewirken Ballaststoffe nur Gutes. Zunächst regt die Faserstruktur die Kautätigkeit an. Dadurch wird mehr Speichel abgegeben, was das Kariesrisiko vermindert. Anschließend bleibt die Nahrung länger im Magen, wodurch das Sättigungsgefühl länger anhält. Ballaststoffe benötigen Platz: Weil dadurch die Menge des Gegessenen größer ist, sparen Sie natürlich Kalorien – Ballaststoffe helfen also auch beim Abnehmen. Durch Ballaststoffe werden Nahrungsmittel gleichmäßiger verdaut, was sich günstig auf den Blutzuckerspiegel auswirkt und so dem Diabetes vorbeugt. Sobald die Ballaststoffe aufgequollen sind, können sie schneller durch den Darm wandern. Im Dickdarm angekommen, werden sie zum Teil von Bakterien zersetzt, denen sie als Nahrung dienen. Dadurch können sich die gutartigen Darmbakterien vermehren und die Zusammensetzung der Darmflora verbessert sich. Ihr allgemeines Wohlbefinden hängt nicht zuletzt von der Gesundheit Ihres Darms ab, die durch den Verzehr von Ballaststoffen positiv beeinflusst wird. Mit jedem Verarbeitungsschritt eines Lebensmittels nimmt dessen Ballaststoffgehalt jedoch drastisch ab.

Fett – die Qualität ist entscheidend

Fett hatte lange Zeit einen denkbar schlechten Ruf, wurde in den vergangenen Jahren aber weitgehend rehabilitiert. Die Low-Carb-Bewegung lockt mit Bildern von fettem Fleisch und zerlaufener Butter. Kohlenhydrate stehen dagegen nahezu ausnahmslos am Pranger. So einfach ist es allerdings nicht, denn wie bei den Kohlenhydraten gibt es auch bei den Fetten sowohl gute als auch schlechte. Mit neun Kalorien pro Gramm enthält Fett mehr als doppelt so viele Kalorien wie Kohlenhydrate oder Eiweiß.

Fett dient aber nicht nur als Energielieferant, sondern erledigt noch andere wichtige Aufgaben. Es wird benötigt, um die fettlöslichen Vitamine A, D, E und K zu transportieren, und hilft, die inneren Organe wie Nieren, Herz und das Nervensystem zu schützen. Von besonderer Bedeutung ist es aber für das Gehirn, denn das besteht zu etwa 60 Prozent aus Fett. Fett ist Bestandteil vieler Zellmembranen. Das Unterhautfettgewebe bewahrt Sie außerdem vor schlimmeren Schäden, wenn Sie einmal fallen oder sich stoßen. Neben dem weißen Fett gibt es zusätzlich das braune, das auch als gutes Fett bezeichnet wird und vor Wärmeverlust schützt. Sie sehen, Fett ist nicht gleich Fett, und so sollten Sie schon beim Essen unbedingt auf dessen Qualität achten.

Fettsäuren machen den Unterschied

Fette bezeichnet man auch als Triglyzeride, denn sie bestehen aus einem Molekül Glyzerin und drei Fettsäuremolekülen. Die Fettsäuren haben unterschiedliche Längen und sind durch einfache oder doppelte Wasserstoffbrücken verbunden. Dementsprechend unterscheiden sich ihre Eigenschaften und ihre Wirkung im menschlichen Körper. Die Fettsäuren unterteilt man in gesättigte und ungesättigte. Als Faustregel gilt: Je flüssiger ein Fett ist, desto mehr ungesättigte Fettsäuren enthält es.

Gesättigte Fettsäuren

Ihr Merkmal ist es, dass sie keine Doppelbindungen in ihrer Kohlenstoffkette haben – die Moleküle sind gesättigt. Sie gelten als die ungesunden unter den Fettsäuren, denn sie stehen in Verdacht, die Arterien zu verstopfen und so Herz-Kreislauf-Erkrankungen bis hin zum Herzinfarkt und zum Schlaganfall zu verursachen. Am häufigsten anzutreffen sind sie in tierischen Lebensmitteln wie Butter, fetten Fleischsorten, Wurst und Käse, aber auch in Kokosfett. Große Mengen liefern zudem verarbeitete Produkte wie Kekse, Chips, Schokolade, Butter und Margarine.

Gesättigte Fettsäuren können vom Körper auch aus anderen Stoffen synthetisiert werden – da sie also nicht unbedingt zugeführt werden müssen, nennt man sie nicht essenziell. Eine große Menge an gesättigten Fettsäuren lässt den Cholesterin- und den Blutfettspiegel ansteigen. Dies führt dazu, dass sich Cholesterinpartikel langsam an den Arterienwänden festsetzen und letztlich Arteriosklerose und koronare Herzkrankheiten auslösen.

Ungesättigte Fettsäuren

Ungesättigte Fettsäuren enthalten mindestens eine Doppelbindung in ihrer Kohlenwasserstoffkette. Einfach ungesättigte Fettsäuren enthalten eine Doppelbindung, mehrfach ungesättigte Fettsäuren mehrere dieser Doppelbindungen.

Das macht sie flexibler, also flüssiger, aber auch anfälliger gegenüber Hitze, Licht und Sauerstoff. Die Position der Doppelbindungen in der Kohlenwasserstoffkette bestimmt bei mehrfach ungesättigten Fettsäuren, ob eine Omega-3- oder eine Omega-6-Fettsäure vorliegt. Die meisten Fettsäuren können von Ihrem Organismus selbst produziert werden. Allerdings fehlen dem menschlichen Körper die Enzyme, die für die Herstellung von zwei Fettsäuren erforderlich sind. Diese werden daher als essenzielle Fettsäuren bezeichnet und müssen mit der Nahrung aufgenommen werden.

Einfach ungesättigte Fettsäuren senken das schädliche LDL-Cholesterin und erhöhen die Menge an gutem HDL-Cholesterin. Sie beugen so den Krankheiten vor, die ein Übermaß an gesättigten Fettsäuren auslösen. Einfach ungesättigte Fettsäuren sind vor allem in Oliven- und Rapsöl sowie in Nüssen enthalten.

Essenzielle Fettsäuren

Linolsäure, eine Omega-6-Fettsäure, und Alpha-Linolensäuren (ALA), eine Omega-3-Fettsäure, müssen mit der Nahrung aufgenommen werden. Sie finden sich hauptsächlich in Pflanzenölen, vor allem Leinöl, und spielen eine wichtige Rolle im menschlichen Körper. Aus ihnen werden Gewebshormone aufgebaut, die die Gefäße erweitern und die glatte Muskulatur stimulieren. Sie sind außerdem Bestandteil der Mitochondrien, den kleinen Kraftwerken in Ihren Muskeln, und ein Mangel führt zu schweren Stoffwechselstörungen.

Ihr Körper benötigt speziell ALA aber auch, um noch weitere essenzielle Fettsäuren aufzubauen: Eicosapentaensäure (EPA) und Docosahexaensäure (DHA). Diese wirken entzündungshemmend, schützen die Nervenzellen und das gesamte Herz-Kreislauf-System. Frauen sind an dieser Stelle wegen ihres höheren Östrogenspiegels im Vorteil: Die Syntheserate von ALA zu EPA und DHA liegt bei gut 20 Prozent, während Männer nur knapp unter 10 Prozent erreichen. EPA und DHA können auch über fettreichen Seefisch wie Hering, Makrele, Lachs oder Aal aufgenommen werden. Seit bekannt ist, wie gesund diese Fettsäuren sind, werden auch vermehrt Fischölkapseln angeboten. Neuere Studien weisen jedoch nach, dass die Einnahme solcher Kapseln keinerlei Verbesserung bewirkt.

Transfettsäuren

Je mehr Doppelbindungen eine Fettsäure hat, desto instabiler wird sie. Bei verschiedenen Verarbeitungsverfahren kann sich die chemische Struktur räumlich verändern – es entstehen sogenannte Transfettsäuren. Das passiert in der Regel, wenn eine ungesättigte Fettsäure über 130 Grad erhitzt wird, beispielsweise beim Braten oder Frittieren. Oder bei der industriellen Fetthärtung von Speiseölen, die anschließend hart genug sind, um in Backwaren, Süßigkeiten wie Schokolade oder als Streichfette eingesetzt zu werden. Natürlicherweise kommen Trans-

LEBENSMITTEL MIT EINEM BESONDERS HOHEN ALA-, EPA- UND DHA-GEHALT		
Lebensmittel	ALA in mg / 100 g	EPA und DHA in mg / 100 g
Leinöl	52 800	x
Leinsamen	16 700	x
Walnussöl	12 200	x
Rapsöl	9600	x
Walnüsse	7800	x
Sojaöl	7700	x
Pekannüsse	760	x
Sesam	670	x
Butter	650	x
Erdnüsse	530	x
Lachs	360	2610
Mandeln	260	x
Makrele	250	1780
Bückling	200	1930
Hering	60	2600
Sardine	40	1390
Sardellen	30	500
Thunfisch	x	1200

fettsäuren aber auch in Kuhmilch, Butter oder dem Fleisch von Wiederkäuern vor.

In Ihrem Körper wirken Transfette ähnlich wie gesättigte Fettsäuren: Sie erhöhen das LDL-Cholesterin und lassen gleichzeitig das gute HDL absinken. Mittlerweile ist auch die Langzeitwirkung besser erforscht, denn Studien haben gezeigt, dass Transfettsäuren das Risiko, an einer koronaren Herzkrankheit zu erkranken, deutlich ansteigen lassen. Viele Nahrungsmittelhersteller haben inzwischen auf die öffentliche Kritik reagiert und ihre Produkte entsprechend überarbeitet. Speziell Produkte, die nicht in Deutschland hergestellt werden, fallen aber bei Stichproben nach wie vor immer wieder negativ auf.

Eiweiß – Futter für die Muskeln

Proteine gelten als der wichtigste Nährstoff und als Grundbaustein des Lebens. Besonders Sportler fragen sich häufig, ob ihre Proteinzufuhr ausreichend ist und wie sie ihren Proteinbedarf am besten decken können. Tatsächlich erledigen Proteine die mit Abstand vielfältigsten Aufgaben im Körper. Proteine bestimmen ganz wesentlich, wie wir aussehen: Sie sind am gesamten Körperaufbau beteiligt – von Ihren Muskeln bis zu Ihren Haaren. Auch im Stoffwechsel spielen sie eine entscheidende Rolle, denn Enzyme und Hormone werden aus ihnen gebildet. Das für den Sauerstofftransport zuständige Hämoglobin ist letztlich ein Eiweißstoff und selbst die Antikörper des Immunsystems bestehen aus Eiweiß.

Mit etwa vier Kalorien pro Gramm liegen die Proteine gleichauf mit den Kohlenhydraten. Sportler haben einen erhöhten Proteinbedarf und je nach Leistungsgrad sollte ihre tägliche Zufuhr zwischen ein und zwei Gramm pro Kilogramm Körpergewicht liegen. Für eine 60 Kilo schwere Frau heißt das 60 bis 120 Gramm Eiweiß. Allerdings wird der Proteinbedarf häufig überschätzt, denn bereits die normale Durchschnittskost enthält in der Regel 1,5-mal so viel Eiweiß wie empfohlen.

Bausteine für den Erfolg

Alle Proteine basieren auf insgesamt 20 verschiedenen Aminosäuren. Neben Kohlenstoff, Sauerstoff und Wasserstoff, aus denen auch Fette bestehen, beinhalten manche Aminosäuren auch Schwefel, Stickstoff oder Phosphat. Zwölf der Aminosäuren kann der Körper selbst herstellen, acht sind essenziell und müssen mit der Nahrung aufgenommen werden. Während des Verdauungsprozesses werden die Proteine in die einzelnen Aminosäuren aufgespalten. Diese gelangen anschließend in den Blutkreislauf und von dort werden sie zur Synthese von körpereigenem Eiweiß herangezogen.

Überschüssiges Eiweiß wird vom Körper zur Energiegewinnung verwendet. Schwefel, Stickstoff und Phosphat aus den Aminosäuren werden über die Nieren mit dem Urin wieder ausgeschieden. Eine zu hohe Proteinzufuhr belastet die Nieren und ist nicht sinnvoll, da nur eine bestimmte Menge wirklich in Muskelmasse umgewandelt wird, während der Rest in der anderen Speicherform, die Ihnen zur Verfügung steht, landet – dem Fettdepot. Viel wichtiger als große Mengen ist die dauerhafte Zufuhr, da Ihr Körper Eiweiß nicht speichern kann. Reduzieren Sie Ihre Kalorien durch eine Diät zu radikal,

So funktioniert Ernährung

baut der Körper nicht nur Fett, sondern auch Muskeln ab. Da dadurch auch Ihr Energiebedarf wieder sinkt, werden Sie leicht zum Opfer des Jo-Jo-Effekts. Daher ist die richtige Proteinzufuhr in Verbindung mit Sport die einzige Möglichkeit, langfristig Kilos zu verlieren und dann das neue Körpergewicht auch zu halten.

Nahrung für die Muskeln – effizienter essen

Die Qualität eines Proteins wird über seinen Gehalt an essenziellen Aminosäuren ermittelt. Den sich daraus ergebenden Wert nennt man biologische Wertigkeit. Sie gibt an, wie gut sich das Protein aus der Nahrung in körpereigenes Eiweiß umwandeln lässt. Berechnet wird sie aus der Menge und dem Verhältnis der essenziellen Aminosäuren im Vergleich zum menschlichen Eiweiß. Je ähnlicher die Zusammensetzung ist, desto höher liegt die biologische Wertigkeit. Hühnereiweiß wurde bei der Einführung als Referenzwert mit 100 festgelegt. Mittlerweile ist jedoch geklärt, dass auch 100 Gramm Ei nicht zu 100 Gramm Körpereiweiß umgewandelt werden können. Nach dieser Definition wäre zudem auch gar kein Wert über 100 möglich – durch die geschickte Kombination von verschiedenen Proteinen kann die biologische Wertigkeit aber dennoch über diesen Wert hinaus erhöht werden. Das funktioniert so: Jedes Protein ist nur so gut wie die Aminosäure, von der es am wenigsten enthält. Diese gilt als die limitierende Aminosäure. Kombiniert man das Protein aber mit einer anderen Proteinquelle, die besonders große Mengen der limitierenden Aminosäure aufweist, kann der Körper insgesamt mehr Körpereiweiß daraus aufbauen. Auf diese Weise kann man mit der Kombination von Proteinquellen sehr wohl Werte erreichen, die

100 übersteigen. Das bedeutet aber nicht, dass der Körper mehr eigenes Eiweiß erzeugen kann, als ihm zugeführt wurde. Die beste Kombination besteht aus Kartoffeln und Ei und hat eine biologische Wertigkeit von 136. Weitere gute Kombinationen sind Ei und Soja (123), Rind mit Kartoffeln (114), Ei mit Reis (103) oder Bohnen mit Mais (100).

SO WERTVOLL SIND DIE LEBENSMITTEL FÜR IHRE MUSKELN	
Lebensmittel	**biologische Wertigkeit**
Ei	100
Kartoffel	96
Rindfleisch	87
Sojaprodukte	84–86
Quinoa	83
Thunfisch	83
Reis	82
Roggenmehl	76
Lachs	75
Gerste	74
Bohnen	73
Mais	72
Geflügel	70
Hafer	60
Erbsen	43
Linsen	33

Auch Pflanzen liefern Proteine

Tierisches Protein gilt immer noch als die einzig wahre Proteinquelle und natürlich enthält Fleisch eine große Menge Eiweiß. Gleichzeitig sind darin aber auch viele unerwünschte Begleitstoffe enthalten wie gesättigtes Fett,

Cholesterin, Purine, Rückstände von Medikamenten. Möglicherweise haben die Tiere obendrein genmanipuliertes Futter bekommen. Fleisch und tierisches Protein generell führen außerdem dazu, dass viele Säuren im Körper gebildet werden. Ein solches saures Milieu ist etwa für Krebszellen besonders günstig. Wird der Körper zu sauer, dann verwertet er Proteine schlechter. Pflanzliches Eiweiß hingegen wirkt basisch und neutralisiert damit die Säuren. Die Begleitstoffe fallen allesamt weg, einzig zu hohe Pestizidmengen können ein Problem darstellen. Die Proteinmengen in pflanzlichen Lebensmitteln sind in der Regel geringer, dafür jedoch auch der Kaloriengehalt, weshalb Sie von dem betreffenden Lebensmittel insgesamt einfach mehr essen können. Denn hungern sollen Sie auf keinen Fall.

Im Zeitalter vor der Massentierhaltung war Fleisch noch ausgesprochen teuer und viele Familien konnten es sich höchstens einmal pro Woche leisten – es war die Zeit des klassischen Sonntagsbratens. Zivilisationskrankheiten und Übergewicht waren damals deutlich unbekannter als heute. Dementsprechend ist es sinnvoll, dass Sie Ihren Konsum von Fleisch und Eiern auf rund 20 Prozent Ihrer gesamten Nahrungszufuhr begrenzen, wenn Sie all den unerwünschten Effekten aus dem Weg gehen wollen. Bei drei Mahlzeiten an sieben Tagen pro Woche sind das 17 vegane Mahlzeiten und vier für Omnivore. Die Ernährung funktioniert aber auch gänzlich vegetarisch und vegan. Dabei müssen Sie auf Ihren Appetit vertrauen, denn der wird Ihnen verraten, zu welcher Gruppe Sie gehören.

Vitamine – die Mädchen für alles

Ohne Vitamine wären fast alle Funktionen im Körper lahmgelegt. Sie sind Bestandteil von vielen Enzymen und damit an zahlreichen Prozessen im Stoffwechsel beteiligt. Sie übernehmen zudem wichtige Aufgaben beim Aufbau und Wachstum der Zellen, im Gehirn oder bei der Blutgerinnung. Schon der Name weist darauf hin, dass sie lebenswichtig sind, denn Ihr Körper kann sie mit Ausnahme von Vitamin D nicht eigenständig produzieren und ist deshalb auf eine regelmäßige Zufuhr angewiesen. Die Vitamine werden in fett- und wasserlösliche unterteilt.

Fettlösliche Vitamine
Zu den fettlöslichen Vitaminen gehören A, D, E und K. Außer Vitamin E, das tatsächlich hauptsächlich in Pflanzenölen vorkommt, stecken A, D und K neben Fetten und Ölen auch in zahlreichen Lebensmitteln, die fettarm sind. Besonders bekannt ist Betacarotin, die pflanzliche Vorstufe des Vitamin A, die in vielen orangefarbenen Gemüsesorten wie beispielsweise Möhren oder Süßkartoffeln in großen Mengen enthalten ist.

Die Vitamine A, C, und E gehören zu den sogenannten Antioxidantien. Das bedeutet, dass sie freie Radikale abfangen, die die Zellen zerstören und so den Alterungsprozess beschleunigen. Die aggressiven Sauerstoffmoleküle entstehen zum Beispiel durch UV-Strahlen, Medikamente oder Umweltgifte wie Abgase. Allerdings produziert der Körper bei einigen Stoffwechselprozessen auch selbst freie Radika-

So funktioniert Ernährung

Künstliche Vitamine

Mittlerweile gibt es kaum noch ein verarbeitetes Lebensmittel, dem keine Vitamine zugesetzt sind – von ACE-Saft über Bonbons, Frühstücksflocken oder sogar Tütensuppen bis hin zu Wurstwaren. Besonders Lebensmitteln für Kinder enthalten häufig derartige Zusätze. Dabei ist aber zu beachten, dass es bei gesundem Essen nicht auf einzelne isolierte Stoffe ankommt. In einem Apfel wirken neben dem Vitamin C noch 200 andere bioaktive Stoffe und die können keine Pille und kein Multivitaminsaft ersetzen.

le, die er dann schnellstmöglich wieder eliminieren muss.

Vitamin D hat eine Sonderstellung, denn mittlerweile ist bekannt, dass es der menschliche Körper auch selbst bilden kann, wenn Sonnenstrahlen auf die Haut treffen. Vor allem im Winter oder in Gebieten mit wenig Sonne kann es jedoch zu einer Unterversorgung kommen. Das Vitamin verstärkt den Einbau von Kalzium in die Knochen.

Um die fettlöslichen Vitamine aufnehmen zu können, benötigt Ihr Körper Fett als Trägerstoff. Da aber kaum ein Lebensmittel nur aus einem Makronährstoff besteht, stellt das in der Regel kein Problem dar. Für einen frisch entsafteten Möhrensaft zum Frühstück empfiehlt es sich hingegen, ein, zwei Tropfen Öl zuzugeben. Ein Salat mit Dressing enthält hingegen bereits alles, was Sie brauchen.

Wasserlösliche Vitamine

Die Vitamine der B-Gruppe und Vitamin C bilden die Gruppe der wasserlöslichen Vitamine. Speziell die B-Vitamine sind wahre Stoffwechselwunder und wirken als Vorstufen von Koenzymen. Ihre Hauptaufgabe besteht darin, Nährstoffe aus der Nahrung umzuwandeln, um daraus Energie zu gewinnen oder Bausteine für den Körper bereitzustellen. B_1 wird benötigt, um Kohlenhydrate abzubauen, und dieser Prozess ist elementar für jede Sporteinheit, die Sie absolvieren. Außerdem stärkt es die Nerven. Auch B_2 wird dringend benötigt, damit der Energiestoffwechsel rundläuft. Beim Muskelaufbau spielt Vitamin B_6 eine wichtige Rolle. Das Immunsystem schließlich funktioniert nur mit ausreichend Vitamin C, und Vitamin B_9 oder Folsäure ist an der Produktion von Blutkörperchen beteiligt.

Anders als die fettlöslichen Vitamine können die wasserlöslichen nicht im Körper gespeichert werden. Eine regelmäßige Zufuhr ist deshalb wichtig. Hohe Dosen in Form von Nahrungsergänzungsmitteln machen jedoch keinen Sinn, denn ein Überschuss wird sofort wieder ausgeschieden. Vitamin B_{12} hat hier eine Sonderstellung – es kann in gewissen Mengen in der Leber gespeichert werden. B_{12} ist beinahe ausschließlich in tierischen Lebensmitteln enthalten. Der B_{12}-Status sollte daher bei einer rein pflanzlichen Ernährung überprüft werden. Verschiedenen Sorten von Sojamilch oder -joghurt wird aber auch B_{12} zugesetzt.

Alle anderen Vitamine können mit einer ausgewogenen und abwechslungsreichen Ernährung abgedeckt werden. Gerade eine Kost, die hauptsächlich aus pflanzlichen Lebensmitteln besteht, ist bunt und vielseitig und schon eine halbe rote Paprika beispielsweise deckt Ihren Tagesbedarf an Vitamin C.

Vitaminmangel ist zudem eher eine von Pharmafirmen geschürte Angst. Natürlich haben Schwangere, Stillende und auch Hochleistungssportlerinnen einen erhöhten und veränderten Bedarf, für dessen Deckung Supplemente durchaus sinnvoll sein können. Für die Normalverbraucherin ist dies aber nicht notwendig. Mit einer ausgewogenen Ernährung sind Sie optimal versorgt. Wer hingegen täglich nur Fast Food isst, der kann schon mal in eine Unterversorgung rutschen, aber dann helfen auch keine Pillen mehr. Und ganz ehrlich, wann haben Sie denn das letzte Mal jemanden mit Skorbut oder Beriberi gesehen? Kein Wunder, denn die letzten bekannten Fälle von Vitamin-C- und Vitamin-B_1-Mangel liegen hierzulande schließlich schon ziemlich lange Zeit zurück.

AUFGABEN UND QUELLEN DER VITAMINE

Vitamin	Hauptaufgaben	gute Lieferanten
Vitamin A und Betacarotin	• wirkt antioxidativ • spielt eine wichtige Rolle im Immunsystem • wichtig fürs Sehen • fördert das Zellwachstum	• Vitamin A: Eier, Butter • Betacarotin: Karotten, Süßkartoffeln, Spinat, Grünkohl und viele Kräuter, getrocknete Aprikosen
Vitamin D	• wichtig für den Knochenaufbau und starke Zähne • fördert die Aufnahme von Kalzium in den Körper	fettreiche Fische, Eier, Butter, Margarine, Pilze
Vitamin E	• wirkt antioxidativ • schützt die Zellwände der Körperzellen	pflanzliche Öle, Nüsse, Samen, Sojabohnen
Vitamin K	• wichtig für die Blutgerinnung, bildet die Gerinnungsfaktoren	Sauerkraut, grüne Blattgemüse, Rosenkohl, Erbsen, Blumenkohl
Vitamin C	• wirkt antioxidativ • stärkt das Immunsystem • ist am Aufbau von Knochen, Zähnen und Bindegewebe beteiligt	Acerola, Sanddorn, schwarze Johannisbeeren, Paprika, Brokkoli, Rübstiel, Petersilie
Vitamin B_1	• wichtig für den Stoffwechsel, speziell den Abbau von Kohlenhydraten • wichtige Funktionen im Nervensystem	Haferflocken, Vollkornprodukte, Sonnenblumenkerne, Sojabohnen
Vitamin B_2	• hilft bei der Energiegewinnung • ist am Kohlenhydrat-, Eiweiß- und Fettstoffwechsel beteiligt	Vollkornprodukte, Grünkohl, Brokkoli, gelbe Paprika, Erbsen, Bierhefe
Niacin (B_3)	• ist am Kohlenhydrat-, Eiweiß- und Fettstoffwechsel beteiligt	Buchweizen, Gerste, Reis, Lachs, Erdnüsse, getrocknete Aprikosen
Pantothensäure (B_5)	• wichtig für Auf- und Abbau von Kohlenhydraten und Fetten	Haferflocken, Hering, Eier, Vollkornprodukte, Hülsenfrüchte
Vitamin B_6	• hilft bei der Bildung von Hämoglobin • wichtig für den Eiweißstoffwechsel und den Muskelaufbau	Avocado, Bananen, Paprika, Zucchini, Makrele, Sardinen
Biotin (B_7)	• wichtig für Haut und Haare	Erdnüsse, Haferflocken, Walnüsse, Eier
Folsäure (B_9)	• wichtig für die Zellteilung und die Neubildung von Zellen und Blut	Roggen, Keimlinge, Kresse, Petersilie, Spinat, Mohn, Sojasprossen, Erdnüsse, Hülsenfrüchte, Sonnenblumenkerne
Vitamin B_{12}	• wichtig für den Stoffwechsel • an der Bildung von Blut und Zellen beteiligt	ausschließlich tierische Lebensmittel wie Fleisch, Fisch und Eier

So funktioniert Ernährung

Mineralstoffe – Sie müssen gar nicht tief graben

Es gibt mehr als 40 verschiedene Mineralstoffe und Spurenelemente, die der Mensch jedoch in unterschiedlichen Mengen benötigt. Am wichtigsten sind Kalzium, Chlor, Kalium, Magnesium, Natrium, Phosphor und Schwefel, die in hoher Konzentration vorliegen und daher als Mengenelemente bezeichnet werden. Von diesen braucht der Mensch pro Tag mehr als 50 Milligramm pro Kilogramm Körpergewicht. Alles darunter bezeichnet man als Spurenelemente. Dazu gehören Eisen, Selen, Zink, Jod, Fluorid, Chrom, Mangan, Kupfer, Kobalt und Molybdän, die vom menschlichen Körper ebenfalls benötigt werden, allerdings in viel kleineren Mengen.

Die Heinzelmännchen machen die Arbeit

Um Ihre Leistungsfähigkeit und Ihre Gesundheit zu erhalten, sind Mineralstoffe unerlässlich. Sie übernehmen unendlich viele kleine Aufgaben im Körper und halten so das ganze System am Laufen. Kalzium etwa als entscheidendes Element für den Knochenbau und die Zähne übernimmt strukturelle und stützende Aufgaben. Phosphor ist ebenso daran beteiligt, spielt aber auch eine wichtige Rolle bei der Regulation des Säure-Basen-Haushalts. Ohne bestimmte Mineralstoffe könnten Ihre Muskeln nicht arbeiten oder würde die Weiterleitung von Nervensignalen nicht funktionieren, da sie Bestandteil vieler Aminosäuren sind. Mineralstoffe stecken darüber hinaus in etlichen Koenzymen, die eine Schlüsselrolle im Stoffwechsel spielen – ohne sie wäre er lahmgelegt.

Der Wasserhaushalt ist gleichermaßen eng mit den Mineralstoffen verknüpft, weshalb es beim Sport so wichtig ist, deren Verlust beim Schwitzen wieder auszugleichen. Kalium und Magnesium sind zudem elementar für die Herztätigkeit, eine Unterversorgung kann schwerwiegende Herzrhythmusstörungen hervorrufen. Doch auch bei den Mineralstoffen gilt: Die Dosis ist entscheidend – ist sie zu hoch, kann es zu Vergiftungserscheinungen kommen. Bei einer normalen Ernährung kann Ihnen das aber nicht passieren.

Die Mischung macht's – essen Sie ausgewogen

Nach den Empfehlungen der Deutschen Gesellschaft für Ernährung (DGE) soll die Nährstoffzusammensetzung bei 55 bis 60 Energieprozent Kohlenhydraten, 10 bis 15 Energieprozent Eiweiß und 30 Energieprozent Fett liegen. Für eine 60 Kilogramm schwere Frau mit einem täglichen Energiebedarf von 2000 Kilokalorien bedeutet das übersetzt: 264 Gramm Kohlenhydrate, 66 Gramm Fett und 72 Gramm Eiweiß. Weniger wichtig als die Zusammensetzung ist aber die Qualität der Nährstoffe, denn auch wenn Sie 14 Scheiben Weißbrot mit jeweils einem Teelöffel Butter und knapp 20 Gramm Harzer Käse pro Scheibe Brot essen, erfüllen Sie nahezu exakt diese Empfehlungen. Ernährungsphysiologisch macht ein so einseitiger Speiseplan natürlich überhaupt keinen Sinn. Noch extremer wären 264 Gramm Zucker und 66 Milliliter Öl, womit die Fett- und Kohlenhydratempfehlung abgedeckt wäre.

MINERALSTOFFE UND SPURENELEMENTE		
Mineralstoff	**Hauptaufgaben**	**gute Lieferanten**
Chlor	• an der Bildung der Magensäure beteiligt • reguliert den Säure-Basen-Haushalt • an der Aufrechterhaltung des osmotischen Drucks beteiligt	Salz und salzhaltige Lebensmittel (in der Regel eher zu hoher Konsum)
Kalium	• reguliert zusammen mit Natrium den Wasserhaushalt im Körper • an der Aufrechterhaltung des osmotischen Drucks beteiligt • an der Muskelkontraktion sowie der Weiterleitung von Nervenimpulsen beteiligt • aktiviert viele Enzyme	Quinoa, Amaranth, Buchweizen, Petersilie, Dill, Datteln, Postelein, Hülsenfrüchte, Avocados, getrocknete Aprikosen, Nüsse und Saaten
Kalzium	• Bestandteil von Knochen und Zähnen • wichtig für die Blutgerinnung • an der Muskelkontraktion sowie der Weiterleitung von Nervenimpulsen beteiligt	grünes Blattgemüse, Pilze, Mohnsamen, Haselnüsse, Sesamsaat
Magnesium	• aktiviert viele Enzyme • wichtig für die Reizübertragung von Nerven auf die Muskeln und die Muskelkontraktion	grünes Blattgemüse
Natrium	• reguliert zusammen mit Kalium den Wasserhaushalt • an der Aufrechterhaltung des osmotischen Drucks beteiligt • an der Muskelkontraktion sowie der Weiterleitung von Nervenimpulsen beteiligt	Salz und salzhaltige Lebensmittel (in der Regel eher zu hoher Konsum)
Phosphor	• Bestandteil von jeder Zelle, vor allem von Knochen und Zähnen • ist an zahlreichen Stoffwechselvorgängen beteiligt • ist ein wichtiger Energieüberträger	besonders in eiweißreichen Lebensmitteln enthalten, aber auch in Hülsenfrüchten
Spurenelemente	**Hauptaufgaben**	**gute Lieferanten**
Eisen	• Bestandteil vieler Enzyme • transportiert Sauerstoff • Bestandteil des Blut- und Muskelfarbstoffs	Amaranth, Quinoa, Hirse, Buchweizen, Grünkern, Dinkel, Reis, Roggen, Bohnen, Schwarzwurzeln
Fluorid	• wichtig für Knochen und Zähne	Seefisch, Trinkwasser, grüner und schwarzer Tee
Jod	• wichtiger Bestandteil der Schilddrüsenhormone und daher von großer Bedeutung für das Funktionieren des gesamten Stoffwechsels	Seefisch, jodiertes Speisesalz
Kobalt	• aktiviert verschiedene Enzyme • Bestandteil von Vitamin B_{12}	Vollkorngetreide, Hülsenfrüchte
Mangan	• aktiviert verschiedene Enzyme • unterstützt die Verwertbarkeit von Vitamin B_1	Hafer, Bohnen, Spinat
Molybdän	• Bestandteil verschiedener Enzyme	Hafer, Nüsse, Hülsenfrüchte
Selen	• wirkt antioxidativ • aktiviert viele Enzyme	Rosenkohl, Erbsen, Eigelb
Zink	• wichtig für Haut und Haare • spielt eine wichtige Rolle im Immunsystem • aktiviert viele Enzyme • an der Insulinsynthese beteiligt	Vollkornprodukte, Nüsse und Samen

So funktioniert Ernährung

Essen hat natürlich mit Genuss zu tun, es soll Spaß machen und nicht bloß einen Bedarf decken. Deshalb sollten Sie die Lebensmittel als Ganzes betrachten und nicht immer nur nach den Inhaltsstoffen schauen. Denn Nahrungsmittel sind erheblich mehr als nur ihr Gehalt an Kohlenhydraten, Fetten und Eiweiß.

Essen Sie hochwertig

Ein wichtiger Indikator für die Qualität von Lebensmitteln ist die Nährstoffdichte. Sie setzt den Gehalt an Nährstoffen in Relation zum Energiegehalt. Besonders viele Nährstoffe bei einem geringen Kaloriengehalt haben etwa Obst und Gemüse. Sie können also große Mengen davon essen und auf diese Weise eine breite Palette an Vitaminen und Mineralstoffen aufnehmen. Avocados und Oliven sowie Nüsse, Saaten und Öle haben zwar einen deutlich höheren Kaloriengehalt, liefern aber dennoch viele wichtige und gesunde Inhaltstoffe. Anders ist es bei hochgradig zucker- und fetthaltigen Lebensmitteln, die häufig stark verarbeitet sind – wie Süßigkeiten und Fast Food. Diese liefern hauptsächlich Kalorien, aber kaum Vitamine und Mineralstoffe. Bei einer einseitigen Ernährung, die nur aus solchen Lebensmitteln besteht, kann es theoretisch zu einer Unterversorgung mit verschiedenen Nährstoffen kommen, obwohl insgesamt eine positive Energiebilanz herrscht – die Ihnen auf Dauer deutliches Übergewicht beschert. Ein weiterer Pluspunkt für Lebensmittel mit einer hohen Nährstoffdichte und einer geringen Energiedichte ist zudem, dass der Teller immer proppenvoll ist. Zum Vergleich: Ein Esslöffel Öl enthält rund 110 Kalorien, ebenso viel enthalten zwei rote Paprikaschoten oder eine Banane. An beidem knabbern Sie jedoch viel länger und sind danach auch deutlich satter. Und da Essen Spaß macht, sollten die Portionen so groß und lecker wie möglich sein.

Verarbeitung treibt Kalorien in die Höhe

Wie bereits erwähnt, steigt der Kaloriengehalt von Lebensmitteln mit jedem Verarbeitungsschritt an. So auch bei Kartoffeln, die normalerweise kalorienarm sind. In Wasser gekocht, enthalten sie gerade mal 73 Kalorien pro 100 Gramm. Bereitet man ein Püree aus den Kartoffeln zu, benötigt man zusätzlich Pflanzenmilch und Öl oder Margarine. Je nach Rezept steigt der Kaloriengehalt dabei auf 90 bis 100 Kalorien pro 100 Gramm. Wird das Püree dann auch noch zu kleinen Röllchen geformt und frittiert, heißt die Beilage Kroketten und pro 100 Gramm stecken plötzlich schon um die 200 Kalorien darin.

Als Faustregel gilt deshalb – Sie wissen das schon –, dass ein Lebensmittel umso gesünder ist, je unverarbeiteter es ist. Das bedeutet natürlich nicht, dass Sie ab heute nur noch Rohkost knabbern sollen, denn Kochen und Backen dienen natürlich auch dazu, den Genusswert der Speisen zu erhöhen: Essen soll schmecken, denn alles andere führt letztlich nur zum berühmt-berüchtigten Jieper. Damit Sie über genügend Energie verfügen, benötigen Sie ausreichend Kalorien. Das Prinzip der Energiedichte soll Ihnen aber verdeutlichen, dass Sie von unverarbeiteten Lebensmitteln deutlich größere Mengen essen können. Und richtig zubereitet sind diese auch unglaublich lecker.

Der pure Genuss

Unverarbeitet heißt natürlich nicht, dass Sie ab jetzt nur noch Möhren und Äpfel knabbern sollen. Unverarbeitet heißt vor allem, dass Sie selbst in die Hand nehmen und zubereiten, was am Ende in Ihrem Magen landet. Dennoch ist es natürlich sinnvoll, immer einen Teil der Nahrungsmittel roh zu verzehren. Dadurch bleiben Vitamine, Enzyme und sekundäre Pflanzenstoffe besser erhalten. Ausnahmen bilden allerdings Betacarotin oder Lycopin, beispielsweise in Tomaten enthalten, die Ihr Körper besser aufnehmen kann, wenn die Lebensmittel vorher erhitzt wurden. Eine ausgewogene Mischung aus Rohkost und zubereiteten Lebensmitteln ist deshalb ratsam.

Hunger oder Appetit?

Essen ist wie gesagt Genuss. Da es also nicht nur zur reinen Versorgung mit Nährstoffen dient, lauert die Versuchung an jeder Ecke. Der natürliche Instinkt zu essen, wenn man Hunger hat, und aufzuhören, wenn man satt ist, ist dem Mensch normalerweise angeboren und funktioniert bei Babys wunderbar. Verschiedene Faktoren beeinflussen diesen natürlichen Mechanismus jedoch und können ihn mit der Zeit stören.

Erlernte Verhaltensweisen

Das Essverhalten wird besonders stark durch die Eltern geprägt. Lebensmittel, die es in der Kindheit nicht gab, spielen häufig auch im Erwachsenenalter keine große Rolle. Gleichzeitig können Kindheitserinnerungen die persönliche Präferenz für einzelne Produkte extrem verstärken, wie etwa das morgendliche Nutella-Ritual oder die selbst gekochte Erbsensuppe der Oma. Ein wichtiger Faktor ist aber auch die Erziehung zu einem bestimmten Essverhalten. Kinder, die jahrelang aufessen mussten, was auf ihrem Teller lag, sind auch im Erwachsenenalter erst dann satt, wenn der Teller oder der Topf leer ist. Diese individuelle Prägung durch das Elternhaus kann nicht einfach verändert werden. Wenn Sie zu den Menschen gehören, die immer alles aufessen müssen, weil sie große Probleme damit haben, Essen wegzuwerfen oder kleine Portionen für den nächsten Tag aufzubewahren (ach, das bisschen, lohnt sich ja gar nicht!), dann kommt hier eine Lösung für Sie: Kochen Sie wirklich exakt eine Portion. Das bedeutet am Anfang: Waage raus und Lebensmittel abwiegen, bis Sie ein Gefühl für die Portionsgrößen entwickelt haben. Denn wenn Sie Nudeln einfach aus der Tüte ins Wasser schütten, können Sie damit schon mal deutlich danebenliegen. War die Portion tatsächlich zu klein und Sie haben noch Hunger? Umso besser: Belohnen Sie sich mit einem leckeren Nachtisch. Eine süße Kleinigkeit nach dem Essen ist schließlich etwas Schönes.

Trauen Sie Ihrem Magen, nicht Ihren Augen

Wie sehr Sie Ihre Augen hinters Licht führen können, beweist ein Experiment der University of Illinois, bei dem 54 Testessern ein Teller Suppe vorgesetzt wurde. Die Teilnehmer wussten jedoch nicht, dass jeder zweite Teller über ein unsichtbares Schlauchsystem immer wieder nachgefüllt wurde. Die Gruppe mit den Nachfülltellern aß im Schnitt 73 Prozent mehr Suppe als die andere Gruppe. Das Erstaunliche war, dass nach dem Test alle Teilnehmer gleichermaßen bestätigten, sich gesättigt zu fühlen, ob-

So funktioniert Ernährung

wohl die erste Gruppe deutlich weniger Kalorien und auch deutlich weniger Volumen zu sich genommen hatte. Der Grund: Menschen benutzen oftmals eher ihre Augen statt ihres Magens, um Kalorienmengen und Portionsgrößen abzuschätzen. Diese Tatsache können Sie sich aber auch zunutze machen. Portionen sehen auf einem kleinen Teller viel größer aus – das hilft Ihnen dabei, ein paar unnötige Kalorien einzusparen. Speziell beim Buffet oder Brunch ist das ein wunderbarer Trick, um nicht über die Stränge zu schlagen.

Schon Zeit fürs Mittagessen?
Auch Essenszeiten werden im Laufe des Lebens erlernt. Schon im Familienverbund gibt es Rituale wie etwa das Abendessen immer pünktlich um 19 Uhr oder Frühstück um halb acht, damit die Kinder anschließend rechtzeitig zur Schule kommen. Natürlich ist es im weiteren Verlauf des Lebens hauptsächlich der Arbeitstag, der das Essverhalten bestimmt, denn in vielen Berufen sind feste Pausenzeiten vorgegeben und einfach nicht flexibel handhabbar. Kaum etwas beeinflusst das Essverhalten so stark wie die Arbeitsverhältnisse und -zeiten. Für Menschen, die Schichtarbeit leisten, ergeben sich dabei völlig andere Voraussetzungen als für eine Büroarbeiterin.

Wie die Uhrzeit den Hunger bestimmt
Wie stark der Mensch im Laufe seines Lebens in Bezug auf Zeiten konditioniert wird, zeigt folgendes Experiment, das in den 1970er-Jahren an der Columbia University in New York durchgeführt wurde und aufzeigte, wie sehr die Uhrzeit das Essverhalten beeinflusst. Zwei Gruppen befanden sich dabei jeweils in einem Raum ohne Tageslicht. An der Wand hing eine

Uhr, die so manipuliert war, dass sie entweder zu schnell oder zu langsam ging. Übereinstimmend reagierten die Teilnehmer beider Gruppen zur gleichen Zeit mit einem Hungergefühl, das sich immer zwischen 12 Uhr und 13 Uhr einstellte – die Mittagessenszeit, die die Teilnehmer gewöhnt waren.

Die Versuchung lauert überall
Früher war es üblich, drei Mahlzeiten am Tag zu verzehren und nichts zwischendurch zu sich zu nehmen. Zudem gehörte es sich einfach nicht, auf der Straße zu essen oder ständig etwas zu knabbern. Solche Zwischenmahlzeiten waren Kindern vorbehalten, die sich im Wachstum befanden und ohnehin nur kleinere Mahlzeiten zu sich nehmen konnten.

Seit den 1970er- und 1980er-Jahren hat sich dieses Bild jedoch vollständig gewandelt. Essen ist immer und überall verfügbar. Bei jedem Meeting steht mindestens ein Keksteller auf dem Tisch und die Currywurst auf die Hand gehört zum Stadtbummel für viele einfach dazu. Imbisse und Fast-Food-Restaurants gibt es an jeder Straßenecke und mittlerweile haben viele davon auch noch rund um die Uhr geöffnet. Wo ein Angebot ist, da erhöht sich auch die Nachfrage.

Leider ist der menschliche Körper immer noch darauf konditioniert, so viele Kalorien wie möglich aufzunehmen, um für schlechte Zeiten vorzusorgen. Deshalb kann allein schon die Gelegenheit zum Essen Hunger auslösen – wie etwa der Keksteller im Meeting oder der Duft von frisch gebackenen Croissants beim Bäcker. Um solchen Versuchungen widerstehen zu können, hilft es, wenn Sie sich früh am Morgen schon überlegen, was Sie den Tag über zu den einzelnen Mahlzeiten essen wollen. Malen

Sie sich morgens im Meeting Ihr leckeres, buntes Mittagessen aus, das knackig und frisch im Kühlschrank auf Sie wartet, dann wird Ihnen der Hunger auf pappige Kekse vergehen, die mit gesättigtem Fett und Transfettsäuren vollgestopft sind.

Fernsehen macht dick

Dies ist in der Tat keine Neuigkeit, denn natürlich verbrennt der Körper im Sitzen kaum Kalorien und jede Minute vor der Glotze geht von der Zeit ab, in der Sie sich bewegen und Sport treiben. Dazu kommt, dass beim Fernsehen besonders gern der Knabberkram ausgepackt wird – das hat zum einen mit Gewohnheit zu tun, zum anderen und vor allem aber auch mit der Werbung. Denn erst, wenn der entsprechende Spot über den Bildschirm flackert, erinnern Sie sich, dass da ja noch ein Tütchen im Schrank auf Sie wartet.

Gehen Sie zum Gegenangriff über: Merken Sie sich, für welche Produkte Reklame gemacht wird, und kaufen Sie genau diese Produkte in Zukunft nicht mehr. Denn je ungesünder ein Lebensmittel ist, desto heißer wird es beworben. Wann haben Sie das letzte Mal Werbung für Blumenkohl oder frische Erbsen gesehen? Gesunde Lebensmittel und Grundnahrungsmittel brauchen keine Lobby und auch keine Werbung.

Neuere Untersuchungen zeigen übrigens auch, dass selbst die sozialen Medien wie Facebook und Instagram ein gewisses Risiko bergen. Zum einen, weil dort viele Freunde Bilder vom Essen posten, die Appetit machen. Zum anderen sind natürlich die ganzen Werbebanner schuld, die hauptsächlich Fast Food anpreisen und mehr oder weniger subtil zum Essen anregen.

Finger weg von Kunstprodukten

Wie bereits mehrfach erwähnt, gibt es nichts Gesünderes als unverarbeitete Lebensmittel. In Industrieprodukten stecken häufig Geschmacksverstärker und Süßstoffe. Letztere sollen eigentlich den Kaloriengehalt verringern und werden zunehmend in Lightprodukten verwendet. Fakt ist jedoch, dass Süßstoffe in der Tiermast eingesetzt werden, da sie den Appetit anregen und, zumindest bei den Tieren, zu regelrechten Fressanfällen führen. Lightprodukte haben auch noch ein anderes gewichtiges Problem. Weniger Kalorien im Lebensmittel führt bei den meisten Menschen zu einem psychologischen Effekt – es wird mehr gegessen. Zudem sind viele der Produkte fettreduziert und mit dem Fett fehlt der Geschmacksträger. Daher wird der fehlende Geschmack mit Zucker oder / und Aromastoffen zugesetzt. Ein „Kaloriengewinn“ ist da am Ende kaum noch vorhanden. Als Geschmacksverstärker steht vor allem Glutamat im Fokus. Dies ist eigentlich ein körpereigener Stoff, der aber auch natürlicherweise etwa in Parmesan oder Tomaten vorkommt. Er ist stark appetitanregend, was aber vielleicht auch mit verschiedenen Begleitsubstanzen bei der künstlichen Herstellung zu tun haben könnte.

Geraten Sie nicht in die Convenience-Falle

Sich vegan oder vegetarisch zu ernähren, wird von vielen als besonders gesund angesehen. Mittlerweile hat die Industrie aber auch das Potenzial dieser Kunden entdeckt und produziert fleißig neue Produkte. Was Sie aber auf keinen Fall vergessen dürfen: Fast Food und Fertigprodukte sind immer ungesund, egal ob konventionell, vegetarisch oder vegan. Denn ob die Würstchen nun aus Fleisch, Tofu oder Seitan bestehen – sie enthalten in jedem Fall viel Fett, Salz und Zusatzstoffe, damit sie überhaupt nach irgendetwas schmecken. In Maßen dürfen Sie natürlich jedes Lebensmittel essen, aber Fertigprodukte sollten nicht die Regel sein. Jeder hat mal mehr und mal weniger Zeit, aber mit ein bisschen Planung und echten Blitzrezepten kommen Sie erst gar nicht in Versuchung.

Hunger und Sättigung

Wann haben Sie eigentlich das letzte Mal wirklich Hunger verspürt? Damit ist nicht das kleine Glucksen gemeint, wenn die Uhr anzeigt, dass es Zeit für die Mittagspause ist. Wirklicher Hunger ist bei uns heutzutage eher selten, denn in erster Linie verführen Appetit, Gewohnheit oder einfach Langeweile zum Essen. Das System von Hunger und Sättigung im Körper ist äußerst komplex und von vielen verschiedenen Faktoren abhängig. Es gibt jedoch einen todsicheren Trick, mit dem Sie immer testen können, ob Sie gerade wirklich Hunger verspüren oder ob es sich einfach nur um Appetit oder den kleinen Jieper handelt. Nehmen Sie einen frischen knackigen Apfel oder, wenn Sie gerade keinen zur Hand haben, stellen Sie sich einen vor. Wenn Sie jetzt nichts lieber täten, als hineinzubeißen und den Apfel zu verspeisen, dann haben Sie wirklich Hunger. Haben Sie eigentlich keine so richtige Lust auf den Apfel, probieren Sie es mal mit einem Minzbonbon. Das vertreibt die Lust und Sie können abwarten, bis Sie wirklich Hunger bekommen.

So werden Sie richtig satt sein

Die gefährlichen Heißhungerattacken werden vor allem durch ein Absinken des Blutzuckerspiegels ausgelöst. Es gibt aber noch zahlreiche andere Wirkmechanismen, die in das System hineinspielen. Ein erstes Sättigungssignal ist der Geschmack. Wie gut oder schlecht eine Speise schmeckt, ist erst einmal von Mensch zu Mensch verschieden. Aber je besser sie schmeckt, desto schneller wird in der Regel gegessen. Die Geschwindigkeit lässt jedoch mit der Zeit nach, denn der Reiz auf Zunge und Gaumen nimmt ab, was als sensorisch-spezifische Sättigung bezeichnet wird. Und das Gefühl kennt jeder. Egal wie lecker Pizza oder Pasta waren, die letzten fünf Bissen wollen einfach nicht mehr rein. Ist aber danach von einem süßen Nachtisch die Rede, ist blitzartig wieder ein kleines Eckchen im Magen frei geworden. Diese Art der Sättigung birgt vor allem die Gefahr, bei mehrgängigen Menüs, am Buffet oder beim Brunch viel mehr zu essen, als man eigentlich möchte und auch verträgt. Besonders beim Buffet hilft es, sich vorher ein genaues Bild vom Angebot zu machen, um sich dann die zwei bis drei attraktivsten Sachen herauszupicken und in kleinen Portionen zu essen. Bei wahllosem Vollladen des Tellers verliert man sofort den Überblick und damit auch die Kalorienkontrolle.

Das Auge isst mit

Wahrscheinlich der bekannteste Sättigungsmechanismus erfolgt über die Magendehnung. Hier greift die Energie- und Nährstoffdichte der zugeführten Nahrung. Daher ist es sinnvoll, viele Lebensmittel mit wenigen Kalorien, aber großem Volumen zu essen, Lebensmittel also, die viel Wasser und Ballaststoffe enthalten. Ein

Beispiel: Ein handelsüblicher Schokoriegel enthält über 300 Kalorien und ist mit etwa vier bis fünf Bissen in höchstens fünf Minuten verputzt. Um auf die gleiche Menge an Kalorien zu kommen, können Sie aber gut 2,5 Kilogramm Gurken oder fast acht Paprikaschoten essen. Gleichzeitig wirkt sich auch der optische Reiz auf die Sättigung aus, wie das Experiment mit den sich nachfüllenden Suppentellern gezeigt hat. Je hungriger Sie vor dem Essen sind, umso mickriger sieht die Portion auf dem Teller aus.

Neben der Energiedichte haben aber auch die einzelnen Makronährstoffe ein unterschiedliches Sättigungspotenzial. Proteinreiche Kost sättigt am besten, gefolgt von Kohlenhydraten und anschließend Fett. Der Grund dafür soll in der unterschiedlichen Wirkung der einzelnen Nahrungskomponenten – wie Glukose, Fettsäuren und bestimmte Aminosäuren – auf das zentrale Nervensystem und die Appetitregelung liegen. Wie das genau funktioniert, ist aber noch nicht ganz klar.

Das Verhältnis von Fett und Wasser

Zwar wird über den Darm und in der Leber registriert, in welchem Verhältnis Kohlenhydrate, Fett und Eiweiß aufgenommen wurden und wie hoch die zugeführte Energiemenge ungefähr ist, doch scheint das keine Auswirkung auf das Sättigungsgefühl zu haben. Dafür sind in erster Linie Rezeptoren im Magen zuständig, die den Füllungsgrad bestimmen. Bei Lebensmitteln mit einer sehr hohen Energiedichte, also einem hohen Fettgehalt, passiert es dann schnell, dass zu große Portionen im Magen landen. Wasser- und ballaststoffreiche Lebensmittel wie Obst und Gemüse wirken dem natürlich entgegen. Tatsächlich hat sich die Energiedichte der Lebensmittel, die heutzutage im Durchschnitt gegessen werden, deutlich verändert gegenüber dem, was vor einigen Jahrzehnten noch als Durchschnittskost galt. Der Wert ist von 100 Kalorien pro 100 Gramm auf heute gut 250 Kalorien pro 100 Gramm angestiegen.

Unsichtbare Helfer

Kaum ein Vorgang im Körper läuft ohne die wichtigen Signal- und Botenmoleküle ab. In Bezug auf Hunger und Sättigung sind vor allem die Hormone Leptin und Ghrelin verantwortlich. Ghrelin wird auch als das Hungerhormon bezeichnet. Es wird hauptsächlich im Magen produziert. Dort bereitet es den Körper darauf vor, dass in Kürze Nährstoffe ankommen, sodass er mit der Verdauung beginnen kann. Ghrelin regt den Appetit an. Seine Konzentration ist vor den Mahlzeiten am höchsten und nimmt dann während des Essens immer weiter ab.

Neben Ghrelin sind aber auch noch viele weitere sogenannte Polypeptide im Einsatz, die dann allerdings als Sättigungssignale wirken, allen voran das Hormon Leptin. Es wird während des Essens zusammen mit Insulin ausgeschüttet. Dem Gehirn wird dadurch vermittelt, dass wieder Energie zur Verfügung steht – ein Sättigungsgefühl wird ausgelöst. Leptin wird vom Fettgewebe gebildet und steht in enger Beziehung zu dessen Menge. Ist zu viel davon vorhanden, dann funktioniert das Zusammenspiel von Leptin und Ghrelin häufig nicht mehr. Die normalerweise appetitzügelnde Wirkung des Leptins wird bei hohem Körperfettanteil außer Kraft gesetzt. Vermutlich verfügen Übergewichtige über zu wenige Leptinrezeptoren im Gehirn – der Hungerreiz wird nicht gestoppt. Im Gehirn laufen darüber hinaus noch viele weitere sehr komplexe Reaktionen ab, die zum Teil immer noch nicht abschließend erforscht sind.

So funktioniert Ernährung

Jetzt geht es los – so sieht die Praxis aus

Die zwei Phasen

Klasse, dass Sie bis hierhin durchgehalten haben. Jetzt geht es endlich in die Praxis, denn Sie erfahren, wie Sie die *Women's-Health*-Ernährung anwenden, und im Anschluss folgt der sportliche Teil. Dieses Buch richtet sich an alle Frauen, egal ob Sie 3, 5, 15 oder mehr Kilo abnehmen möchten oder ob Sie nur ein bisschen Feintuning für Ihre Silhouette betreiben und dazu gern ein paar Muskeln aufbauen wollen. Dementsprechend ist der Praxisteil in zwei Phasen unterteilt: die Abnehm- und die Shaping-Phase.

Für die Abnehm-Phase gibt es zunächst die mit einem blauen Kreis gekennzeichneten Rezepte (ab Seite 184). An diese halten Sie sich so lange, bis Sie Ihr Wunschgewicht erreicht haben. Passend dazu gibt es ein Sportprogramm (ab Seite 90), denn Sie wissen ja: Der Stoffwechsel-Turbo zündet nur mit einer Mischung aus beidem. Für die Abnehm-Phase gilt: bloß keine Eile. Gesundes Abnehmen benötigt Zeit. Um ein Kilo Fett zu verbrennen, müssen Sie 7000 Extrakalorien verbrennen. Das passiert nicht mal eben bei einer lockeren Runde durch den Park und auch nicht von heute auf morgen. Alle Crashdiäten, die einen Gewichtsverlust von mehreren Kilo in kurzer Zeit versprechen, sind unseriös und bewirken am Ende häufig das Gegenteil. Der schnelle Verlust zu Beginn der Diät besteht ausschließlich aus Wasser. Eine krasse Einschränkung der Kalorienzufuhr wird Sie immer direkt in den Jo-Jo-Effekt führen. Ein halbes bis maximal ein Kilo pro Woche sind realistisch.

In den ersten Wochen Ihrer Abnehm-Bemühungen kann es aber auch sein, dass sich gar nichts auf der Waage tut. Denn durch das integrierte Sportprogramm werden gleichzeitig Muskeln aufgebaut beziehungsweise wird Fettgewebe in Muskeln umgewandelt. Da Muskeln aber schwerer sind als Fett, bewegt sich der Zeiger der Waage möglicherweise überhaupt nicht. Das kann schon frustrierend sein, denn gerade am Anfang sind sichtbare Erfolge als Lohn für die Anstrengung natürlich besonders willkommen. Achten Sie in dieser Zeit daher besonders auf Ihre Kleidung: Hosen, die nicht mehr kneifen und zwicken, zeigen Ihnen, dass Sie auf dem richtigen Weg sind. Bleiben Sie auf jeden Fall dran, denn mit jedem Gramm Muskelmasse steigt auch Ihr Grundumsatz – je mehr Fettmasse durch Muskelmasse ersetzt wird, desto mehr Kalorien verbrennen Sie.

Sobald Sie mit dem Gewicht zufrieden sind, beginnt die zweite Phase, die Shaping-Phase. Ziel ist jetzt der Feinschliff, die Rezepte (ab Seite 184) sind mit einem grünen Kreis gekennzeichnet und enthalten besonders viel hochwertiges pflanzliches Eiweiß. Die Gerichte der Shaping-Phase eignen sich für eine dauerhafte Ernährung, denn sie liefern alle wichtigen Nährstoffe in der richtigen Konzentration. Ab einem gewissen Sportpensum muss deren Menge erhöht werden, aber eine trainierte Sportlerin wird merken, wenn sie mehr braucht. Auch für diese Phase gibt es ein spezielles Training (ab Seite 136), das Ihnen zu einem Traumkörper verhilft.

Der exemplarische Wochenplan

Für den leichten Einstieg in die jeweiligen Phasen finden Sie zwei Wochenpläne (siehe Seite 82 und 130). Diese zeigen, wie Sie die Rezepte gut miteinander kombinieren können. Mit der Zeit bekommen Sie jedoch ein gutes Gespür dafür, welche Gerichte an einem bestimmten Tag zueinander passen und in welchem Verhältnis tierisches zu pflanzlichem Protein stehen sollte (siehe die 80/20-Regel auf der nächsten Seite). Wenn Sie jedoch die beiden Phasen im Blick haben, können Sie auch ganz frei wählen, tauschen und probieren und täglich aus einer Reihe von Gerichten Frühstück, Mittagessen und Abendessen zusammenstellen.

Außerdem ist nicht alles unverrückbar festgelegt. Auch bei den Rezepten haben Sie natürlich einen gewissen Spielraum. Sie haben keine rote Paprika im Haus? Selbstverständlich tut es dann auch eine grüne und sogar ein Zucchino oder eine Möhre. Auch bei Hülsenfrüchten können Sie anstelle von Kichererbsen einen Rest Linsen oder auch Bohnen zu einem Gericht hinzufügen. In der Tabelle auf Seite 78 finden Sie (fast) alle Lebensmittel in verschiedene Gruppen eingeteilt. Lebensmittel aus einer Gruppe können Sie jederzeit untereinander tauschen – experimentieren Sie einfach nach Herzenslust, damit es nicht langweilig wird. Dieses Prinzip hat außerdem den Vorteil, dass Sie selbst kleine Reste noch verbrauchen können und Sie nichts wegwerfen müssen. Denn nichts ist ärgerlicher als eine Reihe von angebrochenen Lebensmitteln, denen Sie nur noch beim Verderben zusehen.

Planen, einkaufen, einfrieren

Essen nach Plan erleichtert zum einen den Kopf, da Sie nicht jeden Tag dreimal eine Entscheidung treffen müssen. Um keine Reste zu produzieren, nutzen Sie die Austauschtabelle. Oder wechseln Sie die Gemüsesorten einfach nach Lust und Laune. Voraussetzung dafür ist nur, dass Sie nicht alle zwei bis drei Tage dieselben Sorten essen. Kleine Mengen von einem Lebensmittel besorgen Sie am besten auf einem Wochenmarkt, denn dort bekommen Sie auch mal nur 50 Gramm Feldsalat oder einen Baby-Blumenkohl. In vielen Bioläden sind die Verpackungsgrößen übrigens kleiner als etwa beim Discounter, wo es oftmals nur Familienpackungen gibt.

Die Rezepte in diesem Buch sind für eine Person ausgelegt, wodurch Sie ein gutes Gefühl für Portionsgrößen bekommen. Dennoch ist es natürlich sehr aufwendig, wenn Sie täglich mehrfach nur eine einzige Portion für sich selbst kochen. Kochen Sie doch einfach für Ihren Liebsten mit. Mit ein wenig Glück werden Sie dann an einem anderen Tag ebenfalls bekocht. Eine andere Möglichkeit besteht darin, die Portion zu verdoppeln und eine Hälfte für den nächsten Tag aufzubewahren. So sparen Sie täglich Zeit in der Küche. Um noch effizienter zu arbeiten, können Sie die drei- bis vierfache Menge kochen und den Rest dann einfrieren. Sie können natürlich auch Doppeltage einlegen, an denen das Gleiche auf Ihrem Teller landet. Für Ihren Wochenplan bedeutet das, dass Sie mit den Rezepten für eine Woche gleich zwei abdecken.

Bleibt trotzdem mal Gemüse übrig und Sie möchten es nicht in das nächste Gericht integrieren, dann können Sie es in der Regel blanchieren und einfrieren. Mit einem kleinen Vorrat sind Sie obendrein immer auf der sicheren Seite, wenn Sie es nach einem langen Tag nicht mehr zum Einkaufen schaffen. Mit vorbereitetem Gemüse oder sogar ein paar fertigen Mahlzeiten im Tiefkühler kommen Sie gar nicht erst in die Verlegenheit, doch einfach schnell eine Tiefkühlpizza in den Ofen zu schieben.

So funktioniert Ernährung

Schnelle Snacks

In den Listen unten finden Sie Snacks, die in null Komma nichts zur Verfügung stehen. Also dann, wenn der Jieper Sie überkommt und Sie normalerweise zu Schokolade, Keksen oder einer Tüte Chips greifen würden. Deshalb sind die Snacks auch in süß und salzig unterteilt – je nachdem, welcher Jieper Sie gerade quält. Weitere Snacks, die nur eine kurze Zubereitungszeit benötigen, finden Sie ab Seite 232.

Schnelle süße Snacks:
- Banane mit Erdnussmus
- ein Teelöffel Kokosmus
- Pekannüsse in Datteln mit Kokosflocken
- Sojajoghurt mit einem Teelöffel Marmelade
- Sojajoghurt mit Mandelmus
- etwas Bitterschokolade
- etwas Studentenfutter
- ein Espresso
- eine Tasse Kaffee
- getrocknete Mango
- Bananenchips
- frische oder getrocknete Kokosnuss

Schnelle salzige Snacks:
- saure Gurken
- ein hart gekochtes Ei
- Avocado mit Kala Namak
- Grünkohlchips
- ein paar Mandeln
- Gemüsesticks mit Aufstrich
- Pistazien
- Karotten mit Senf
- Beef Jerky
- Oliven
- eingelegte getrocknete Tomaten
- Karottenscheiben mit eingelegtem Ingwer und Wasabi

Die 80/20-Regel

Wenn Sie die Mahlzeiten für eine Woche zusammenstellen, sollten Sie das Verhältnis von pflanzlichem zu tierischem Eiweiß im Auge behalten. 80 Prozent Ihres Eiweißbedarfs sollten Sie aus pflanzlichen Quellen decken und nur 20 Prozent aus tierischen. Das bedeutet: Maximal vier bis fünf Gerichte mit tierischen Proteinquellen dürfen also auf Ihrem Speiseplan stehen, denn selbstverständlich zählen Frühstück, Mittag- und Abendessen. Und auch Käse, Quark, Wurst und Eier müssen Sie natürlich berücksichtigen. Je weniger tierisches Eiweiß Sie essen, desto besser ist es. Und wie bereits erwähnt, funktioniert die *Women's Health*-Ernährung genauso gut vegetarisch wie vegan. Nicht zuletzt die Rücksicht darauf, wie Sie tierisches Eiweiß vertragen, wird Ihre Entscheidung für die eine oder andere Form beeinflussen.

Gründe, den Fleischkonsum einzuschränken, gibt es allerdings viele. Zum einen greifen da natürlich ethische Überlegungen, denn Massentierhaltung ist schlichtweg Tierquälerei. Zwar gibt es Biofleisch, aber das macht nur zwei Prozent der gesamten Produktion in Deutschland aus und durch deren Auslagerung ins Ausland sind die Kontrollen kaum noch nachvollziehbar. Dass die Discounter Biofleisch entdeckt haben, hat zwar viel zu dessen Popularität beigetragen, die erforderlichen Mindeststandards jedoch deutlich gesenkt. Durch die Industrialisierung der Produktion leidet die Fleischqualität insgesamt. Und schließlich steht insbesondere rotes Fleisch verschiedenen Studien zufolge in Zusammenhang mit vielen Krebsarten, speziell Darmkrebs, und begünstigt durch seinen hohen Anteil an gesättigten Fettsäuren Herz-Kreislauf-Erkrankungen.

Die Snacks

So wie die Ernährung eine individuelle Angelegenheit ist, so hat auch jeder Mensch einen anderen Essrhythmus. Möglicherweise gehören Sie zu denjenigen, die morgens einfach noch keinen Hunger haben, oder aber Sie stehen auf und Ihr erster Gedanke kreist sofort ums Frühstück. Auch die Anzahl der Mahlzeiten – also viele kleine oder wenige große – hängt von den eigenen Vorlieben und natürlich auch vom Beruf ab. Vielleicht nehmen Sie Ihre Hauptmahlzeit am liebsten mittags ein, vielleicht essen Sie aber auch den ganzen Tag über nur kleine Snacks und schlagen sich dann abends zu Hause den Bauch voll. Wichtig ist es, dass Sie sich nach Ihren Vorlieben ernähren, und so, dass es zu Ihnen passt.

Je nach Anzahl der Mahlzeiten ist aber deren Größe entscheidend. Die Rezepte in diesem Buch sind zunächst für die klassischen drei Mahlzeiten ausgelegt. Essen Sie lieber kleinere Mahlzeiten und dafür öfter, teilen Sie sich die Portionen ein. Da die Zeit zwischen Mittag- und Abendessen jedoch oftmals lang werden kann, gibt es eine Reihe von gesunden Snacks (siehe Seite 232), aus denen Sie täglich frei wählen können. Bei den Snacks müssen Sie auch nicht zwischen Abnehm- und Shaping-Phase unterscheiden. Außerdem gibt es noch Snacks, die sofort verfügbar sind (siehe die kleinen Listen links am Rand). Bei allen Snacks gilt: Essen Sie so viel wie nötig, aber so wenig wie möglich. Der Snack ist kein Muss. Achten Sie unbedingt auf Ihren Körper und Ihr Hungergefühl.

Der Trick beim Jieper

Eigentlich sind alle Gerichte so konzipiert, dass es zu keinem schlagartigen Abfall des Blutzuckerspiegels kommt. Wenn aber trotzdem der kleine Heißhunger schreit, ist es ganz wichtig, zum richtigen Snack zu greifen. Dafür müssen Sie jedoch zunächst herauszufinden, was Ihr Jieper verlangt. Denn sonst snacken Sie erst ein paar Oliven, dann eine Handvoll Mandeln, um schließlich zu merken, dass Sie eigentlich Lust auf ein hart gekochtes Ei hatten. Deshalb beachten Sie ab jetzt Folgendes, wenn der Jieper einsetzt: Trinken Sie zuerst ein Glas Wasser. Dann stellen Sie den Timer Ihres Handys auf zehn Minuten. Während dieser Zeit gehen Sie weiter Ihrer ganz normalen Tätigkeit nach. In vielen Fällen wird der Jieper nach Ablauf der Zeit schon vergessen sein, denn in der Regel hat sich der Blutzuckerspiegel inzwischen wieder normalisiert. Falls nicht, wissen Sie spätestens jetzt ganz genau, wonach es Sie wirklich gelüstet. Und dem dürfen Sie dann auch guten Gewissens nachgeben.

Essen unterwegs – gute Alternativen aus dem Supermarkt

- Rohkost: Na klar, Obst und Gemüse sind immer die beste Wahl, aber manchmal hat man natürlich Lust auf etwas anderes. Mit mehreren verschiedenen Sorten können Sie sich aber auch schnell einen Salat oder Obstsalat zusammenmischen. Manchmal gibt es auch brauchbare Dressings. Andernfalls tut es ein bisschen Olivenöl mit Salz. So essen Spanier ihren Salat übrigens ausschließlich. Für Obst bietet sich ein Sojajoghurt an und der kann zusätzlich mit Haferflocken, Nüssen und Saaten aufgepeppt werden.
- Salattheke: In manchen Supermärkten ist auch die Salattheke ganz ordentlich. Zum Beispiel können Sie von dort nur grünen Salat mitnehmen und Essig und Öl dazugeben, während Sie die gewichtigen Zutaten wie Tomate und Gurke von der normalen Gemüsetheke holen. Im Büro schneiden Sie diese schnell selbst und mischen sie unter den Salat.
- Frische Suppen: Hier gibt es viele leckere Sorten und ein kurzer Blick auf das Etikett verrät sofort, was drinsteckt. Wenn Ihnen die Tomatensuppe mal zu langweilig ist, dann kaufen Sie doch noch etwas Tofu dazu und schnippeln ihn hinein. Oder frische Tomatenstücke oder vielleicht etwas Mais oder Oliven …
- Aufstriche: Mittlerweile sind in jedem Supermarkt auch vegetarische und vegane Aufstriche erhältlich und vielleicht finden Sie beim Bäcker auch ein weizenfreies Brötchen. Ein paar Möhren und Paprikasticks – und der Aufstrich wird zum Dip. Mittlerweile gibt es selbst Guacamole oder Hummus im Kühlregal. Diese haben zwar oft einen stolzen Preis, aber Sie müssen ja nicht täglich zugreifen. Eine richtig weiche Avocado können Sie übrigens auch einfach aufschneiden und frische Gemüsesticks hineintauchen.
- Tiefkühlgerichte: Inzwischen werden auch viele Gerichte ohne Fleisch angeboten. Achten Sie darauf, ob künstliche Zusätze enthalten sind. Biomärkte haben ebenfalls einige Auswahl an Fertiggerichten. Allerdings sollten Fertiggerichte immer die absolute Ausnahme bleiben.

So funktioniert Ernährung

Zehn Regeln – gesund essen auf einen Blick

1. Essen Sie, wenn Sie Hunger haben

Viele Diäten fußen darauf, die Kalorienanzahl so gering wie möglich zu halten. Das führt auf Dauer zu schlechter Laune, kann Futteranfälle auslösen und damit zum Scheitern mit großem Knall. Achten Sie immer darauf, ob Sie wirklich Hunger haben, und machen Sie zur Kontrolle den Apfeltest (siehe Seite 77). Alle Rezepte ab Seite 180 beinhalten hochwertige Lebensmittel, die satt und zufrieden machen.

2. Verzichten Sie auf nichts

Wenn Sie einen Riesenjieper auf ein ganz bestimmtes Stück Schokolade bekommen, dann hilft keine Banane, kein Apfel und auch kein Pfirsich. Es muss dann dieses Stück Schoki sein. Belassen Sie es aber bei dem einen Stück, denn kein Jieper ist so groß wie eine ganze Tafel.

3. Ausnahmen bestätigen die Regel

Im Lauf der Zeit werden Feiern, Essenseinladungen und Restaurantbesuche auf Sie zukommen. Natürlich sollen Sie da nicht den ganzen Abend am Wasserglas nippen oder bei Kaffee und Kuchen nur traurig in Ihrer Tasse herumrühren. All dies schürt nur Gelüste. Natürlich wird es schwierig, wenn Sie jedes Wochenende eingeladen sind, aber alle ein bis zwei Monate dürfen Sie sich ruhig mal was gönnen. Legen Sie am Tag danach einfach eine extra Trainingseinheit ein, um die zusätzlichen Kalorien wieder zu verbrennen. Zudem gibt es auch an jedem Buffet oder auf jeder Speisekarte eine gute und eine schlechte Wahl. Mit Ihrem neuen Wissen über Lebensmittel können Sie die Sache schon gut einschätzen und sind sich natürlich darüber im Klaren, dass der Obstkuchen besser ist als etwa das Stück Buttercremetorte.

4. Nehmen Sie sich Zeit fürs Essen

Wie oft haben Sie das schon gehört? Und trotzdem essen Sie im Vorbeigehen schnell eine Brezel vom Bäcker, löffeln gedankenverloren den Schokopudding vorm Rechner oder nehmen während des Shoppingbummels gleich eine ganze Mahlzeit im Gehen zu sich. All das hat gleich mehrere Nachteile: Wenn der Körper nicht eindeutig das Signal bekommt, dass jetzt eine Mahlzeit ansteht, dann speichert er diese Information auch nur halbherzig. Und Sie haben schon nach kurzer Zeit wieder Hunger beziehungsweise Appetit. Schnell runtergeschlungen macht nichts satt, egal wie viele Kalorien dabei im Magen landen. Denn das Sättigungsgefühl setzt erst nach 15 bis 20 Minuten ein. Außerdem: Essen ist etwas wirklich rundum

ÖFTER MAL WAS NEUES – SO VIEL ABWECHSLUNG BIETEN PFLANZEN	
Gruppe Fruchtgemüse	Aubergine, Zucchini, Paprika, Tomaten, Gurken, Kürbis, Okraschoten, Fenchel, Bleichsellerie, Zuckererbsen, grüne Bohnen, Champignons, Austernpilze, Birkenpilze, Butterpilze, Hallimasche, Morcheln, Pfifferlinge, Steinpilze
Gruppe Blütengemüse	Blumenkohl, Brokkoli, Romanesco, Rosenkohl, Rotkohl, Weißkohl, Lauch, Spargel, Artischocken
Gruppe Wurzelgemüse	Karotten, Rote Bete, Pastinaken, Petersilienwurzel, Schwarzwurzel, Topinambur, Rettich, Knollensellerie, Kohlrabi, Radieschen, Steckrübe
Gruppe Blattgemüse	Spinat, Brunnenkresse, Feldsalat, Chicorée, Chinakohl, Eisbergsalat, Rucola, Feldsalat, Gartenkresse, Radicchio, Römersalat, Grünkohl, Wirsing, Mangold, Rübstiel, Postelein
Gruppe stärke- und fettreiche Gemüse	Kartoffeln, Süßkartoffeln, Kürbis, Avocado, Zuckermais, Oliven
Gruppe Hülsenfrüchte	weiße Bohnen, Kidneybohnen, Linsen (alle Farben), Kichererbsen, Erbsen, schwarze Bohnen, Limabohnen, Favabohnen
Gruppe Getreide und Pseudogetreide	Dinkel, Hafer, Hirse, Gerste, Emmer, Kamut, Quinoa, Amaranth, Reis, Buchweizen, Grünkern, Roggen, Teff, Canihua

Schönes. Dafür müssen Sie sich aber Zeit nehmen und Ihre Mahlzeit zelebrieren.

5. Essen Sie vielseitig

Einseitige Ernährung ist immer schlecht, ob nun gesund oder nicht. Das gilt selbst für ausgesprochen gesunde Lebensmittel wie Grünkohl. Ernähren wir uns ausschließlich davon, entstehen schwere Mängel, denn das eine vollkommene Lebensmittel gibt es nicht – abgesehen einmal von der Muttermilch. Wählen Sie deshalb aus allen Lebensmittelgruppen eine abwechslungsreiche Kost (siehe die Tabelle auf Seite 78). Ein guter Anhaltspunkt sind die Farben der Lebensmittel, denn die weisen auf die jeweils enthaltenen Gesundheitsbooster hin.

6. Bevorzugen Sie pflanzliches Protein

Die gesundheitlichen Vorteile einer vegetarischen oder veganen Ernährung sprechen für sich, aber achten Sie darauf, dass Sie genügend Proteine bekommen.

7. Bauen Sie Superfoods ein

Superfoods helfen Ihnen dabei, Ihre Ernährung ausgewogen zu gestalten. Nichts ist schlechter als eine Karriere als Pudding-Vegetarier oder Pommes-Veganer. Weglassen allein ist keine Option und richtet mehr Schaden an, als ausgewogen omnivor zu essen. Pimpen Sie Ihr Essen mit Chia, Hanf & Co.

8. Feuern Sie Ihren Stoffwechsel an

Gewürze und manche Lebensmittel sind richtige Stoffwechselbooster. Bauen Sie so viele wie möglich davon in Ihre Mahlzeiten ein, sie sind wie das Öl für den laufenden Motor. Aber auch hier gilt natürlich: Nichts funktioniert ohne Bewegung.

9. Bleiben Sie clean

Zusatzstoffe braucht kein Mensch und sie können dem Körper schaden, auch wenn wir zunächst noch nichts davon merken. Deshalb: Essen Sie nichts, bei dem mehr als fünf Zutaten auf der Zutatenliste stehen oder das einen Stoff beinhaltet, den Sie nicht aussprechen können beziehungsweise den Ihre Oma noch nicht kannte.

10. Machen Sie kleine Schritte und geben Sie sich Zeit

Nichts klappt von heute auf morgen. Jahrelang eingespielte Gewohnheiten kann man nicht sofort ändern. Der Körper gibt sehr schnell auf, wenn er sich überfordert fühlt. Nehmen Sie sich nur eine Änderung pro Woche vor. In langsamen Schritten krempelt man sein Leben am besten um – und vor allem mit langfristigem Erfolg.

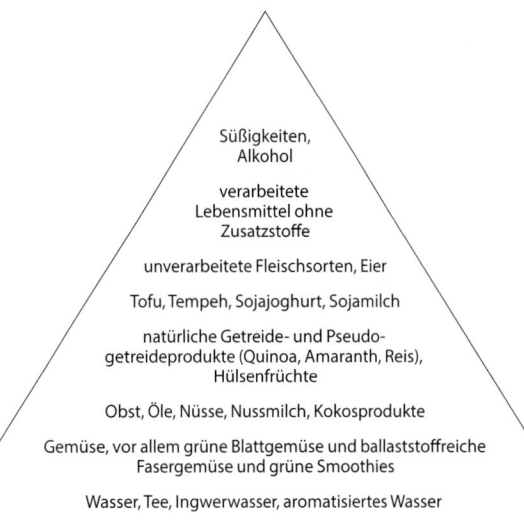

Die Ernährungspyramide

Süßigkeiten, Alkohol

verarbeitete Lebensmittel ohne Zusatzstoffe

unverarbeitete Fleischsorten, Eier

Tofu, Tempeh, Sojajoghurt, Sojamilch

natürliche Getreide- und Pseudogetreideprodukte (Quinoa, Amaranth, Reis), Hülsenfrüchte

Obst, Öle, Nüsse, Nussmilch, Kokosprodukte

Gemüse, vor allem grüne Blattgemüse und ballaststoffreiche Fasergemüse und grüne Smoothies

Wasser, Tee, Ingwerwasser, aromatisiertes Wasser

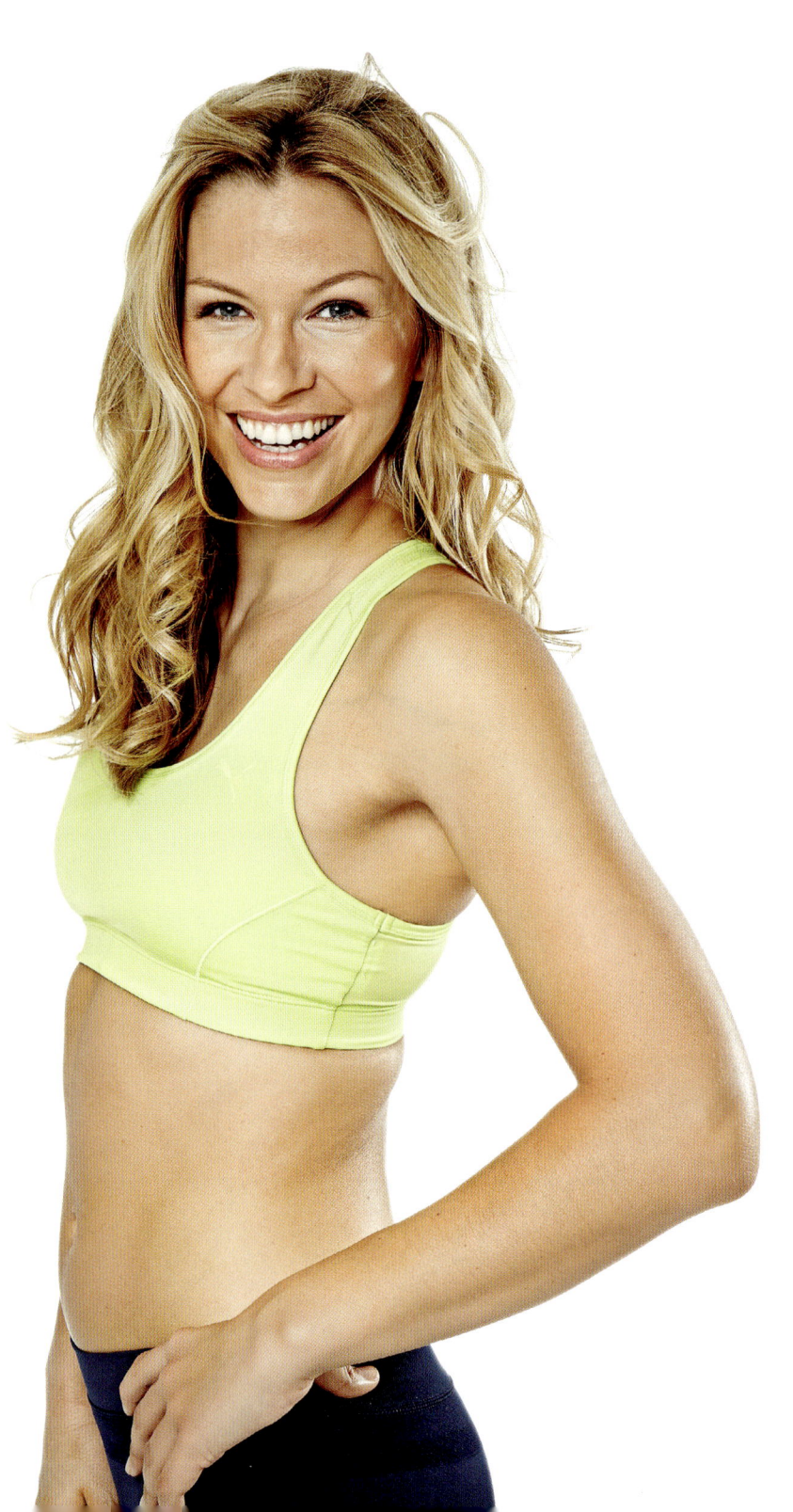

Kapitel 5:

Die Abnehm-Phase – weniger ist mehr!

Echt abgefahren: In diesem Kapitel erfahren Sie, wie Sie ordentlich Gas geben beim Gewichtsverlust und den Jo-Jo-Effekt ausbremsen können – indem Sie sich richtig ernähren *und* clever trainieren!

Die Abnehm-Phase

Schlemmen Sie sich schlank!

Abnehmen hat mit abnehmendem Genuss zu tun? Von wegen! Hier sehen Sie auf einen Blick, wie köstlich das Killen von lästigen Pfunden sein kann. Und das wirklich an jedem Tag der Woche! Sie müssen sich auch nicht superstreng an die gezeigten Empfehlungen halten. Gerne können Sie ein Mittag- mit einem Abendessen tauschen.

Vielleicht mögen Sie ein Gericht auch so gern, dass Sie die doppelte Portion kochen möchten, um es an zwei Tagen zu essen – gar kein Problem! Zudem können Sie ganz einfach eine Zutat auswechseln, wenn Sie etwas nicht mögen oder Sie keine Reste entstehen lassen wollen. Einen direkten Überblick finden Sie in der Austauschtabelle auf Seite 78.

	Frühstück	Mittagessen	Abendessen
Montag	Acai-Blaubeer-Shake (Seite 187)	Kichererbsen-Salat (Seite 194)	Mediterranes Gemüse aus dem Ofen (Seite 226)
Dienstag	Gurke-Minze-Joghurt-Shake (Seite 185)	Quinoa-Eisbergsalat mit Thunfisch (Seite 198)	Feldsalat mit Cranberrys (Seite 220)
Mittwoch	Avocado-Fruchtsalat (Seite 190)	Kohl-Curry mit Reis (Seite 208)	Steak mit Champignons und Tomatensalat (Seite 227)
Donnerstag	Grüner Mangold-Shake (Seite 185)	Bohnensalat (Seite 195)	Ratatouille (Seite 226)
Freitag	Grüne-Wiese-Shake (Seite 187)	Kartoffeln mit Spinatpesto (Seite 212)	Asiatischer Krautsalat (Seite 217)
Samstag	Chia-Müsli (Seite 189)	Lauwarmer Linsensalat (Seite 196)	Scharfe Sauerkrautsuppe (Seite 222)
Sonntag	Gebackene Spinateier (Seite 191)	Gefüllte Tomaten (Seite 209)	Frühlingssalat mit Grillgemüse (Seite 222)

Fit für die gute Figur

Auf den letzten Seiten wurde Ihnen viel Ernährungswissen aufgetischt. Eine Info-Zutat fehlt jedoch noch: Workouts können den Weg zum Wunschgewicht enorm verkürzen! Der Grund ist einleuchtend, denn um ein einziges Kilo Körperfett zu verlieren, müssen Sie 7000 Kalorien einsparen. Aber Hungern macht keinen Spaß, ist total ungesund und eine echte Stoff-wechselbremse. Fitness hat hingegen mit Fun zu tun, tut der Gesundheit richtig gut und beschleunigt den Metabolismus. Darum setzen Sie neben der richtigen Energieaufnahme auch auf die Energieverbrennung. Wie? Ganz einfach: Ab Seite 90 finden Sie Trainingspläne, die sich ganz leicht in den Alltag integrieren lassen. Ja, auch in Ihren.

Training ohne Geräte, aber mit viel Effekt

Das Geheimnis der Workouts, die zu jeder Frau passen, liegt in der Übungsauswahl. Alle Bewegungen werden nämlich ausschließlich mit dem eigenen Körpergewicht umgesetzt. Sie benötigen keine Hantel oder andere Zusatzelemente. Egal, ob Sie beruflich unterwegs oder privat an die eigenen vier Wände gebunden sind – die gezeigten Ohne-Geräte-Einheiten können Sie überall ausführen: im Hotelzimmer, in der Küche oder im Park. Und das zu jeder Tageszeit. Dann, wenn Ihr Kind schläft oder das Meeting endlich ein Ende hat. Bei einer solchen Flexibilität kann Sie keine Ausrede mehr von Ihrem Weg in eine fitte Zukunft abbringen!

Falls Ihnen doch zwei, drei Gründe einfallen sollten, warum gerade heute ein schlechter Tag für den sportlichen Start ist, beweisen folgende Fakten das Gegenteil: In Ihrem Wohnzimmer wird es selten regnen oder zu kalt sein (wenn doch, legen Sie entweder direkt los oder drehen die Heizung etwas auf). Das Wetter trägt also ab sofort nie wieder die Schuld daran, dass ein Training ausfallen muss. Auch Ihre Abneigung gegenüber Geräten, die außerhalb des Workouts nur blöd rumstehen und Platz wegnehmen, kann kein Grund dafür sein, den Sport zu schwänzen – Sie benötigen ja keine!

Sie sind skeptisch, dass gerade der Körper, in dem Sie sich nicht wohlfühlen, Ihnen dabei helfen kann, schlanker und straffer zu werden? Unterschätzen Sie Ihren Körper nicht! Zum Beispiel ziehen Sie bei einem Klimmzug 60 Kilo nach oben (einmal angenommen, das ist Ihr Gewicht). Bei einem Liegestütz sind 60 Prozent von Ihnen aktiv, was – um in unserem Beispiel zu bleiben – einem Gewicht von 36 Kilo entspricht. Wann hatten Sie das letzte Mal so eine schwere Hantel in der Hand? Sofern Sie keine Hochleistungssportlerin sind oder waren, hoffentlich noch nie.

Gemeinsam stark

Falls Sie noch ein Argument fürs gerätelose Training brauchen: Auch Profis setzen aufs Bodyweight-Workout. In den meisten Fällen arbeiten nämlich mehrere Muskeln gleichzeitig, die Zeit wird also sehr effizient genutzt. Die Teamarbeit der Muskeln beruht darauf, Sie in der gewünschten Position zu halten. Dieses Ausbalancieren – was an Gerätestationen von den Maschinen erledigt wird – übernehmen die vielen kleinen, oft vernachlässigten tief liegenden Muskeln.

Obendrein lernen die verschiedenen Muskelpartien, miteinander zu arbeiten, wovon Sie auch im Alltag profitieren. Sie können zum Beispiel schneller reagieren, wenn Sie mit dem Fahrrad einem plötzlichen Hindernis ausweichen müssen oder in Ihrer Hast zum nächsten Termin eine Stufe übersehen. Ihr Koordinationsvermögen wird durch das Training geschult, in Bruchteilen einer Sekunde Lösungen für brenzlige Situationen zu finden. Und weil Ihr Körper dieses Teamwork gewohnt ist, muss er nicht mehr so viel Kraft aufwenden, Sie sind also nicht so schnell erschöpft. Tatsächlich haben Sie noch einen Vorteil von diesem Zusammenspiel: Dysbalancen haben keine Chance. Dys… was? Einfach gesagt wird vermieden, dass ein Muskel stärker ist als sein Gegenspieler (zum Beispiel der Oberschenkelstrecker an der Beinvorderseite und der Oberschenkelbeuger an der Beinrückseite). Wenn deren Kraft und Arbeit sich nämlich in einem Missverhältnis zueinander befinden, bekommen Sie das durch Verspannungen, eine eingeschränkte Beweglichkeit oder Fehlhaltungen zu spüren.

Die Abnehm-Phase

Muskeln helfen beim Abnehmen

Viele Frauen befürchten, durch intensives Training wie eine dunkelbraun gebrannte Bodybuilderin auf der Bühne eines fragwürdigen Wettbewerbs auszusehen. Keine Angst, diese Form erreichen Sie allein durch Eigengewichtstraining niemals. Vielmehr fördert diese Workout-Variante lange, schlanke Muskeln, die Sie wohlproportioniert und schlank aussehen lassen. Muskeln aufzubauen ist nämlich extrem wichtig – unter anderem, weil diese ein Schutzschild für Ihre Organe bilden und sie weniger verletzungsanfällig machen.

Gerade in Bezug aufs Abnehmen spielen Muskeln eine riesengroße Rolle. Denn in trainierten Muskeln stecken viel mehr Fettverbrennungsöfen als in schlaffen. So verbraucht ein Kilo Muskelmasse pro Tag 100 Kalorien mehr, als ein Kilo Fettmasse es tut. Einfach nur, weil die straffen Kollegen da sind, die durchblutet und mit Nährstoffen versorgt werden müssen. Erinnern Sie sich noch an die Zahl 7000? Die Menge an Kalorien, die verbrannt werden müssen, um ein Kilo abzunehmen? Am Ende entscheidet die Gesamtbilanz, warum also nicht auch auf die Hilfe von Bizeps, Trizeps & Co. setzen! Und weil Muskeln Ihren Grundumsatz erhöhen, schützen sie Sie auch vor dem so gefürchteten Jo-Jo-Effekt, sobald Sie Ihr Wunschgewicht erreicht haben. Ist doch klasse, nicht wahr?

Die fünf größten „Ich nehme trotz Sport nicht ab"-Fehler ...

... die Sie ab sofort nicht mehr begehen:

1. Zu wenig Power: Wie viele Stunden Sie schon auf dem Laufband verbracht haben. Dieser langweilige Trott ... Gut, dass Sie immer eine Zeitschrift dabeihaben oder nebenbei Ihre Lieblings-TV-Serie anschauen können. Achtung, Ironie! Mehr als einen unterhaltenden Effekt wird eine solche Einheit nämlich nicht haben. Für echte Ergebnisse müssen Sie sich anstrengen, den Körper herausfordern. Wer noch genug Puste hat, um in Ruhe ein Buch zu lesen, verschenkt seine Zeit.

Intervalltraining ist eine effektive Methode, um den Stoffwechsel auf Trab zu bringen und die Fettpolster auf der Strecke zu lassen. Ein Beispiel: Laufen Sie sich fünf Minuten locker warm, geben Sie dann eine Minute lang Vollgas und traben Sie danach vier Minuten weiter. Diese Kombination wiederholen Sie noch zwei bis drei weitere Male. Zum Schluss fünf Minuten locker auslaufen und stolz auf den effektivsten Lauf sein, den Sie jemals gemacht haben. Sie können die Erholungstrab-Phasen auch verkürzen und/oder eine Steigung zur intensiven Minute hinzufügen. Hauptsache, Sie kommen ins Schwitzen!

2. Nur Fehltritte: Super, Sie besuchen Ihr Fitnessstudio drei- bis viermal die Woche. Weniger super ist, wenn Sie dabei nur an den Kursen teilnehmen, in denen Sie kaum Kalorien verbrennen. Bitte verstehen Sie das nicht falsch: Wer seine Beweglichkeit verbessern, Rückenschmerzen vorbeugen und entspannen möchte, ist bei Yoga, Rückengymnastik & Co. gut aufgehoben. Wenn es hingegen ums Abnehmen geht, können solche Aktivitäten aber höchstens eine Ergänzung sein, jedoch nicht die alleinige Lösung.

3. Keinen Plan: Heute ein bisschen Rad fahren, morgen etwas BBP-Training und am Freitag mit der Freundin zum Schwimmen (dabei kann man sich so gut unterhalten) … Nächste Woche sieht Ihr Programm aber schon wieder ganz anders aus, weil Susi keine Zeit hat, es draußen regnet und der Kurs viel zu früh am Abend stattfindet.

Klar, alles ist besser als gar kein Sport und so ein zielloses Vorgehen wäre in Ordnung, wenn es Ihnen nur ums gute Körpergefühl ginge. Einen wirklichen Erfolg wie etwa einen Gewichtsverlust werden Sie auf diese Weise jedoch nur schwer feiern können. Gezielte Vorhaben brauchen einen Plan und den finden Sie in diesem Buch ab Seite 90.

4. Keine Routine: Das beste Workout ist das, das Sie regelmäßig ausführen. Es nützt nichts, eine Woche lang wie eine Besessene drei Stunden Sport bis zur totalen Erschöpfung zu treiben und dann wieder monatelang gar nichts zu tun. Besser sind zwei bis drei Einheiten, die Sie zwar fordern, aber nicht überfordern. Schließlich sollen Sie sich auf das nächste Training freuen und nicht schon vorher mit Bauchschmerzen daran denken.

5. Viel Stress: Job, Familie, Freunde und dann noch den Sport unter einen Hut zu bringen, ist oft alles andere als ein entspanntes Unterfangen. Dennoch ist es wichtig, für Ausgleich zu sorgen, denn permanent mit dem Stresshormon Cortisol geflutet zu werden, kann dick machen – beziehungsweise Sie daran hindern abzunehmen. Der Hintergrund ist folgender: Cortisol wirkt wie eine Art Betäubungsmittel auf Rezeptoren, die Zellen auf andere Hormone reagieren lassen, zum Beispiel auf Insulin. Stellt sich der Körper taub, wenn das Hormon nach einer Mahlzeit im Blut ist, erhöht sich der Blutzuckerspiegel gewaltig, was irgendwann zu Diabetes Typ 2 führen kann. Zunächst wird der Körper aber daran gehindert, Fett aus oder in die Zellen zu führen. Das bedeutet konkret: Die Fettverbrennung dümpelt auf Sparflamme vor sich hin, während Sie völlig hektisch auf Hochtouren laufen. Zusätzlich kommt in stressigen Phasen, das „Ich bin satt"-Signal schlechter im Gehirn an, da Cortisol die Rezeptoren des dafür zuständigen Hormons (Leptin) blockiert. Doch damit nicht genug, denn gleichzeitig erhöht das Stresshormon den Ghrelinspiegel. Dieses Hormon löst ein Hungergefühl aus. Sie sehen das Dilemma: mehr Hunger, weniger Sättigungsgefühl und obendrein ein gebremster Stoffwechsel – kein Wunder also, dass die überflüssigen Pfunde sich in solchen Phasen einfach nicht knacken lassen.

Überlegen Sie daher, wo Ihre größten Stressfallen liegen, und entschärfen Sie sie! Das Werkzeug dazu kann der zusätzlich gebuchte Babysitter oder ein klares Nein gegenüber dem Chef oder den Kollegen sein. Auch hilft eine Mini-Meditation dabei (ruhig zwischendurch, einfach die Augen schließen und nur auf die Atmung konzentrieren, drei Atemzüge ein- und sechs ausatmen), sich nicht so leicht stressen zu lassen. Denn ob Sie den Herausforderungen des Alltags mit einem Lächeln oder einem Stirnrunzeln entgegentreten, liegt bei Ihnen.

Die Abnehm-Phase

Fitness ist doch was für Faulis!

So, das Ziel steht fest, am liebsten würden Sie täglich dreimal trainieren, um es im Rekordtempo zu erreichen – stopp! Ihre Anfangsmotivation in allen Ehren, aber es bringt nichts, mehr Workouts auszuführen, als im Trainingsplan stehen. Sie lassen Ihrem Körper auf diese Weise nämlich keine Zeit, sich ausreichend zu erholen. Doch genau in dieser Phase kommt es zum eigentlichen Trainingsfortschritt – dann, wenn Sie nichts tun. Fitness ist also durchaus etwas für Faulis, zumindest vorübergehend. Experten sprechen von der Superkompensation (siehe die Abbildung auf der rechten Seite). Diesen Begriff brauchen Sie sich nicht zwingend zu merken, aber den Zusammenhang sollten Sie kennen. Damit sich an Ihrem Körper Veränderungen zeigen, müssen Sie ihn fordern. Solange Sie ihm nur Aufgaben stellen, die er ohne große Anstrengung meistern kann, wird er den Teufel tun, etwas zu verändern. Unsere Genetik ist leider (oder zum Glück!) darauf programmiert, Energie nicht unnötig zu verheizen.

Erst wenn der Organismus einen Fußtritt – zum Beispiel in Form eines anstrengenden Workouts – bekommt, wird er gezwungen, seine Komfortzone zu verlassen. Und damit ihm das nicht noch mal passiert (mögen tut er das nämlich nicht), rüstet er auf, um für die nächste Challenge gewappnet zu sein. Dafür braucht er jedoch mehrere Stunden oder Tage. Steigen Sie zu früh ins Training ein, ist Ihr Körper noch mit Aufrüsten beschäftigt und für neue Action noch nicht zu haben. Das heißt, dass diese Einheit zum jetzigen Zeitpunkt nicht so erfolgreich ablaufen wird, wie das zu einem späteren der Fall wäre. Passiert Ihnen ein solcher Übereifer häufiger, nimmt der Trainingseffekt stetig ab statt

zu. Bedeutet konkret: Sie verschenken unnötige Zeit, in der Sie sich auch sicher nicht wohlfühlen! Denn Ihr Körper lässt es Sie spüren, wenn er noch nicht bereit fürs nächste Workout ist, und reagiert unter anderem mit Abgeschlagenheit, Gereiztheit und Kopfschmerzen.

Das Timing ist entscheidend

Wie lange die Pause dauern sollte, hängt ganz von Ihrem Fitnesslevel und der Intensität der zurückliegenden Einheit ab. Im Schnitt liegen Sie mit 48 Stunden meistens richtig. Zu lange darf der sportliche Wiedereinstieg jedoch auch nicht dauern. Denn genauso schnell, wie der Körper aufrüstet, rüstet er auch wieder ab. Schließlich ist er in seinem Kern ein träges Ding. Er hat schlichtweg keine Lust, starke Muskeln, stabile Sehnen und Gelenke mit sich herumzuschleppen, wenn er diese gar nicht braucht – denn die bedeuten für ihn ja nur unnötige Anstrengung.

Schön (schlank) im Schlaf

Ganz wichtig für eine optimale Regenerationszeit ist der Schlaf. Zwischen sieben und neun Stunden dürfen es schon sein. Wer zu wenig schläft, riskiert einen zu hohen Cortisolspiegel, der wiederum die Regeneration behindert. Denn ist beim Stresshormon Höchststand angesagt, muss der Wachstumshormonspiegel zwangsläufig unten bleiben – keine guten Voraussetzungen für ein effektives Training! Übrigens ist eine Schlafzimmertemperatur zwischen 16 und 18 Grad optimal, da dieser Bereich die Ausschüttung von Schlafhormonen unterstützt. Wer schlecht einschlafen kann, versucht den letzten Kaffee am Tag noch vor dem Mit-

Echt super: die Superkompensation

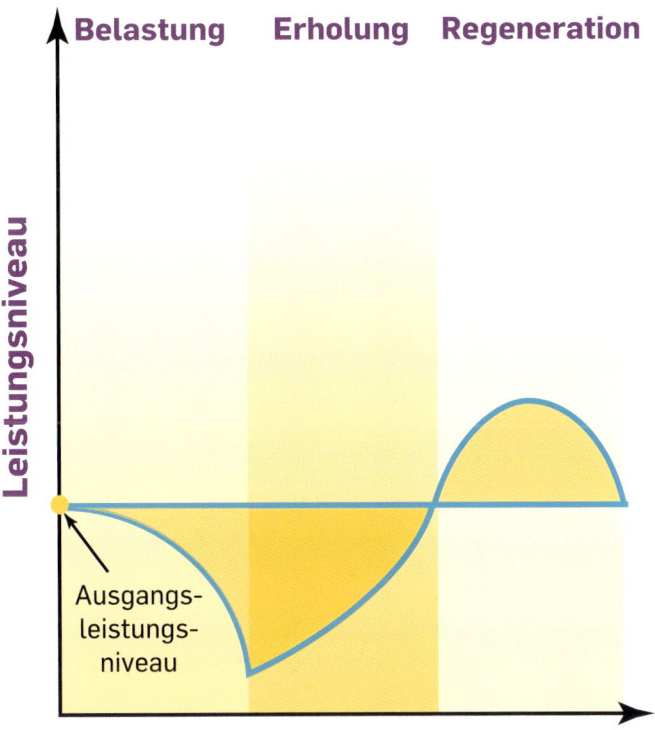

Belastung   Erholung   Regeneration

Tal- und Bergfahrt
Der Körper lässt sich durch einen hohen Belastungsreiz nur kurzzeitig aus der Bahn werfen (Phase 1). Geben Sie ihm genügend Zeit zur Erholung (Phase 2), profitieren Sie von einem Energieplus (Phase 3)

tagessen zu trinken. Vielleicht ist der Raum auch schlichtweg zu hell? Andere Vorhänge oder eine Augenmaske bringen mehr Dunkelheit. Viele Menschen schauen zum Einschlafen noch am Laptop einen Film oder surfen im Internet – lesen Sie lieber ein Buch oder lauschen Sie einem Vorleser! Wer absolut nicht aufs digitale Sehen verzichten kann, sollte sich eine App

organisieren, die das helle, wach haltende blaue Laptop-Licht in einschläferndes rötliches verwandelt. Zum Beispiel stellt die kostenlose App f.lux (justgetflux.com) an Ihrem mobilem Computer automatisch – je nach Tageszeit der jeweiligen Zeitzone – auf warmes Nachtlicht oder helles Sonnen-Feeling um. Einziger Haken: Sie könnten bereits vor dem Filmende einschlafen.

Die Abnehm-Phase

Pflegetipps für den Muskelkater

Ein bis zwei Tage nach dem Workout erinnert Sie eine gewisse Katerstimmung an die zurückliegende Belastung. Gut so! Denn der Muskelkater beweist, dass ein neuer Trainingsreiz erfolgreich gesetzt wurde und der Körper nun damit beschäftigt ist, sich für eine neue Attacke zu wappnen (siehe dazu die Superkompensation auf Seite 87). Wie Sie am besten mit der bisweilen tierisch unangenehmen Situation umgehen, erfahren Sie hier:

1. Streicheln Sie den Kater: Aber bitte nur ganz sanft! Am besten lassen Sie Ihren Partner ran und meiden intensive Massageprogramme. Denn zu intensives Streichen, Kneten oder Drücken schadet dem verkaterten Gewebe mehr, als es ihm nützt. Mildes Massieren hingegen fördert die Durchblutung und damit die Erholung der Muskeln. Sobald die Streicheleinheit aber unangenehm wird, bitten Sie den Liebsten, Schluss zu machen (nein, nicht mit Ihnen …).

2. Halten Sie das Tier warm: Auch in der Sauna oder in der Badewanne läuft die Muskeldurchblutung beschleunigt ab, wodurch Stoffwechselabfälle schneller abtransportiert werden. Ebenfalls effektiv: Kälte. Im Eisbecken oder unter dem Kurz-vor-Frost-Duschstrahl abzutauchen lähmt die Nerven und hilft Ihnen dabei, trotz Katerstimmung unverkrampfte Bewegungen auszuführen. Wenn Sie sich nämlich aufgrund Ihrer Beschwerden unnatürlich verhalten, riskieren Sie Verspannungen und damit letztlich noch weit unangenehmere Folgen. Alternativ tut es auch ein Wechselbad aus heißen und kalten Gefühlen (alias einem Auftritt im

Wasserbecken), wie es schon Sebastian Kneipp empfahl.

3. Führen Sie das Kätzchen aus: Sicher haben Sie schon bemerkt, dass der Katzenjammer immer dann am größten ist, wenn Sie sich längere Zeit nicht bewegt haben, zum Beispiel direkt nach dem Aufstehen aus dem Bett oder vom Bürostuhl. Darum können Ihnen ein paar Bahnen im Schwimmbad, eine lockere Radtour oder gemütliche Walking-Runde ebenfalls helfen, die Stoffwechselmüll-Entsorgung schneller voranzutreiben.

4. Füttern Sie den Kater: Damit Ihre Muskeln reibungslos arbeiten können, brauchen sie Magnesium. Diesen Mineralstoff kann der Körper nicht selbst bilden und daher müssen Sie ihn über die Nahrung zuführen – besonders dann, wenn die armen verkaterten Muskeln wieder auf die Beine kommen sollen. Gute Mineralstofflieferanten – neben den Brausetabletten aus der Apotheke – sind zum Beispiel Bananen (getrocknet noch mehr als frisch) sowie Samen und Nüsse (besonders empfehlenswert sind Kürbis-, Cashew- und Sonnenblumenkerne).

5. Genießen Sie des Katers Anwesenheit: Gut, vielleicht ist „Genuss" nicht ganz das richtige Wort, aber vollständig ausblenden dürfen Sie den Katzenjammer auf keinen Fall. Sprich: Medikamente sind tabu. Schmerzmittel unterdrücken nämlich den Entzündungsprozess – Muskelkater ist eine winzige Verletzung der Muskelfasern, auf die der Körper mit einer Entzündung reagiert, wodurch die Regeneration gebremst wird. Übrigens: Nur weil sich nach einem Training kein Muskelkater einstellt, heißt das nicht, dass die Einheit für die Katz war.

Wahrscheinlich hat sich Ihr Körper bereits angepasst und ist besser gerüstet.

Her mit dem leichten Leben!

Jetzt aber! Sie verfügen inzwischen über ausreichend Trainingstheorie, sodass Sie sich nun in die Praxis stürzen können. Mit einer Ausnahme: Sollten Sie noch nie im Leben Sport getrieben haben oder die letzte fitte Einheit sehr lang zurückliegen, lassen Sie sich vorab vom Arzt durchchecken. Grünes Licht vom Doc brauchen vor allem auch die Frauen, die stark übergewichtig sind oder an einer chronischen Krankheit leiden. Alles okay bei Ihnen? Na dann – viel Spaß beim Schlank- und Fitwerden!

Ihre Workout-Wahl

Je nachdem, wie viel Zeit Sie mitbringen, können Sie sich für eines der beiden im Folgenden vorgestellten Projekte entscheiden. Wer besonders viel Gewicht verlieren möchte, führt beide hintereinander über insgesamt 14 Wochen aus. Für das achtwöchige Projekt 1 dürfen (ja, dieses Wort steht hier ganz zu Recht!) Sie sich im ersten Monat viermal, im zweiten sechsmal pro Woche rund 30 Minuten Zeit fürs Training nehmen. Im sechswöchigen Projekt 2 stehen genauso viele Einheiten an. Auch wenn dieses Pensum auf den ersten Blick recht umfangreich

klingt: Erstens kommt von nichts nichts und zweitens werden Sie spätestens nach 14 Tagen geradezu süchtig nach der Bewegung sein. Versprochen!

Die Ausrüstung

Beim Training ohne Geräte benötigen Sie – wie der Name schon sagt – keinerlei Zusatzequipment. Halten Sie jedoch eine Trinkflasche bereit, teilweise kommt die auch beim Workout zum Einsatz. Bei einigen Übungen benötigen Sie die Unterstützung von einem Stuhl, einem Handtuch oder einer Wand. Alle drei sind bestimmt in jeder Wohnung und in jedem Hotelzimmer vorhanden.

Ganz wichtig ist ein Timer. Das kann die gute alte Eieruhr oder die Stoppuhr-Funktion an Ihrem Handy sein. Tragen Sie bequeme Kleidung und festes Schuhwerk. Haben Sie diese unterwegs nicht dabei, üben Sie die Bewegungen barfuß und nicht in rutschigen Socken aus, um einen stabilen Stand zu gewährleisten. Wer mag, trainiert auf einer Yogamatte. Auf diese können Sie aber auch verzichten, wenn der Boden nicht zu hart oder zu kalt ist.

Projekt 1:
Das 8-Wochen-Programm, mit dem Sie bis zu zehn Kilo auf der Strecke lassen

Abnehmen ist eigentlich ganz einfach: Sie müssen den Wochentagen nur eine neue Bedeutung verleihen und das gleichnamige Workout ausführen. In *Woche 1 bis 4* heißen die Tage wie folgt:

Montag	Dienstag	Mittwoch	Donnerstag	Freitag	Samstag	Sonntag
Straffmacher-Tag (siehe unten)	Kalorienkiller-Tag (siehe Seite 99)	Frei-Tag	Stoffwechsel-zünder-Tag (siehe Seite 105)	Frei-Tag	Kalorienkiller-Tag (siehe Seite 99)	Frei-Tag

In *Woche 5 bis 8* tragen die Wochentage diese Namen:

Montag	Dienstag	Mittwoch	Donnerstag	Freitag	Samstag	Sonntag
Straffmacher-Tag (siehe unten)	Kalorienkiller-Tag (siehe Seite 99)	Stoffwechsel-zünder-Tag (siehe Seite 105)	Straffmacher-Tag (siehe unten)	Frei-Tag	Stoffwechsel-zünder-Tag (siehe Seite 105)	Kalorienkiller-Tag (siehe Seite 99)

→ Das Straffmacher-Workout

Schwerpunkt: Bei dieser rund zehnminütigen Einheit liegt der Fokus auf der Kräftigung der Muskulatur. Ein netter Nebeneffekt ist, dass sich dabei Problem- in Lieblingszonen verwandeln.

Ausführung: Führen Sie die Übungen in der gezeigten Reihenfolge aus. Pro Übung gibt es zwei Durchgänge, zwischen jedem Durchgang legen Sie eine Pause ein. Wie viele Wiederholungen anstehen und wie lang die Pause ist, erfahren Sie bei den Übungen selbst. Nur eins vorab: Notieren Sie sich bei jeder Übung in der Erfolgstabelle, wie viele Wiederholungen Sie in der vorgegebenen Zeit geschafft haben. So haben Sie Ihre Fortschritte direkt im Blick, was enorm motiviert. Natürlich sollte Ihr Anreiz immer sein, so viele Wiederholungen wie möglich zu absolvieren, ohne dabei die saubere Ausführung zu vernachlässigen. Am besten trainieren Sie vor einem Spiegel oder nehmen sich per Handy selbst auf, um bei eventuellen Fehlhaltungen gegensteuern zu können.

Warm-up: Funkenmarie

BENEFIT: aktiviert jeden Muskel

A

- Hüftbreiter Stand. Das Gewicht auf den rechten Fuß verlagern. Das linke Knie nach vorn anheben und das angewinkelte Bein mit gestreckten Zehen in der Luft halten. Gleichzeitig die Hände vor der Brust zu Fäusten ballen und aneinanderpressen. Die Schultern bleiben tief, der Oberkörper ist aufrecht.

B

- Das linke Knie noch weiter nach oben heben und den Fuß vor das rechte Knie führen. Dabei die Arme mit geschlossenen Händen über den Kopf heben.

C

- Die Zehen des linken Fußes kurz außen neben dem rechten Fuß absetzen. Gleichzeitig die Hände auf Brusthöhe absenken. Das linke Knie sofort wieder anheben und die Zehen dann auf der anderen Seite kurz absetzen. Die Arme dabei erneut nach oben führen. So zügig wie möglich fortfahren.

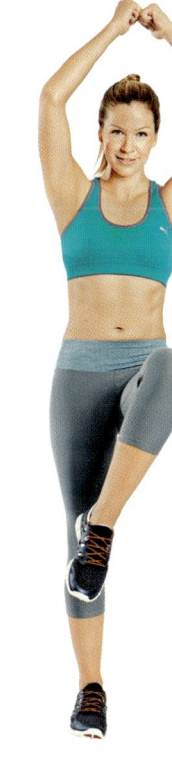

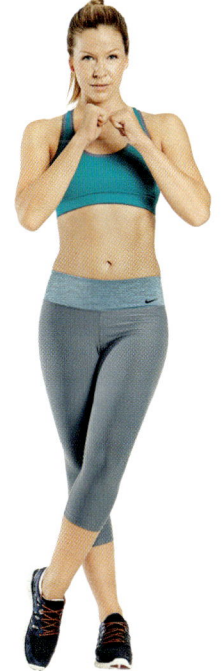

Erfolgsübersicht	Woche 1		Woche 2		Woche 3		Woche 4	
Geschaffte Wiederholungen								
	Woche 5		Woche 6		Woche 7		Woche 8	
	MO	DO	MO	DO	MO	DO	MO	DO
Geschaffte Wiederholungen								

TO-DO: Anfängerinnen wiederholen den Ablauf 30 Sekunden, Fortgeschrittene 45 Sekunden lang abwechselnd zu beiden Seiten. 10 bis 15 Sekunden Pause einlegen, dann die Funkenmarie erneut ausführen.

Die Abnehm-Phase | DAS STRAFFMACHER-WORKOUT

Warm-up: aufgerichtete Ausfallschritte

BENEFIT: trainieren Waden, Oberschenkel, Po und Rumpf

A

- Enger Stand. Die Arme neben dem Kopf nach oben führen und die Handflächen zusammenlegen. Die Finger zeigen zur Decke. Nun das linke Knie anheben und die linke Fußinnenkante an die Innenseite des rechten Knies anlehnen.

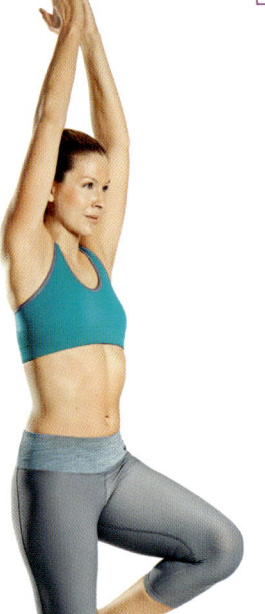

B

- Den linken Fuß in einem großen Schritt nach vorn absetzen. Den Po absenken und die Beine beugen, bis das hintere Schienbein parallel zum Boden ist. Sofort mit dem vorderen Fuß wieder vom Boden abdrücken und zurück in die Ausgangsstellung gehen. Den nächsten Schritt nach hinten setzen.

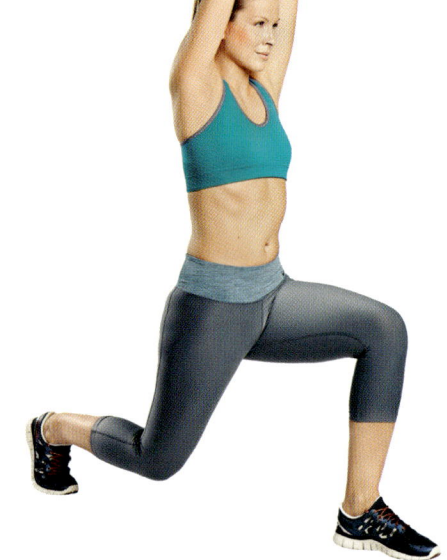

TO-DO: Anfängerinnen wiederholen die Bewegung 30 Sekunden, Fortgeschrittene 45 Sekunden lang, dann zur anderen Seite ausführen. Erst danach 10 bis 15 Sekunden Pause einlegen und die aufgerichteten Ausfallschritte erneut ausführen.

Erfolgsübersicht	Woche 1		Woche 2		Woche 3		Woche 4	
Geschaffte Wiederholungen								
	Woche 5		Woche 6		Woche 7		Woche 8	
	MO	DO	MO	DO	MO	DO	MO	DO
Geschaffte Wiederholungen								

Kräftigung: Drehkreuzbewegungen

BENEFIT: trainieren den Rumpf und das Balancegefühl

A

- Hüftbreiter Stand. Das Gewicht auf den rechten Fuß verlagern und den linken Fuß seitlich ausgestreckt in der Luft halten. Zur Unterstützung den rechten Arm diagonal nach oben zur Seite ausstrecken. Die linke Hand in die Hüfte stützen.

B

- Das linke Knie so hoch und weit wie möglich nach vorn rechts anheben. Gleichzeitig den rechten Ellbogen absenken und so weit wie möglich auf die linke Seite führen. Den Oberkörper bewusst mitdrehen, der Blick geht zur linken Seite. Zurück zu Position A gehen.

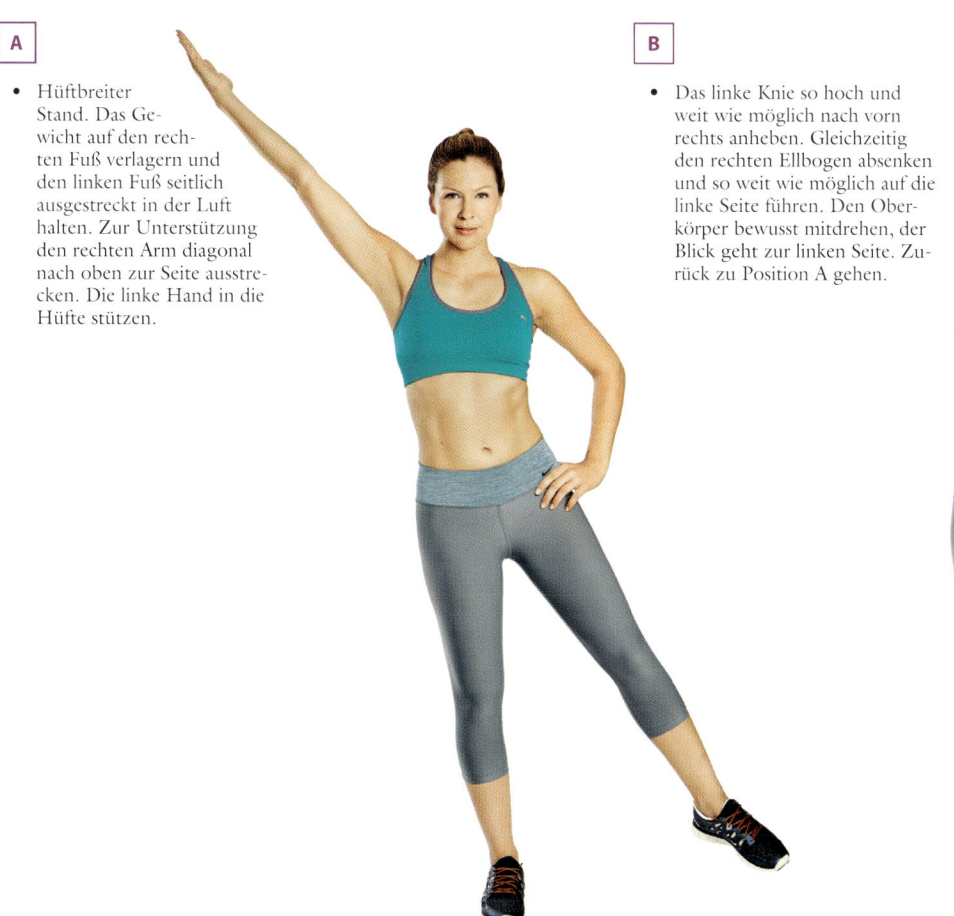

Erfolgsübersicht	Woche 1		Woche 2		Woche 3		Woche 4	
Geschaffte Wiederholungen								
	Woche 5		Woche 6		Woche 7		Woche 8	
	MO	DO	MO	DO	MO	DO	MO	DO
Geschaffte Wiederholungen								

TO-DO: Anfängerinnen wiederholen die Bewegung 10 Sekunden, Fortgeschrittene 20 Sekunden lang, dann zur anderen Seite ausführen. Erst danach 10 bis 15 Sekunden Pause einlegen und die Drehkreuzbewegungen erneut ausführen.

Die Abnehm-Phase | DAS STRAFFMACHER-WORKOUT

Kräftigung: Eselstritte am Stuhl

BENEFIT: trainieren den Po

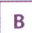

- Mit geradem Rücken nach vorn beugen und die Unterarme auf einer Stuhllehne ablegen. Die Beine sind gestreckt. Nun das linke Bein auf Pohöhe anheben.

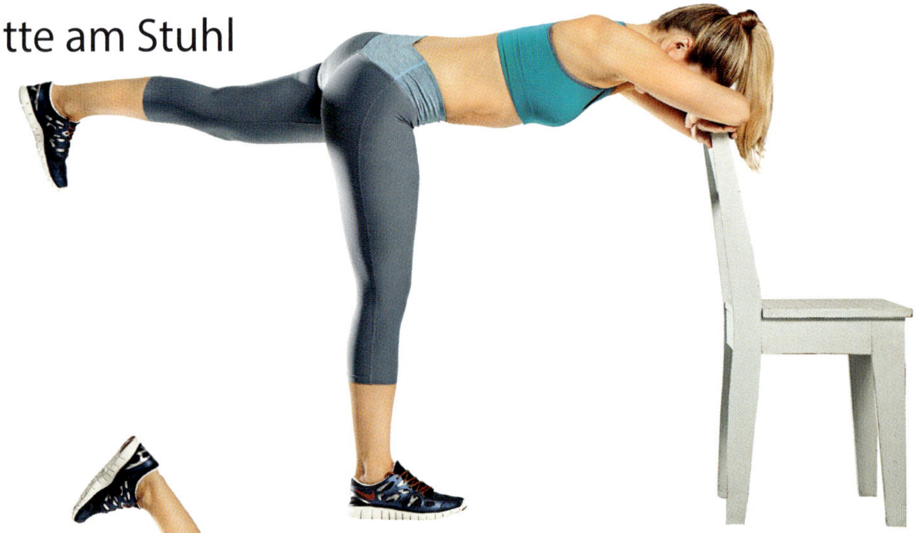

B

- Den linken Unterschenkel anwinkeln und die Zehen anziehen. Den Unterschenkel wieder auf Pohöhe absenken, aber das Bein nicht absetzen.

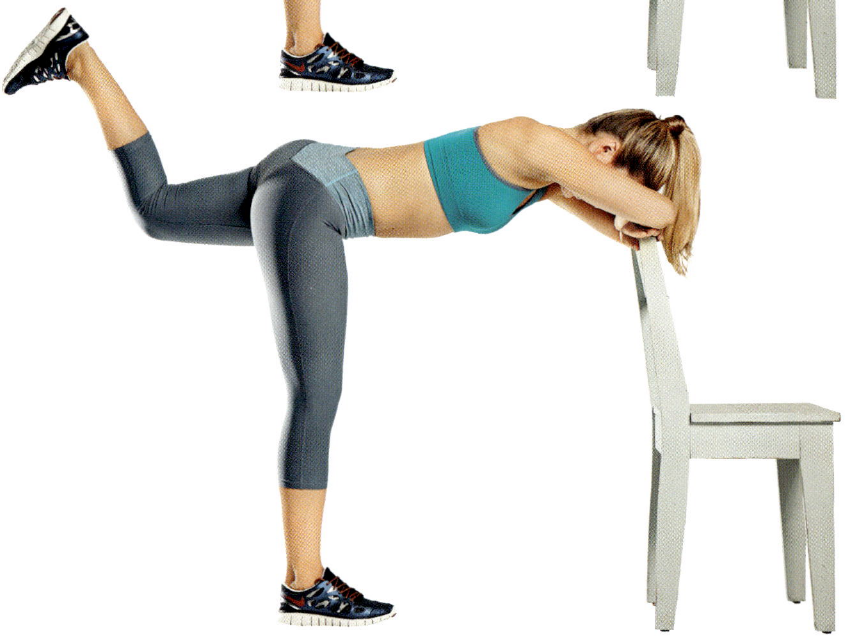

TO-DO: Anfängerinnen wiederholen die Bewegung 10 Sekunden, Fortgeschrittene 20 Sekunden lang, dann zur anderen Seite ausführen. Erst danach 10 bis 15 Sekunden Pause einlegen und die Eseltritte am Stuhl erneut ausführen.

Erfolgsübersicht	Woche 1		Woche 2		Woche 3		Woche 4	
Geschaffte Wiederholungen								
	Woche 5		Woche 6		Woche 7		Woche 8	
	MO	DO	MO	DO	MO	DO	MO	DO
Geschaffte Wiederholungen								

Kräftigung: Rückenbrücke

BENEFIT: trainiert den unteren Rücken

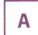

- Lang auf den Rücken legen. Die Arme liegen nach hinten gestreckt auf dem Boden, die Zehen ziehen in Richtung der Schienbeine.

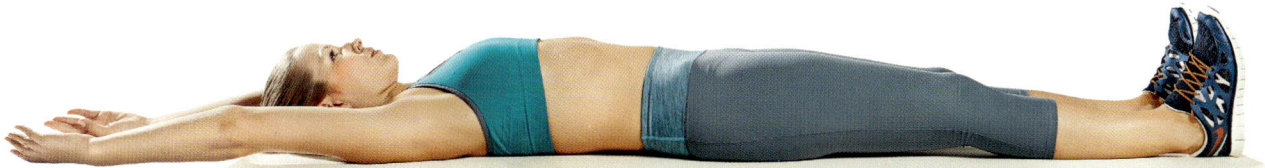

B

- Den Po fest anspannen und den Körper von den Schulterblättern bis zu den Kniekehlen so weit wie möglich anheben. Kurz halten, wieder ablegen.

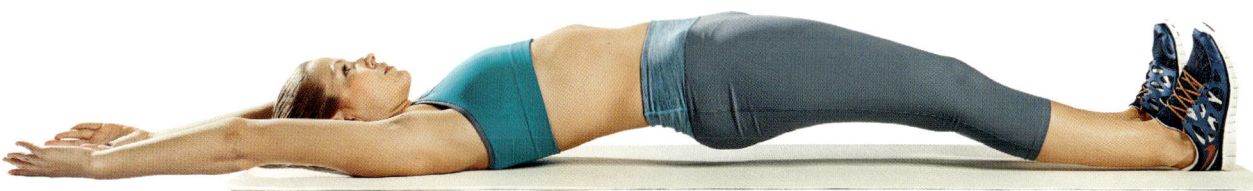

TO-DO: Anfängerinnen halten die Position 15 Sekunden, Fortgeschrittene 30 Sekunden lang. Dann eine 10- bis 15-sekündige Pause einlegen und die Rückenbrücke erneut ausführen.

Erfolgsübersicht	Woche 1		Woche 2		Woche 3		Woche 4	
Geschaffte Wiederholungen								
	Woche 5		Woche 6		Woche 7		Woche 8	
	MO	DO	MO	DO	MO	DO	MO	DO
Geschaffte Wiederholungen								

Kräftigung: umgekehrte Crunches

BENEFIT: trainieren den unteren Teil der geraden Bauchmuskeln

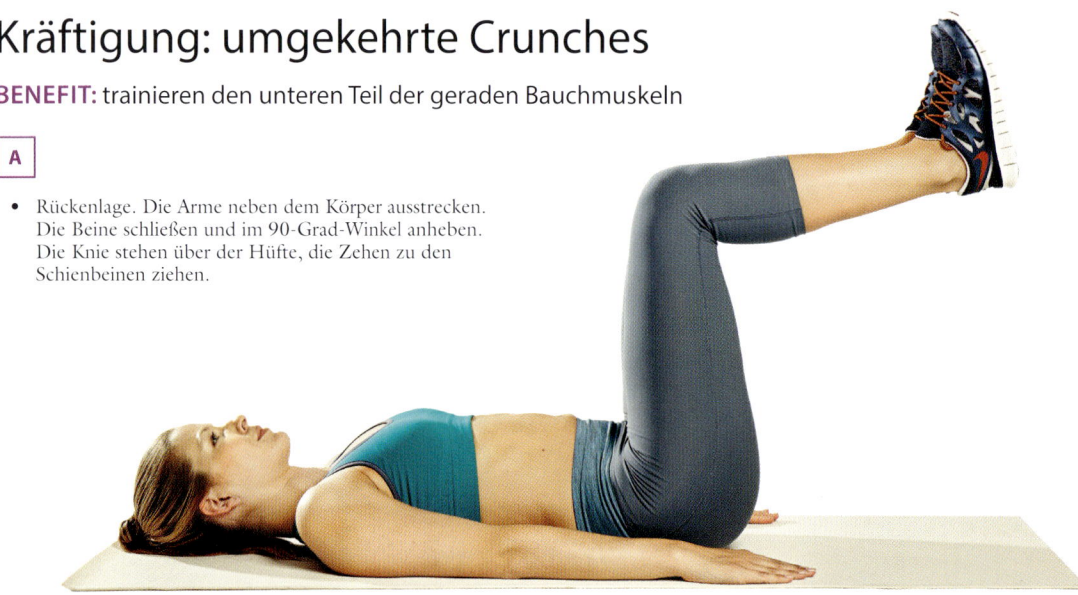

A

- Rückenlage. Die Arme neben dem Körper ausstrecken. Die Beine schließen und im 90-Grad-Winkel anheben. Die Knie stehen über der Hüfte, die Zehen zu den Schienbeinen ziehen.

B

- Beide Füße absenken. Kurz über dem Boden stoppen und die Beine wieder bis zur Ausgangsposition anheben.

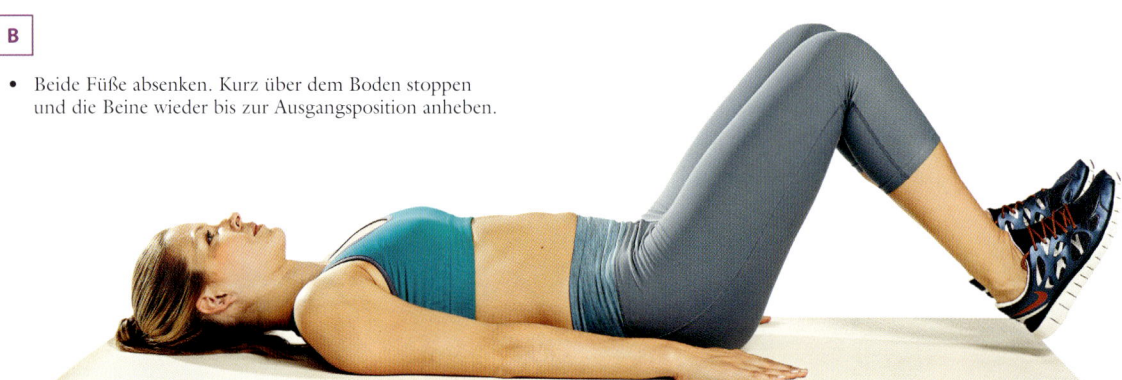

TO-DO: Anfängerinnen wiederholen den Ablauf 20 Sekunden, Fortgeschrittene 40 Sekunden lang in ruhigem Tempo. 10 bis 15 Sekunden Pause einlegen, dann die umgekehrten Crunches erneut ausführen.

Erfolgsübersicht	Woche 1		Woche 2		Woche 3		Woche 4	
Geschaffte Wiederholungen								
	Woche 5		Woche 6		Woche 7		Woche 8	
	MO	DO	MO	DO	MO	DO	MO	DO
Geschaffte Wiederholungen								

Kräftigung: seitlicher Gegendruck

BENEFIT: trainiert Bizeps, Trizeps, Brust

- Hinsetzen. Die übereinandergelegten Beine zur linken Seite vor dem Körper anwinkeln. Mit der rechten Hand auf dem Boden aufstützen, den Oberkörper leicht nach rechts lehnen. Das obere Bein anheben und den linken Handrücken unter die linke Wade legen. Nun das Bein gegen den Widerstand des Arms nach unten drücken. In der untersten Position die Hand auf die Unterschenkel-Außenseite legen und das Bein dann gegen den Widerstand des Arms anheben.

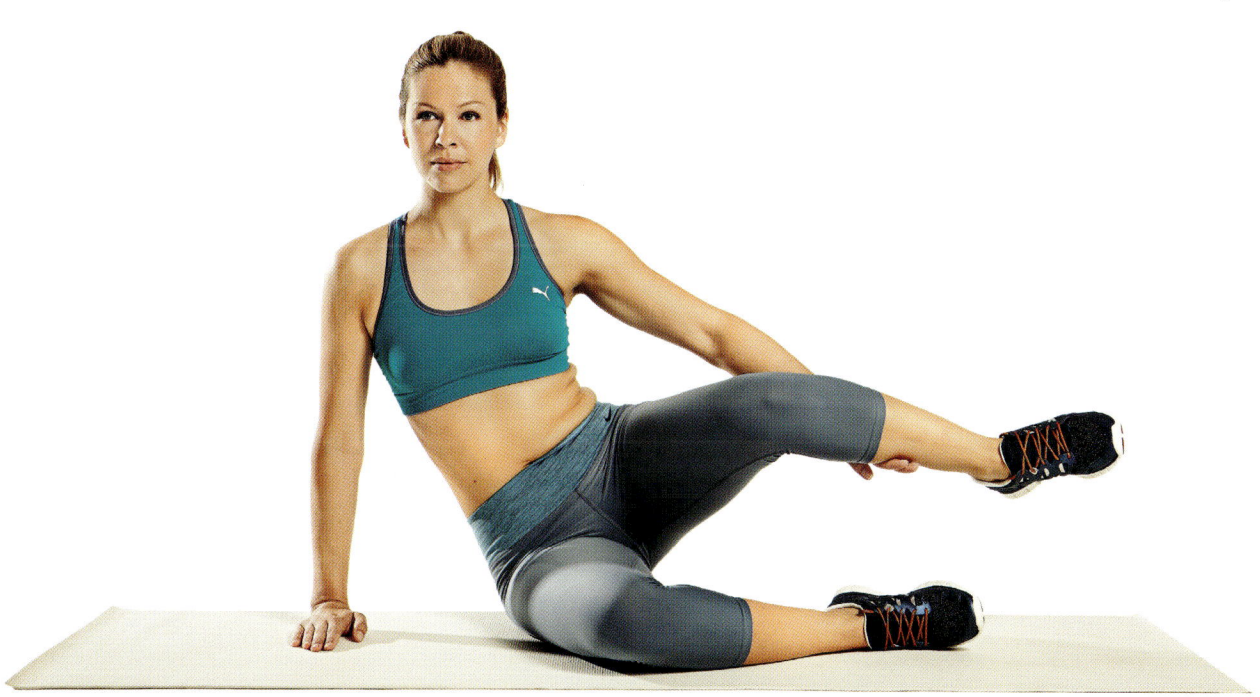

Erfolgsübersicht	Woche 1		Woche 2		Woche 3		Woche 4	
Geschaffte Wiederholungen								
	Woche 5		Woche 6		Woche 7		Woche 8	
	MO	DO	MO	DO	MO	DO	MO	DO
Geschaffte Wiederholungen								

TO-DO: Anfängerinnen halten die Position 10 Sekunden, Fortgeschrittene 20 Sekunden je Seite. Dann 10 bis 15 Sekunden Pause einlegen und den seitlichen Gegendruck erneut ausführen.

Das Straffmacher-Workout
Die Übungen auf einen Blick

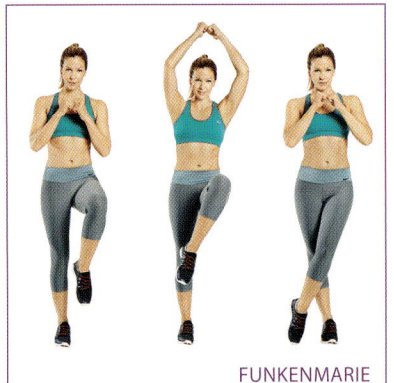

FUNKENMARIE

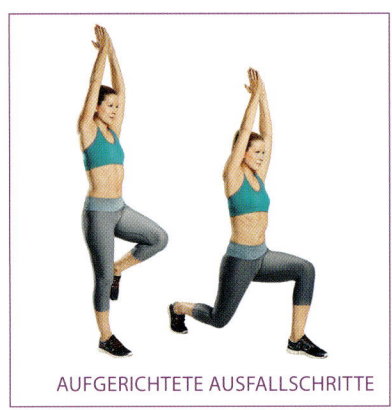

AUFGERICHTETE AUSFALLSCHRITTE

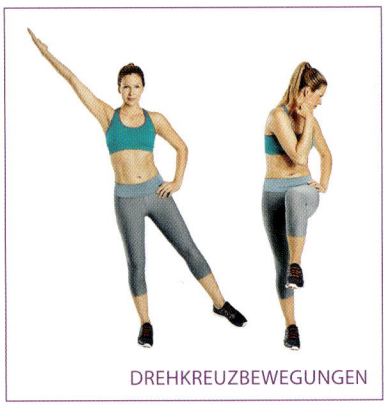

DREHKREUZBEWEGUNGEN

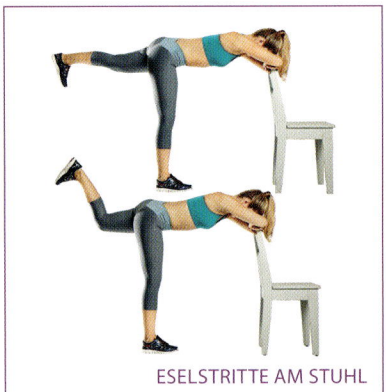

ESELSTRITTE AM STUHL

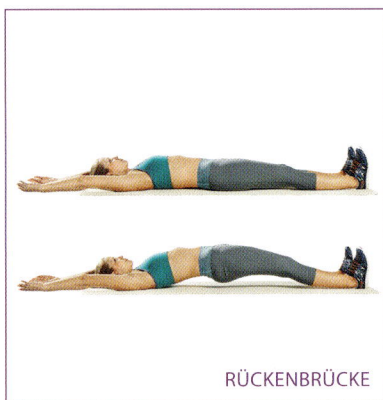

RÜCKENBRÜCKE

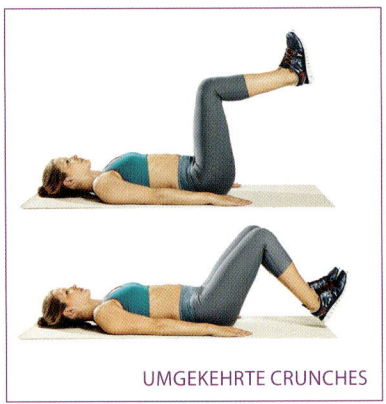

UMGEKEHRTE CRUNCHES

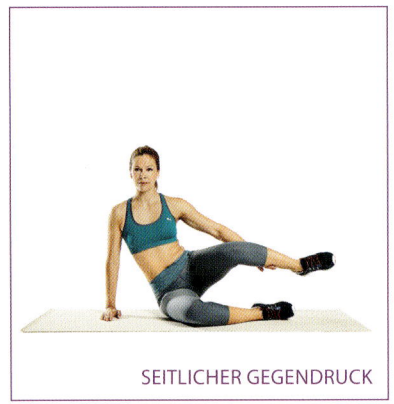

SEITLICHER GEGENDRUCK

→ Die Kalorienkiller-Einheit

Schwerpunkt: Unterwegs ordentlich Energie verbrennen – dieser Mix aus Kardio- und Kraftelementen macht's möglich!

Ausführung: Joggen oder walken Sie 30 Minuten so zügig wie möglich, Sie dürfen ruhig ins Schwitzen kommen! Bauen Sie alle zehn Minuten zehn zügige Wiederholungen von den folgenden Übungen ein.

Kniebeugen

BENEFIT: trainieren Oberschenkel und Po

- Hüftbreiter Stand. Die Beine stark beugen und den Po nach hinten absenken, bis die Oberschenkel parallel zum Boden stehen. Die Arme dabei auf Schulterhöhe nach vorn führen. Der Rücken ist gerade, der Blick geht nach vorn.

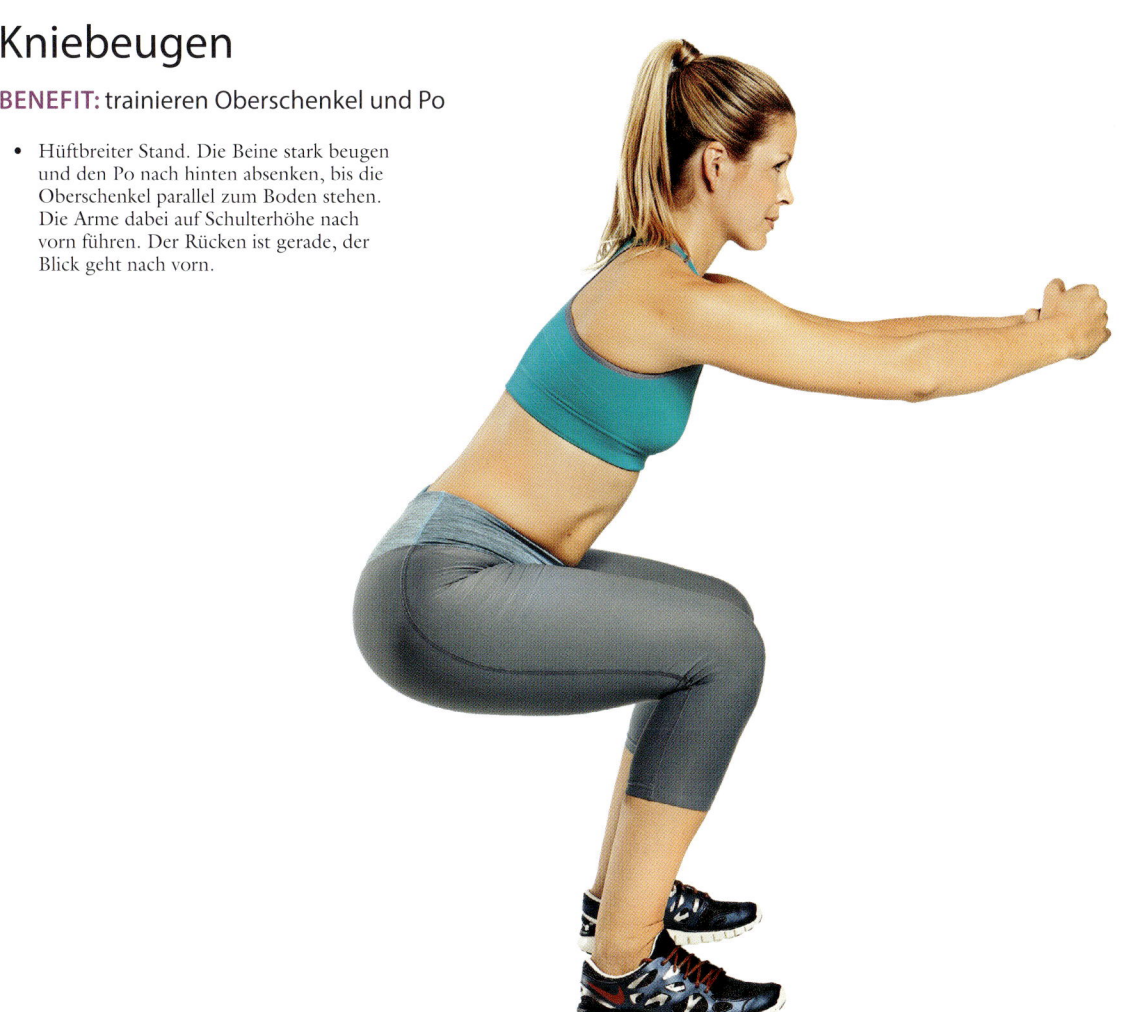

Seitlicher Fußkreisel

BENEFIT: trainiert Waden, Oberschenkel und Po

A

- Hüftbreiter Stand. Die Hände auf Brusthöhe zusammendrücken, die Ellbogen zeigen nach außen, die Schultern sind tief. Das rechte Bein zur Seite anheben und mit dem Fuß kleine Kreise ausführen …

B

- … die stetig größer werden. Dann in die andere Richtung drehen und die Kreise wieder kleiner werden lassen. Nach zehn Wiederholungen die Übung mit dem anderen Bein ausführen.

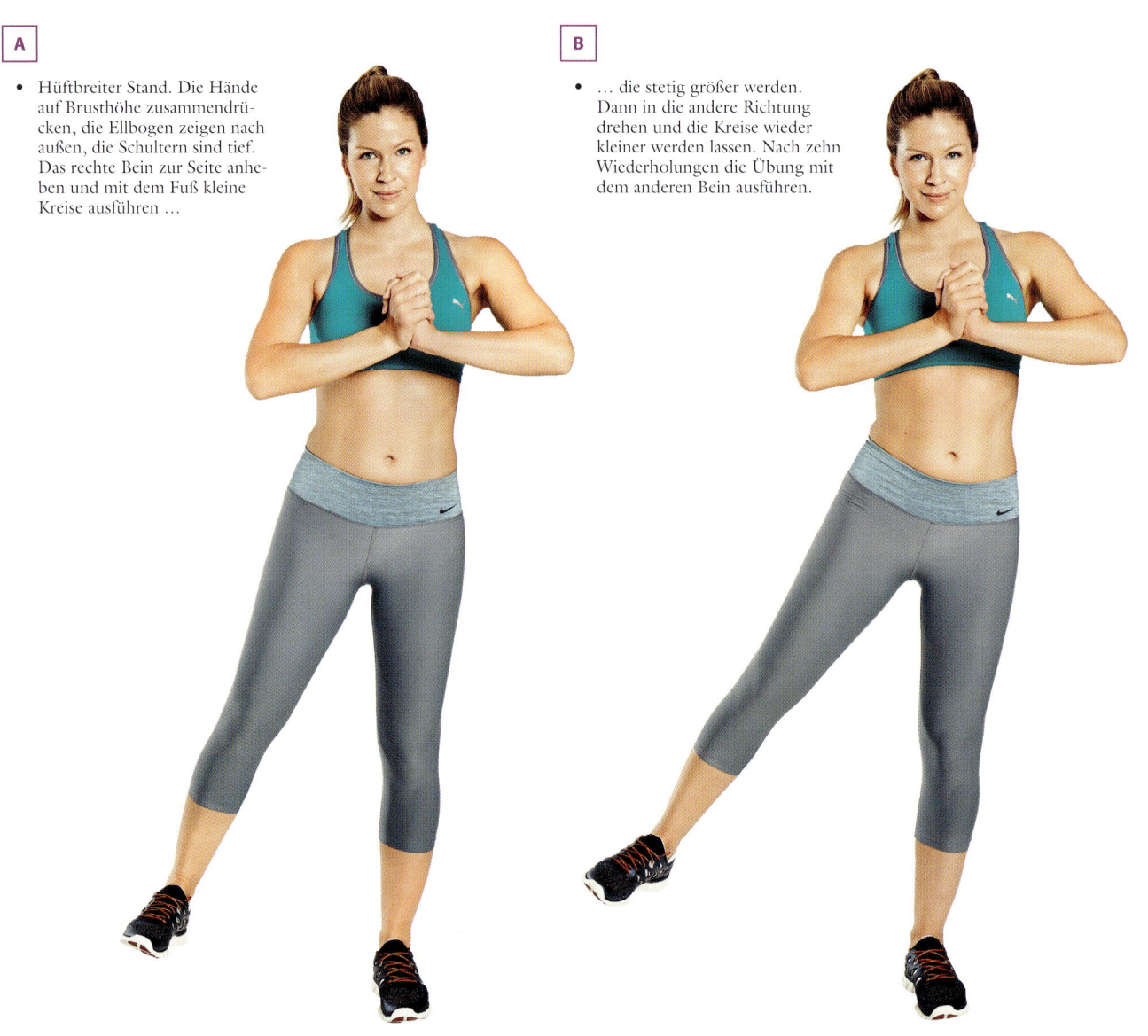

Crunches im Stehen

BENEFIT: trainieren die geraden Bauchmuskeln

A

- Hüftbreiter Stand. Die linke Hand in die Hüfte stützen. Den rechten Arm neben dem Gesicht nach vorn oben ausstrecken. Den Oberkörper leicht vorlehnen und gleichzeitig das rechte Bein gestreckt nach hinten anheben. Der Rücken bleibt gerade.

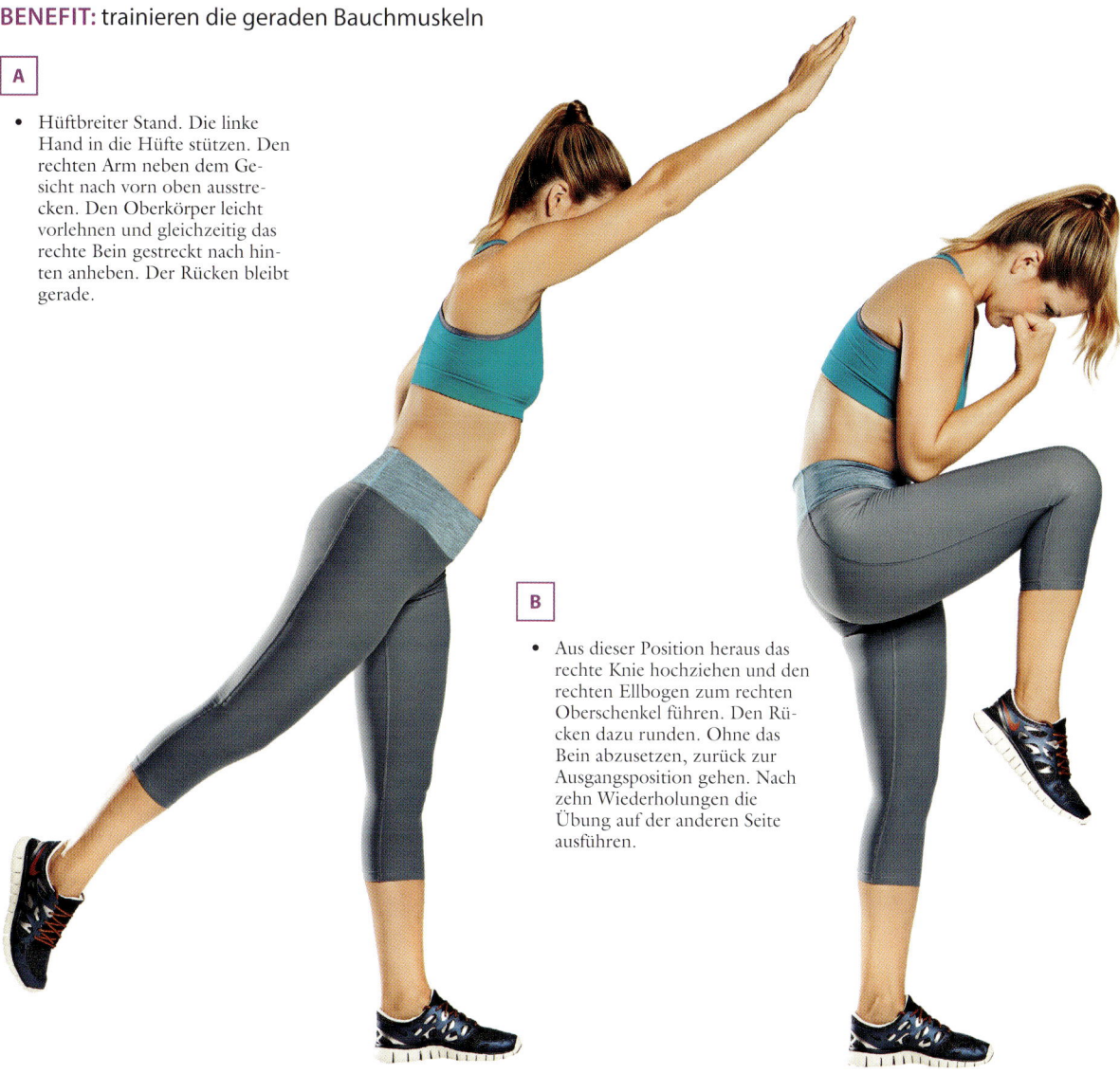

B

- Aus dieser Position heraus das rechte Knie hochziehen und den rechten Ellbogen zum rechten Oberschenkel führen. Den Rücken dazu runden. Ohne das Bein abzusetzen, zurück zur Ausgangsposition gehen. Nach zehn Wiederholungen die Übung auf der anderen Seite ausführen.

Halbe Standwaage

BENEFIT: trainiert Waden, Oberschenkel und Po

- Hüftbreiter Stand, leicht in die Knie gehen. Den Oberkörper mit geradem Rücken vorbeugen, bis er parallel zum Boden ist. Den Bauch anspannen. Die Arme senkrecht nach unten strecken. Der Kopf ist in der Verlängerung der Wirbelsäule.

- Die Arme gestreckt nach vorn anheben, bis sie eine Linie mit dem Rücken bilden. Die Schultern bleiben dabei tief. Kurz halten, dann die Arme gestreckt absenken, zurück zu Position A.

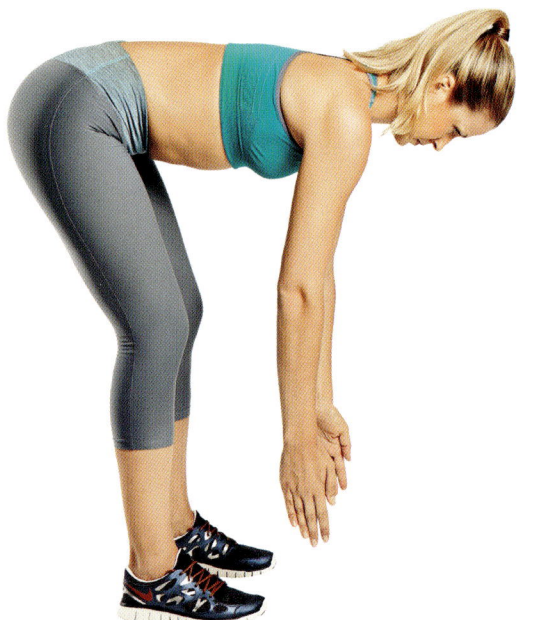

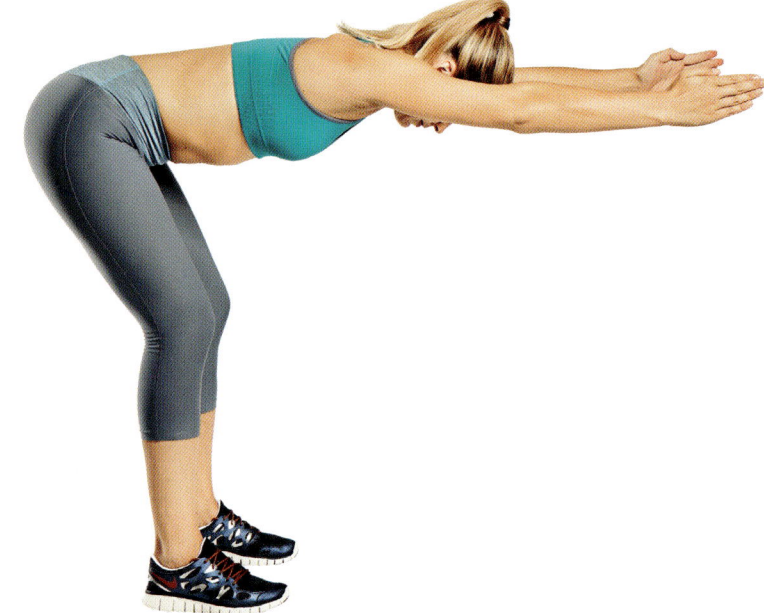

Dips an einer Parkbank

BENEFIT: trainieren Schultern und Trizeps

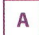

- Auf die vordere Kante einer Parkbank setzen. Die Hände neben dem Po auf die Kante aufstützen, die Handknöchel zeigen nach vorn. Die Füße fest aufstellen, die Beine bilden einen rechten Winkel. Das Gewicht auf die Hände verlagern und den Po vor der Kante in der Luft halten. Dazu die Arme durchstrecken.

- Die Arme beugen und den Po absenken, der Oberkörper bleibt aufrecht. Die Schultern in Richtung Boden ziehen. Kurz halten und den Po anheben, dabei die Arme strecken. Achten Sie darauf, dass die Ellbogen nicht zur Seite ausweichen und die Schultern tief bleiben.

- Nach der letzten Kraftrunde zwei Minuten in gemütlichem Tempo ausgehen.

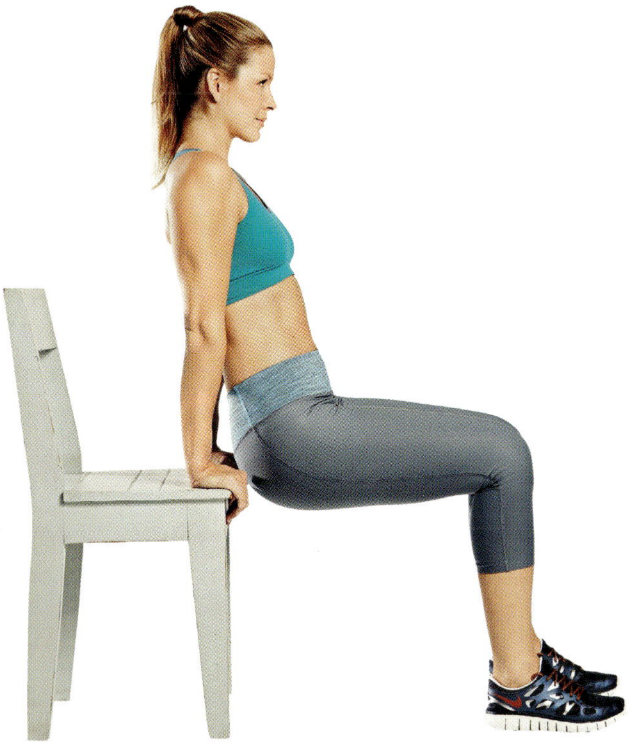

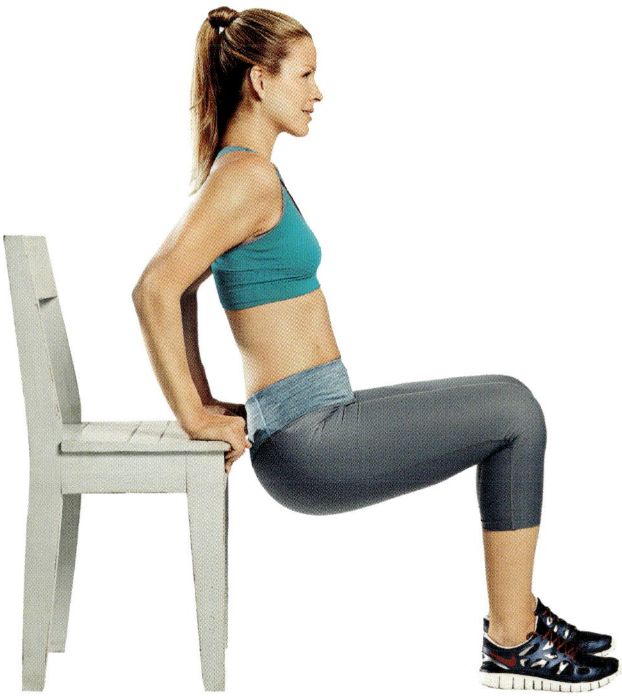

Die Kalorienkiller-Einheit
Die Übungen auf einen Blick

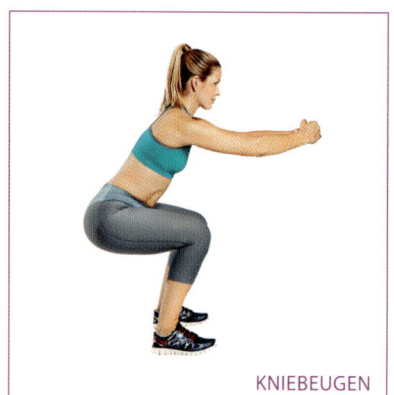

KNIEBEUGEN

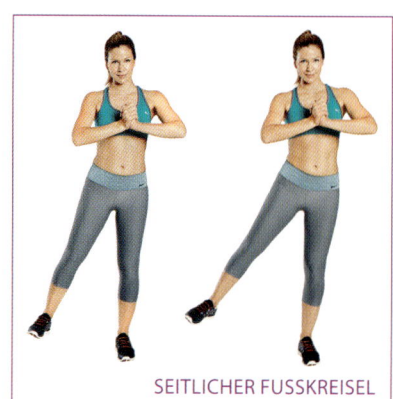

SEITLICHER FUSSKREISEL

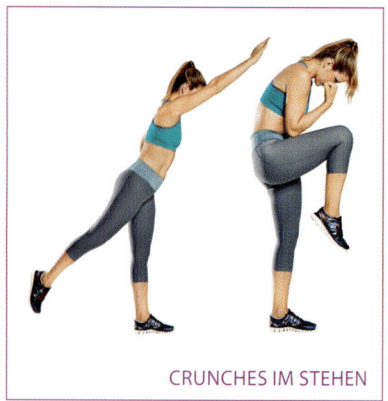

CRUNCHES IM STEHEN

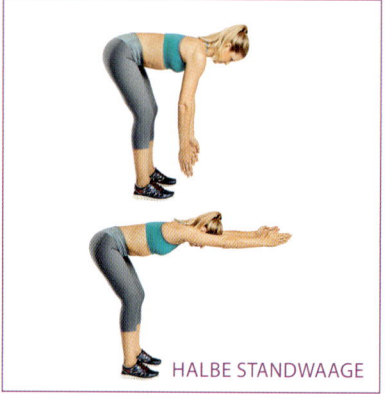

HALBE STANDWAAGE

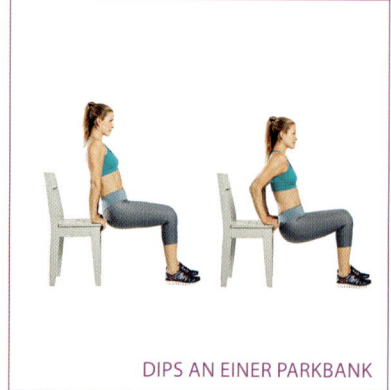

DIPS AN EINER PARKBANK

→ Der Stoffwechselzünder

Schwerpunkt: Dieses rund 15-minütige Kraftausdauer-Work-out treibt sowohl den Puls als auch die Fettverbrennung ordentlich in die Höhe.

Ausführung: Die gezeigte Reihenfolge bestimmt Ihren Trainingsablauf. Auch hier gilt: Pro Übung stehen zwei Durch-gänge an, zwischen jedem Durchgang legen Sie eine Pause ein. Wie lange Sie jeweils trainieren und pausieren sollten, steht unter der Übungsbeschreibung. Natürlich können Sie Ihre Erfolge wieder in den Tabellen eintragen, um Verbesserungen direkt im Blick zu haben.

Warm-up: Hampelmann

BENEFIT: mobilisiert und aktiviert den gesamten Körper

- Hüftbreiter Stand. Die Hände auf Höhe des Beckens zur Faust ballen. Die Arme anspannen, der Oberkörper ist aufrecht.

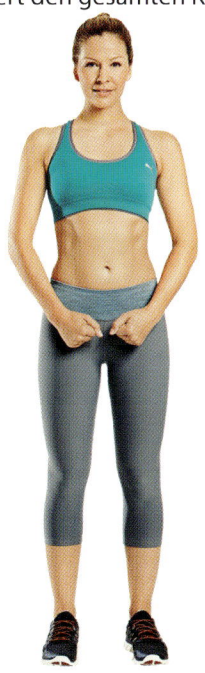

B

- Den Bauch anspannen und in eine Grätsche springen. Gleichzeitig die Arme über die Seite nach oben reißen, sodass sich die Hände über dem Kopf befinden. Sofort wieder zurückspringen. Den Ablauf so schnell wie möglich wiederholen. Der Oberkörper bleibt die ganze Zeit über aufrecht und gerade.

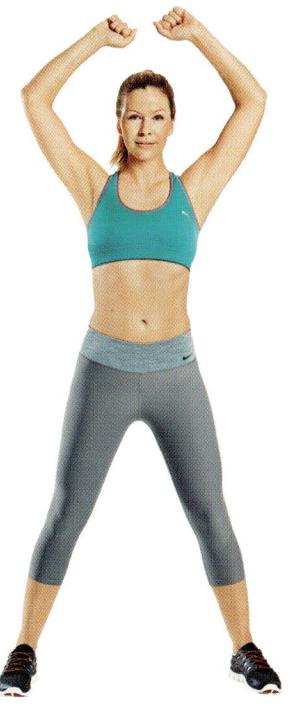

Erfolgsübersicht	Woche 1		Woche 2		Woche 3		Woche 4	
Geschaffte Wiederholungen								
	Woche 5		Woche 6		Woche 7		Woche 8	
	Mi	SA	MI	SA	MI	SA	MI	SA
Geschaffte Wiederholungen								

TO-DO: Anfängerinnen wiederholen den Ablauf 20 Sekunden, Fortgeschrittene 40 Sekunden lang in zügigem Tempo. 10 bis 15 Sekunden Pause einlegen, dann den Hampelmann erneut ausführen.

Die Abnehm-Phase | DER STOFFWECHSELZÜNDER

Warm-up: Kniebeugen mit Kick

BENEFIT: bringen den Kreislauf auf Trab und trainieren Waden, Oberschenkel und Po

- Hüftbreiter Stand. Die Beine stark beugen und den Po absenken, bis er sich auf Höhe der Knie befindet. Der Oberkörper ist vorgebeugt. Mit den Fingern der rechten Hand auf den Boden tippen, den linken Unterarm vor der Brust halten.

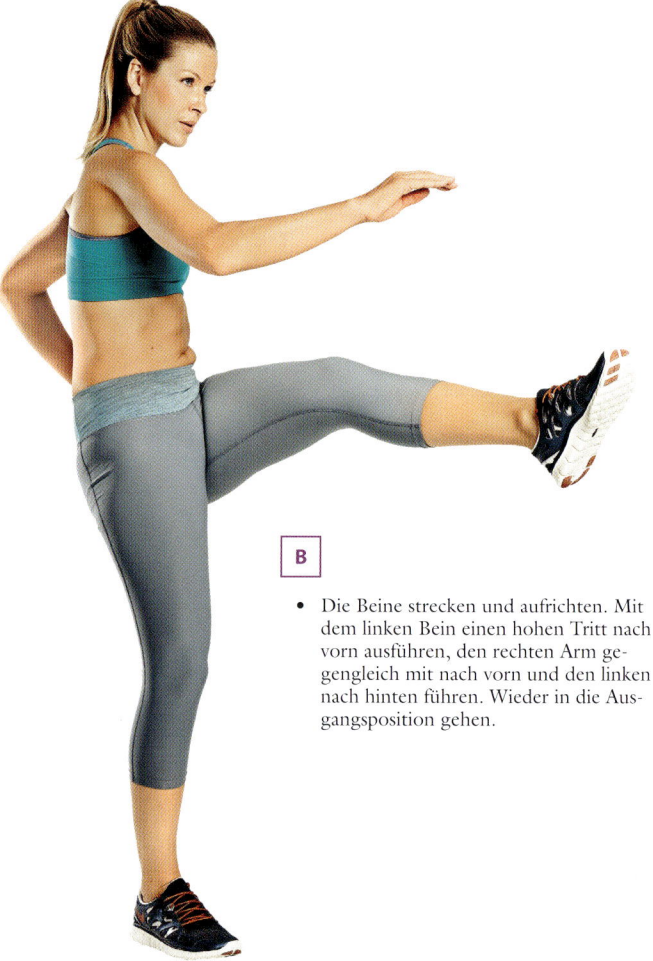

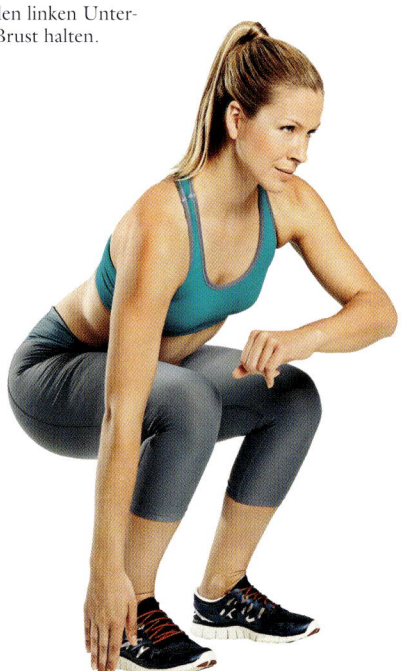

- Die Beine strecken und aufrichten. Mit dem linken Bein einen hohen Tritt nach vorn ausführen, den rechten Arm gegengleich mit nach vorn und den linken nach hinten führen. Wieder in die Ausgangsposition gehen.

TO-DO: Anfängerinnen wiederholen den Ablauf 20 Sekunden, Fortgeschrittene 40 Sekunden lang abwechselnd zu beiden Seiten. 10 bis 15 Sekunden Pause einlegen, dann die Kniebeugen mit Kick erneut ausführen.

Erfolgsübersicht	Woche 1		Woche 2		Woche 3		Woche 4	
Geschaffte Wiederholungen								
	Woche 5		Woche 6		Woche 7		Woche 8	
	Mi	SA	MI	SA	MI	SA	MI	SA
Geschaffte Wiederholungen								

Kräftigung: Schrittmacher-Wandstand

BENEFIT: trainiert die Oberschenkel

- Den Rücken gegen eine Wand lehnen. Mit beiden Füßen einen Schritt vorgehen und den Po so weit absenken, dass die Oberschenkel parallel zum Boden sind. Beide Hände zur Faust ballen und die Oberarme gegen die Wand drücken. Einen Fuß anheben und sofort wieder absetzen, um den anderen Fuß anzuheben.

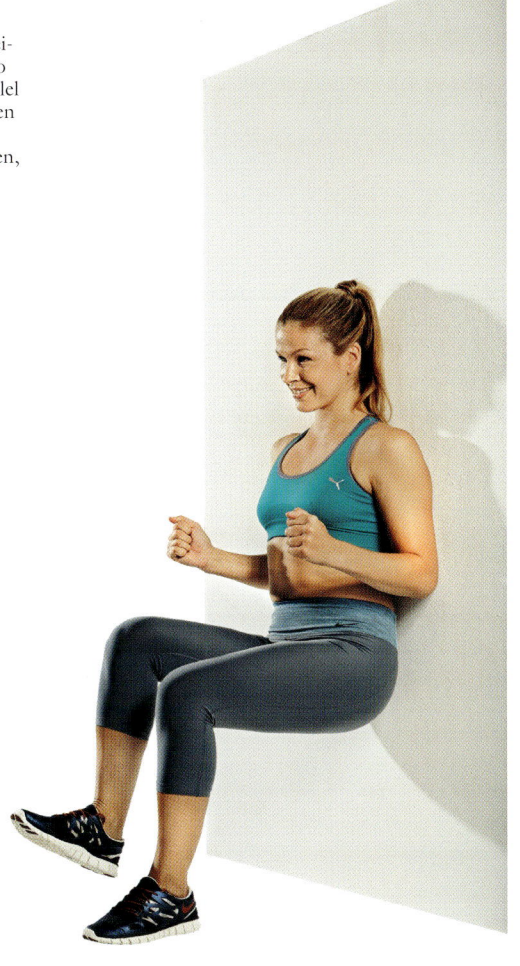

Erfolgsübersicht	Woche 1		Woche 2		Woche 3		Woche 4	
Geschaffte Wiederholungen								
	Woche 5		Woche 6		Woche 7		Woche 8	
	Mi	SA	MI	SA	MI	SA	MI	SA
Geschaffte Wiederholungen								

TO-DO: Anfängerinnen wiederholen die Gehbewegung 20 Sekunden, Fortgeschrittene 40 Sekunden lang in zügigem Tempo. 10 bis 15 Sekunden Pause einlegen und den Schrittmacher-Wandstand erneut ausführen.

Die Abnehm-Phase | DER STOFFWECHSELZÜNDER

Kräftigung: Rückzug im Ausfallschritt

BENEFIT: trainiert den oberen Rücken, Beine und Po

A

- Schrittstellung, der rechte Fuß ist vorn. Das vordere Bein leicht beugen, das Knie steht über dem Fußgelenk. Die Arme neben dem Kopf nach oben ausstrecken.

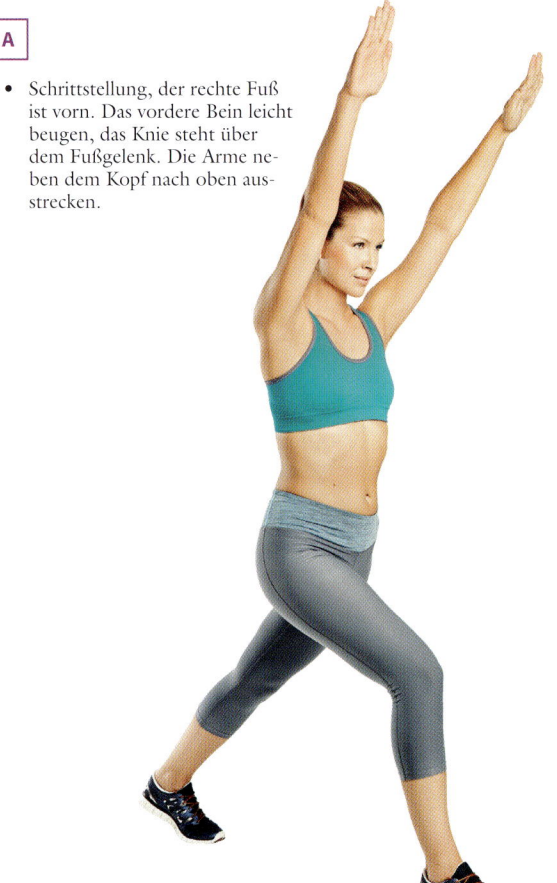

B

- Beide Beine stark beugen und den Po absenken, bis der hintere Unterschenkel parallel zum Boden ist. Dabei die Schulterblätter zusammendrücken und die Ellbogen nach unten ziehen. Kurz halten, dann zurück zu Position A. Nach der vorgegebenen Zeit die Schrittstellung wechseln und die Übung erneut ausführen.

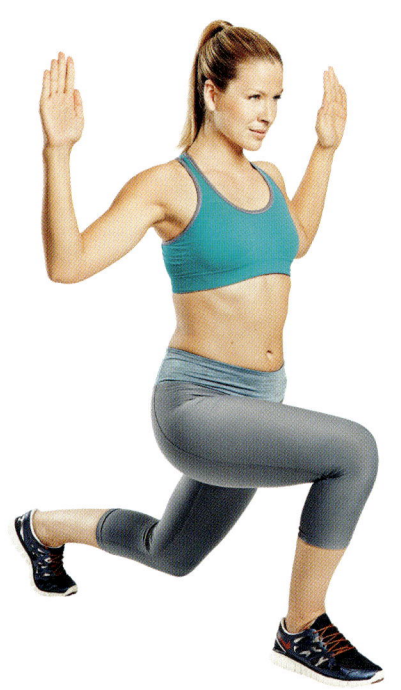

TO-DO: Anfängerinnen wiederholen den Ablauf 10 Sekunden, Fortgeschrittene 20 Sekunden lang, dann zur anderen Seite ausführen. Erst danach 10 bis 15 Sekunden Pause einlegen und den Rückzug im Ausfallschritt erneut ausführen.

Erfolgsübersicht	Woche 1		Woche 2		Woche 3		Woche 4	
Geschaffte Wiederholungen								
	Woche 5		Woche 6		Woche 7		Woche 8	
	Mi	SA	MI	SA	MI	SA	MI	SA
Geschaffte Wiederholungen								

Kardio: Hampelmann

BENEFIT: mobilisiert und aktiviert den gesamten Körper

A

- Hüftbreiter Stand. Die Hände auf Höhe des Beckens zur Faust ballen. Die Arme anspannen, der Oberkörper ist aufrecht.

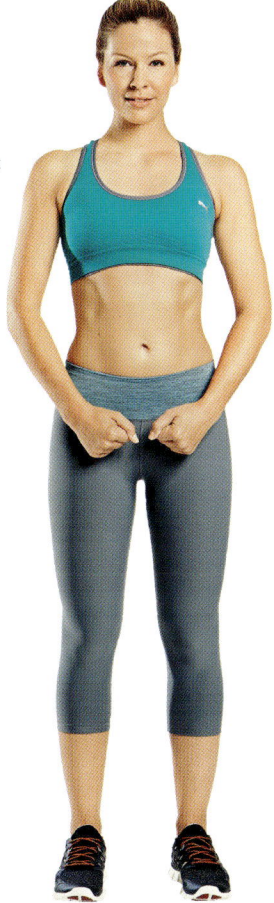

B

- Den Bauch anspannen und in eine Grätsche springen. Gleichzeitig die Arme über die Seite nach oben reißen, sodass sich die Hände über dem Kopf befinden. Sofort wieder zurückspringen. Den Ablauf so schnell wie möglich wiederholen. Der Oberkörper bleibt die ganze Zeit über aufrecht und gerade.

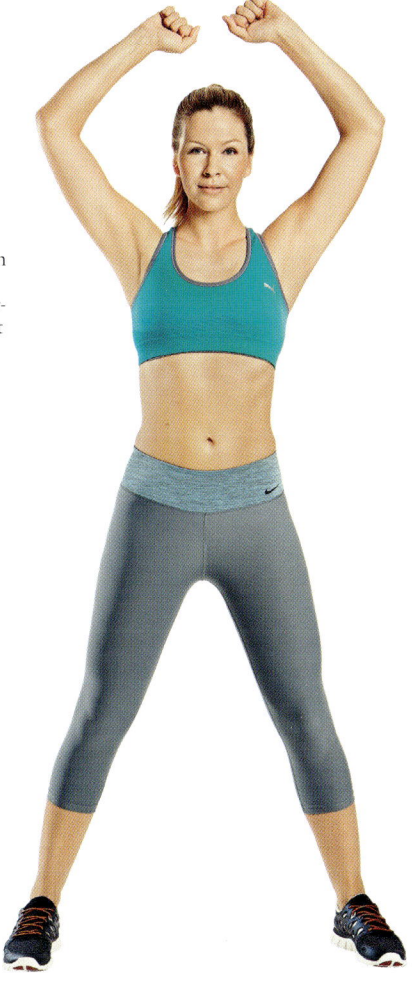

Erfolgsübersicht	Woche 1		Woche 2		Woche 3		Woche 4	
Geschaffte Wiederholungen								
	Woche 5		Woche 6		Woche 7		Woche 8	
	Mi	SA	MI	SA	MI	SA	MI	SA
Geschaffte Wiederholungen								

TO-DO: Anfängerinnen wiederholen den Ablauf 20 Sekunden, Fortgeschrittene 40 Sekunden lang in sehr hohem Tempo. 10 bis 15 Sekunden Pause einlegen, dann den Hampelmann erneut ausführen.

Die Abnehm-Phase | DER STOFFWECHSELZÜNDER

Kräftigung: angehobenes gekreuztes Brett

BENEFIT: trainiert Rumpf und Po

A

- Eine Liegestützposition einnehmen: Die Hände sind direkt unter den Schultern, der Rücken ist gerade und der Bauch ist angespannt.

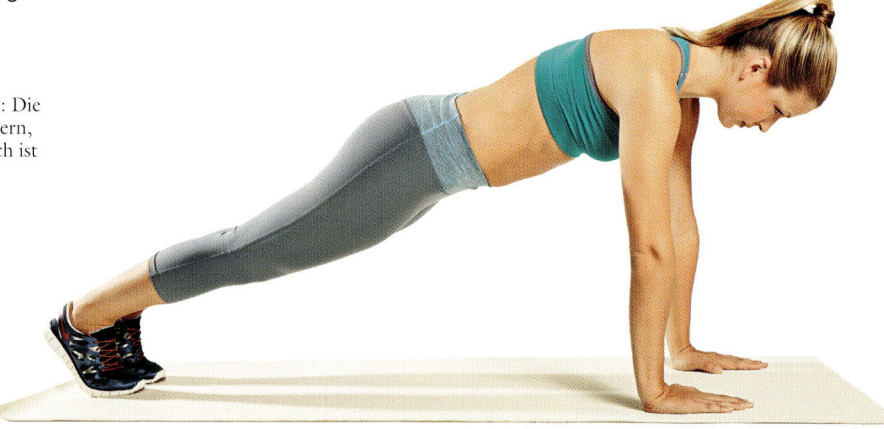

B

- Den linken Fuß vom Boden lösen und unter dem Körper auf die rechte Seite führen. Den Fuß nicht abstellen, sondern in der Luft halten. Zurück zur Ausgangsposition und zur anderen Seite wiederholen.

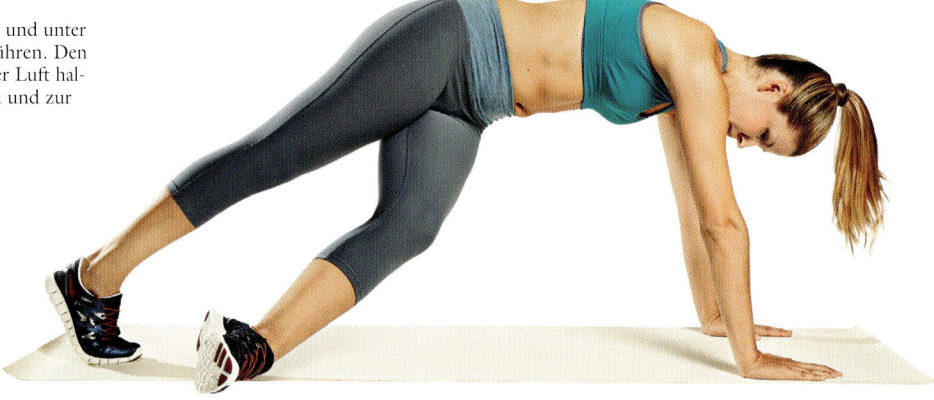

TO-DO: Anfängerinnen wiederholen den Ablauf 20 Sekunden, Fortgeschrittene 40 Sekunden lang abwechselnd zu beiden Seiten. 10 bis 15 Sekunden Pause einlegen, dann das angehobene gekreuzte Brett erneut ausführen.

Erfolgsübersicht	Woche 1		Woche 2		Woche 3		Woche 4	
Geschaffte Wiederholungen								
	Woche 5		Woche 6		Woche 7		Woche 8	
	Mi	SA	MI	SA	MI	SA	MI	SA
Geschaffte Wiederholungen								

Kräftigung: umgekehrtes Schulterdrücken

BENEFIT: trainiert Bizeps, Trizeps, Schultern und Brust

A

- Die Füße auf einen Stuhl stellen. Die Hände wandern auf dem Boden so weit in Richtung Stuhl, dass der Oberkörper fast senkrecht in der Luft steht. Die Arme sind gestreckt, der Bauch ist angespannt.

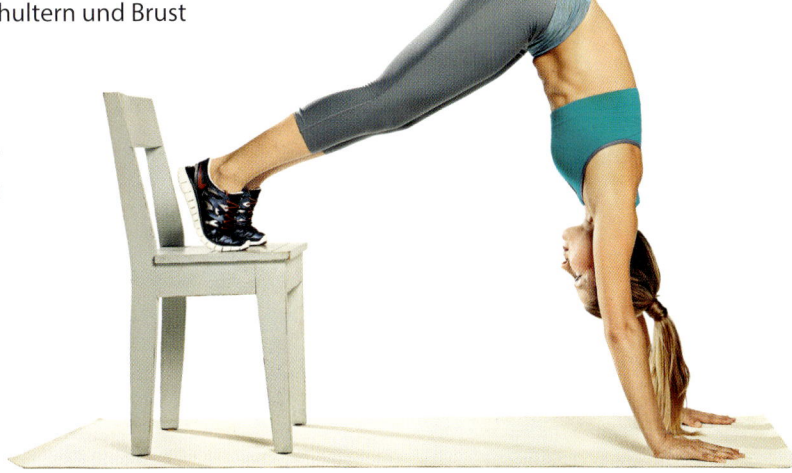

B

- Jetzt den Kopf absenken. Dazu die Arme beugen. Sofort wieder hochdrücken.

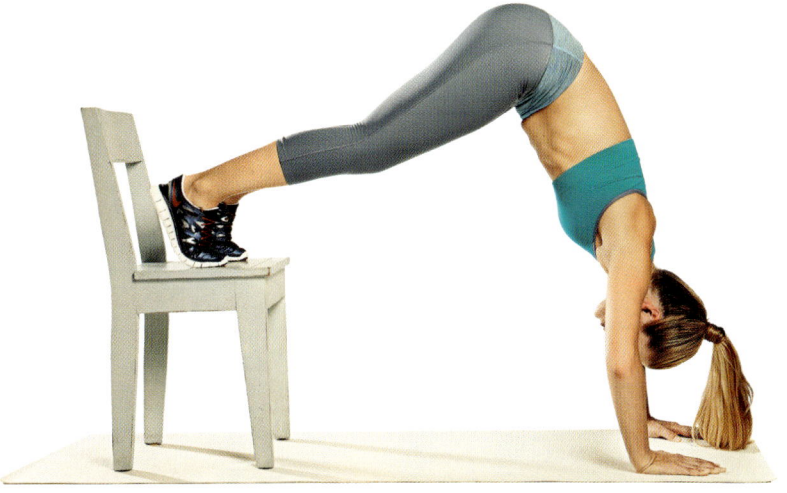

Erfolgsübersicht	Woche 1		Woche 2		Woche 3		Woche 4	
Geschaffte Wiederholungen								
	Woche 5		Woche 6		Woche 7		Woche 8	
	Mi	SA	MI	SA	MI	SA	MI	SA
Geschaffte Wiederholungen								

TO-DO: Anfängerinnen halten die Ausgangsposition A oder wiederholen den Ablauf 10 Sekunden, Fortgeschrittene 20 Sekunden lang. 10 bis 15 Sekunden Pause einlegen, dann das umgekehrte Schulterdrücken erneut ausführen.

Kardio: Kniebeugen mit Kick

BENEFIT: bringen den Kreislauf auf Trab und trainieren
Waden, Oberschenkel und Po

- Hüftbreiter Stand. Die Beine
  stark beugen und den Po absenken, bis er sich auf Höhe der
  Knie befindet. Der Oberkörper
  ist vorgebeugt. Mit den Fingern
  der rechten Hand auf den Boden tippen, den linken Unterarm vor der Brust halten.

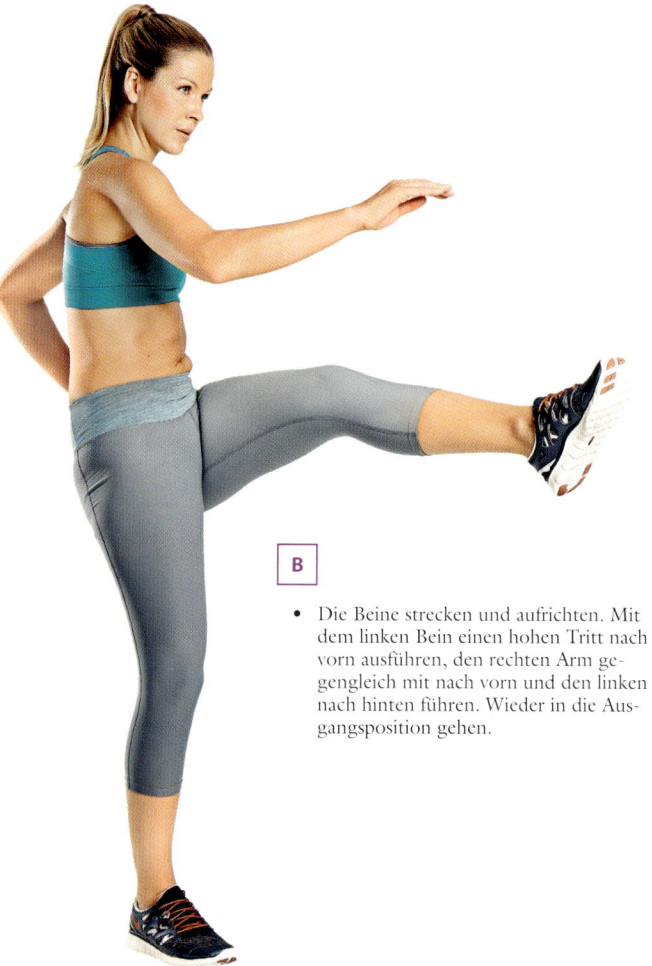

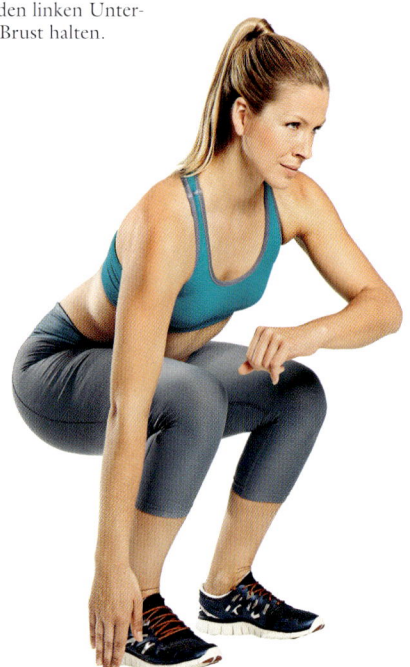

B

- Die Beine strecken und aufrichten. Mit
  dem linken Bein einen hohen Tritt nach
  vorn ausführen, den rechten Arm gegengleich mit nach vorn und den linken
  nach hinten führen. Wieder in die Ausgangsposition gehen.

TO-DO: Anfängerinnen
wiederholen den Ablauf
20 Sekunden, Fortgeschrittene
40 Sekunden lang in sehr hohem
Tempo abwechselnd zu beiden
Seiten. 10 bis 15 Sekunden Pause
einlegen, dann die Kniebeugen
mit Kick erneut ausführen.

Erfolgsübersicht	Woche 1		Woche 2		Woche 3		Woche 4	
Geschaffte Wiederholungen								
	Woche 5		Woche 6		Woche 7		Woche 8	
	Mi	SA	MI	SA	MI	SA	MI	SA
Geschaffte Wiederholungen								

Kräftigung: Hüftheben mit Handtuch

BENEFIT: trainiert den Po und die hinteren Oberschenkel

A

- Auf den Rücken legen, die Arme neben dem Körper ausstrecken und die Füße aufstellen. Zwischen den Knien ein Handtuch zusammendrücken.

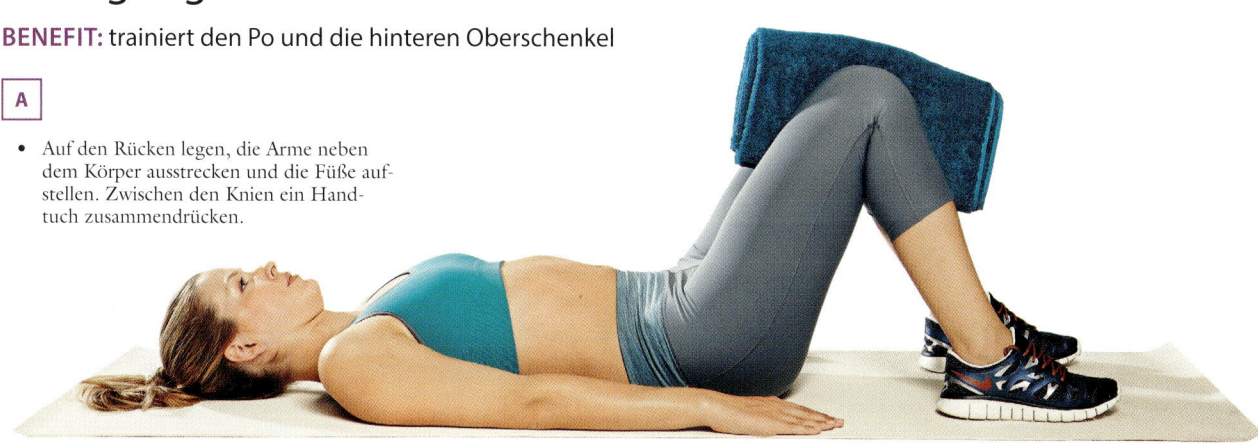

B

- Den Po vom Boden lösen und das Becken so weit anheben, dass Oberkörper und Oberschenkel eine Linie bilden. Wieder absenken, aber nicht ablegen

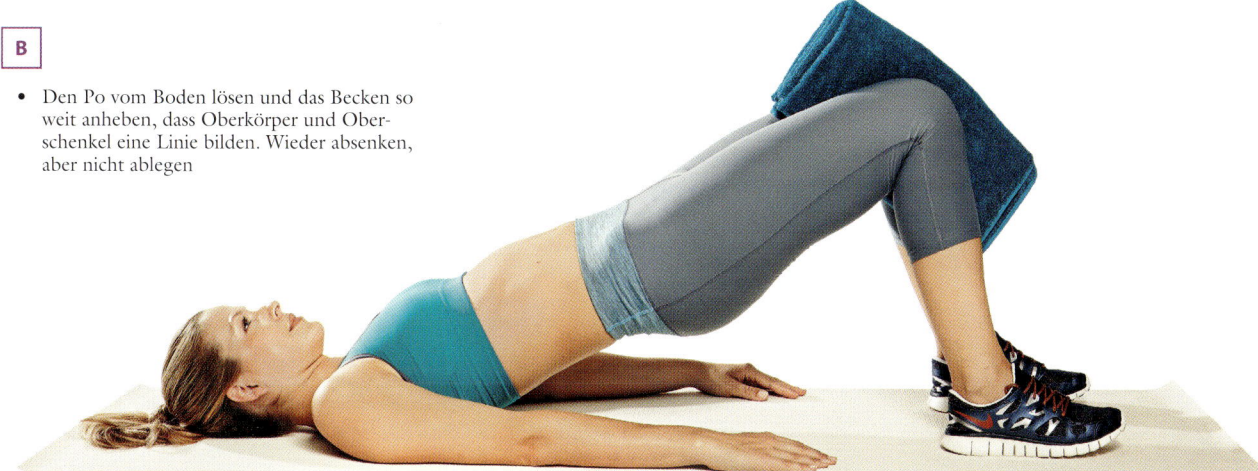

Erfolgsübersicht	Woche 1		Woche 2		Woche 3		Woche 4	
Geschaffte Wiederholungen								
	Woche 5		Woche 6		Woche 7		Woche 8	
	Mi	SA	MI	SA	MI	SA	MI	SA
Geschaffte Wiederholungen								

TO-DO: Anfängerinnen wiederholen den Ablauf 20 Sekunden, Fortgeschrittene 40 Sekunden lang. 10 bis 15 Sekunden Pause einlegen, dann das Hüftheben erneut ausführen.

Kräftigung: gerade Crunches

BENEFIT: trainieren den oberen Teil der geraden Bauchmuskeln

A

- Eine große Flasche mit beiden Händen vor der Brust halten. Auf den Rücken legen und die Füße bequem aufstellen.

B

- Die Flasche fest zusammendrücken, den Bauch anspannen und den Oberkörper anheben. Kurz halten, dann wieder absenken, aber nicht ablegen.

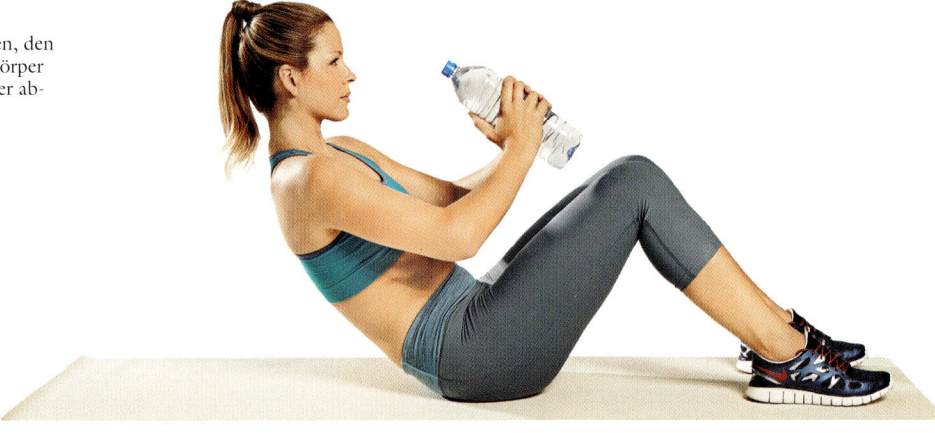

TO-DO: Anfängerinnen wiederholen den Ablauf 20 Sekunden, Fortgeschrittene 40 Sekunden lang abwechselnd zu beiden Seiten. 10 bis 15 Sekunden Pause einlegen, dann das angehobene gekreuzte Brett erneut ausführen.

Erfolgsübersicht	Woche 1		Woche 2		Woche 3		Woche 4	
Geschaffte Wiederholungen								
	Woche 5		Woche 6		Woche 7		Woche 8	
	Mi	SA	MI	SA	MI	SA	MI	SA
Geschaffte Wiederholungen								

Kardio: Hampelmann

BENEFIT: mobilisiert und aktiviert den gesamten Körper

A

- Hüftbreiter Stand. Die Hände auf Höhe des Beckens zur Faust ballen. Die Arme anspannen, der Oberkörper ist aufrecht.

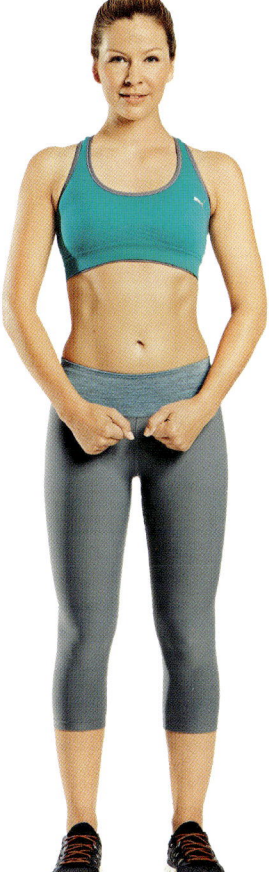

B

- Den Bauch anspannen und in eine Grätsche springen. Gleichzeitig die Arme über die Seite nach oben reißen, sodass sich die Hände über dem Kopf befinden. Sofort wieder zurückspringen. Den Ablauf so schnell wie möglich wiederholen. Der Oberkörper bleibt die ganze Zeit über aufrecht und gerade.

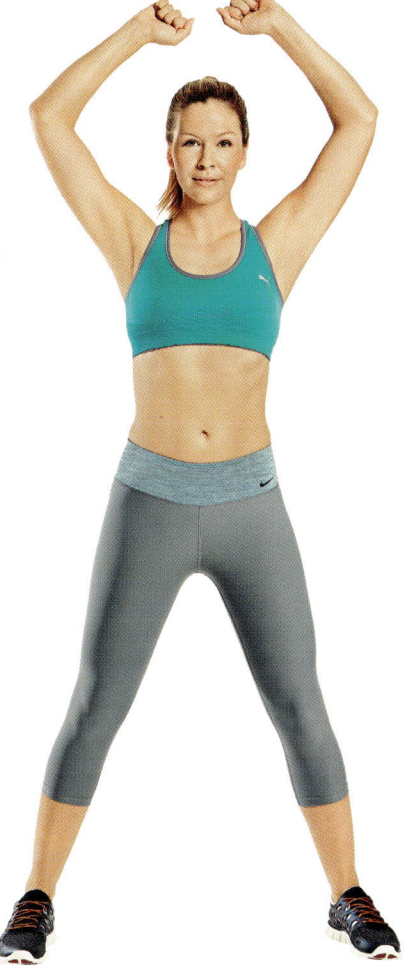

Erfolgsübersicht	Woche 1		Woche 2		Woche 3		Woche 4	
Geschaffte Wiederholungen								
	Woche 5		Woche 6		Woche 7		Woche 8	
	Mi	SA	MI	SA	MI	SA	MI	SA
Geschaffte Wiederholungen								

TO-DO: Anfängerinnen wiederholen den Ablauf 20 Sekunden, Fortgeschrittene 40 Sekunden lang in sehr hohem Tempo. 10 bis 15 Sekunden Pause einlegen, dann den Hampelmann erneut ausführen.

Die Abnehm-Phase | DER STOFFWECHSELZÜNDER

Kardio: Kniebeugen mit Kick

BENEFIT: bringen den Kreislauf auf Trab und trainieren Waden, Oberschenkel und Po

- Hüftbreiter Stand. Die Beine stark beugen und den Po absenken, bis er sich auf Höhe der Knie befindet. Der Oberkörper ist vorgebeugt. Mit den Fingern der rechten Hand auf den Boden tippen, den linken Unterarm vor der Brust halten.

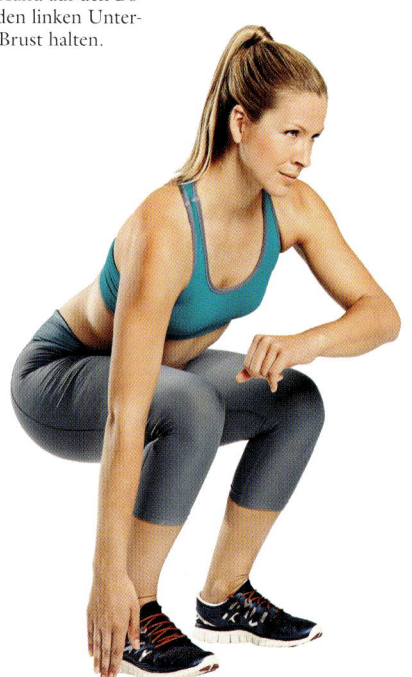

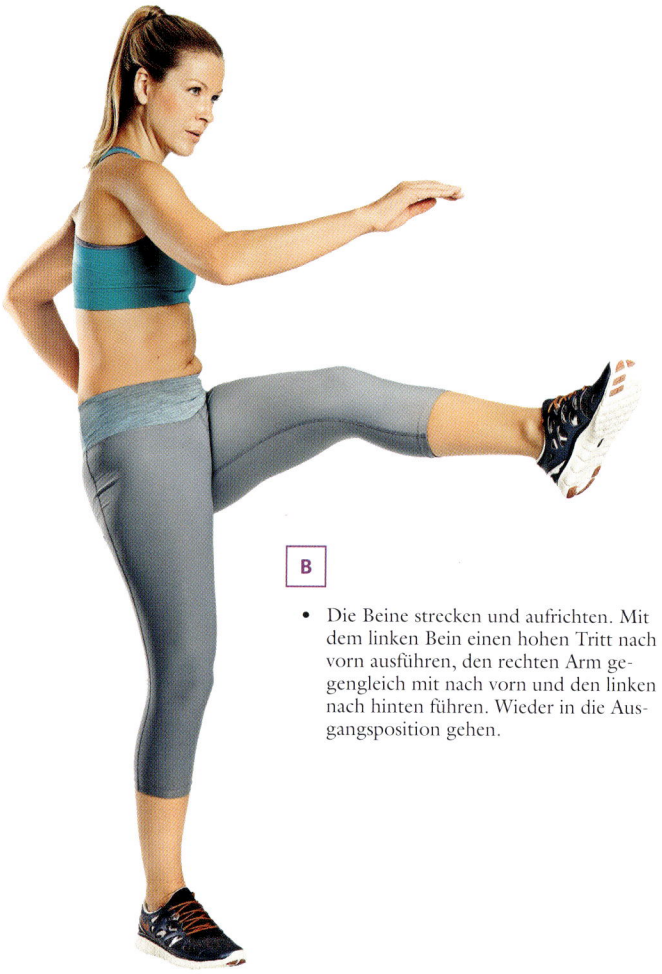

B

- Die Beine strecken und aufrichten. Mit dem linken Bein einen hohen Tritt nach vorn ausführen, den rechten Arm gegengleich mit nach vorn und den linken nach hinten führen. Wieder in die Ausgangsposition gehen.

TO-DO: Anfängerinnen wiederholen den Ablauf 20 Sekunden, Fortgeschrittene 40 Sekunden lang abwechselnd zu beiden Seiten in sehr hohem Tempo. 10 bis 15 Sekunden Pause einlegen, dann die Kniebeugen mit Kick erneut ausführen.

Erfolgsübersicht	Woche 1		Woche 2		Woche 3		Woche 4	
Geschaffte Wiederholungen								
	Woche 5		Woche 6		Woche 7		Woche 8	
	Mi	SA	MI	SA	MI	SA	MI	SA
Geschaffte Wiederholungen								

Der Stoffwechselzünder
Die Übungen auf einen Blick

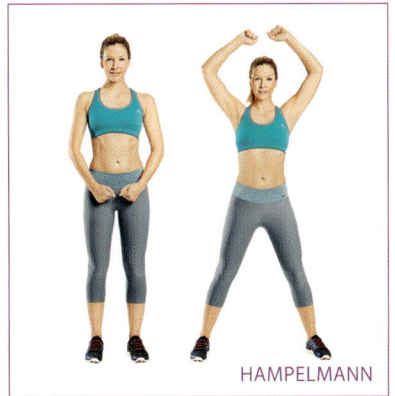

HAMPELMANN

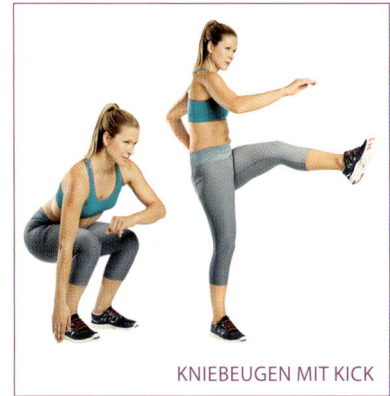

KNIEBEUGEN MIT KICK

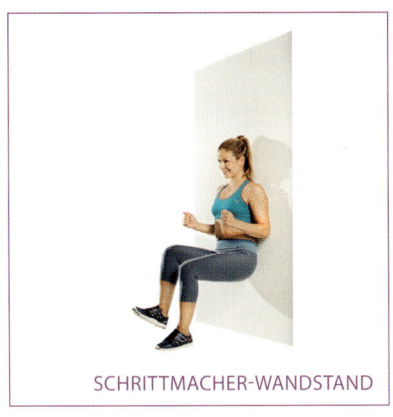

SCHRITTMACHER-WANDSTAND

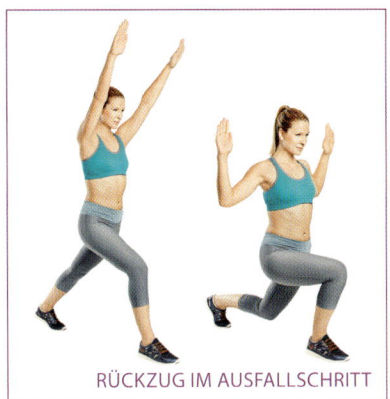

RÜCKZUG IM AUSFALLSCHRITT

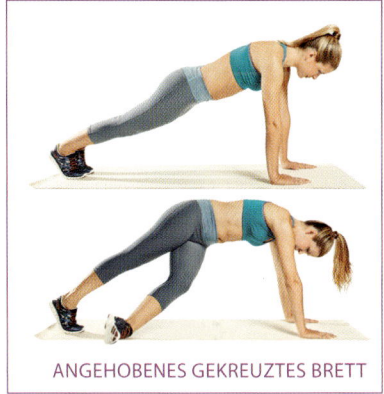

ANGEHOBENES GEKREUZTES BRETT

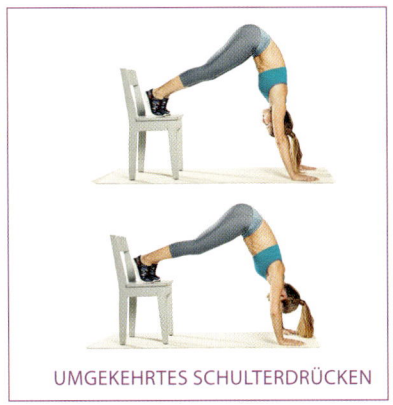

UMGEKEHRTES SCHULTERDRÜCKEN

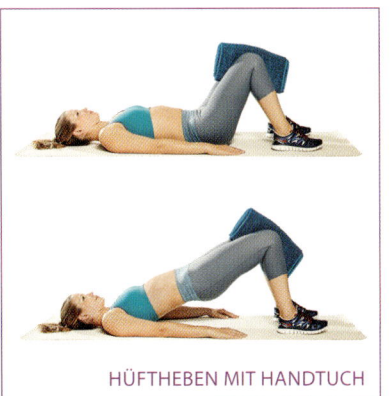

HÜFTHEBEN MIT HANDTUCH

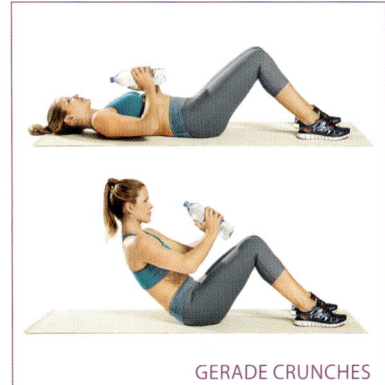

GERADE CRUNCHES

Projekt 2:
Die 6-Wochen-Einheit, mit der Sie bis zu fünf Kilo verlieren

Mit diesem Trainingsplan düsen Sie auf der Überholspur zum Wunschgewicht. Natürlich nur so lange, wie Sie auch ordentlich aufs Gaspedal drücken, aber das hatten Sie sowieso vor, richtig? Geben Sie dazu dem Kind, pardon, den einzelnen Wochentagen neue Namen und führen Sie das jeweils dazu passende Programm aus.

Woche 1 bis 3 sieht für Sie wie folgt aus:

Montag	Dienstag	Mittwoch	Donnerstag	Freitag	Samstag	Sonntag
Countdown-Tag	Fatburn-Tag	Frei-Tag	Kraft-Tag	Frei-Tag	Countdown-Tag	Frei-Tag

In *Woche 4 bis 6* stehen Ihnen diese Einheiten bevor:

Montag	Dienstag	Mittwoch	Donnerstag	Freitag	Samstag	Sonntag
Kraft-Tag	Fatburn-Tag	Countdown-Tag	Frei-Tag	Kraft-Tag	Countdown-Tag	Fatburn-Tag

Das Countdown-Training in Woche 1 bis 3

Schwerpunkt: Bei diesem Kraftausdauer-Workout zählen Sie rückwärts zum Figur-Erfolg.

Ausführung: Zum Warm-up führen Sie die Funkenmarie (siehe Seite 91) und Kniebeugen (siehe Seite 99) jeweils zwei Minuten lang in lockerem, gleichmäßigem Tempo aus.

Im Hauptteil wiederholen Sie jede Übung achtmal je Seite und gehen dann zur nächsten Übung über. Beginnen Sie danach wieder von vorn, indem Sie jede Übung siebenmal je Seite ausführen, in der nächsten Runde sechsmal und so weiter, bis Sie jede Übung nur noch einmal je Seite umsetzen. Nach dem Cool-down haben Sie Ihr Workout mit Bravour gemeistert. Der

Hauptteil dieses Workouts besteht aus den folgenden Übungen:

Crunches im Stehen (siehe Seite 101)

Rückzug im Ausfallschritt (siehe Seite 108)

Angehobenes gekreuztes Brett (siehe Seite 110)

Hüftheben mit Handtuch (siehe Seite 113)

Seitlicher Gegendruck (siehe Seite 97)

Cool-down: Gehen Sie zwei Minuten lang locker auf der Stelle.

Das Countdown-Training

Die Übungen auf einen Blick

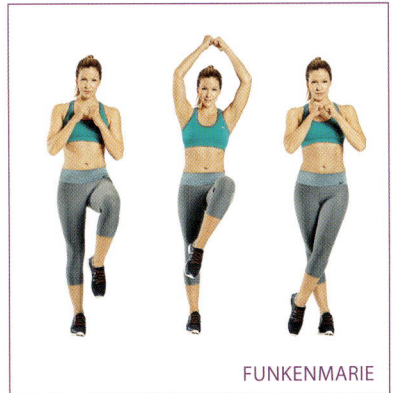

FUNKENMARIE

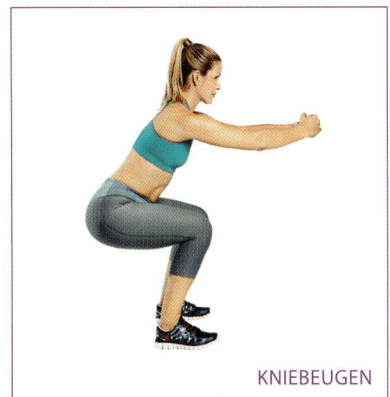

KNIEBEUGEN

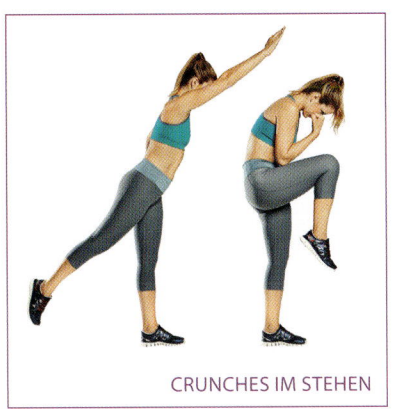

CRUNCHES IM STEHEN

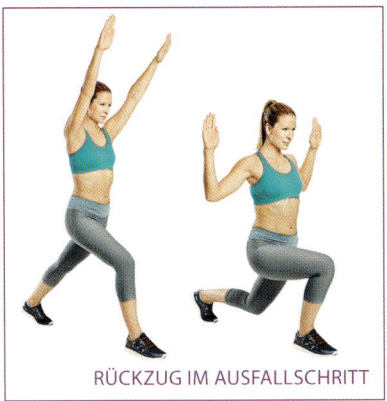

RÜCKZUG IM AUSFALLSCHRITT

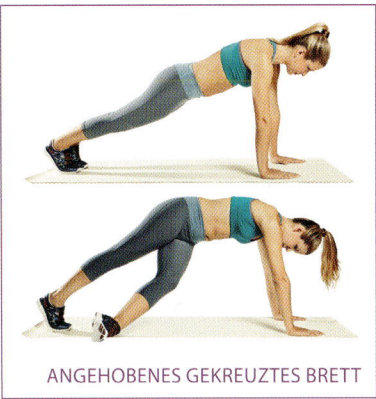

ANGEHOBENES GEKREUZTES BRETT

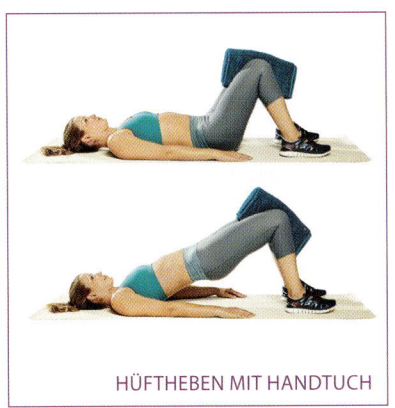

HÜFTHEBEN MIT HANDTUCH

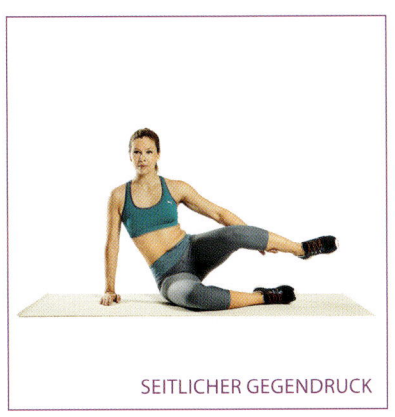

SEITLICHER GEGENDRUCK

→ Das Fatburner-Workout in Woche 1 bis 3

Schwerpunkt: Schwitzen, schwitzen, schwitzen! Dieses Kardio-Programm fordert Sie 24 Minuten lang dazu auf, sich einmal so richtig auszupowern.

Ausführung: Jede Übung ist eine Minute lang an der Reihe. Sind alle Übungen ausgeführt, starten Sie wieder von vorn. Steigern Sie mit jeder Runde Ihr Tempo – in Runde 3 geben Sie Vollgas! Was nicht heißt, dass sie Runde 4 und 5 im Schneckentempo ausführen sollten … Hängen Sie dann noch eine ganz lockere Runde zum Cool-down an. Versuchen Sie, zwischen den Runden (und auch sonst) möglichst ohne Pause auszukommen. Wer kurz durchatmen möchte, geht auf der Stelle und nimmt die Arme dynamisch gegengleich mit. Zu den Fatburner-Übungen gehören:

Hampelmann (siehe Seite 105)

Kniebeugen mit Kick (siehe Seite 106)

Funkenmarie (siehe Seite 91)

Hohe Tritte (siehe unten)

Hohe Tritte

BENEFIT: steigern die Beweglichkeit der Hüfte

- Enger Stand. Die rechte Hand ist bequem in die Hüfte gestützt. Die rechte Ferse vom Boden lösen, das Knie anwinkeln. Der linke Arm ist bis zu den Fingern gestreckt und zeigt schräg nach vorn unten.

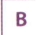

- Jetzt das rechte Bein gestreckt auf Hüfthöhe anheben und die Zehen zum Schienbein ziehen. Mit den Fingern der linken Hand die Zehen des rechten Beins zu berühren versuchen. Der Arm ist dabei parallel zum Boden. Das Bein wieder absetzen, die Ferse bleibt jedoch in der Luft. Mit diesem Bein so oft wiederholen wie in 30 Sekunden möglich. Danach die Übung auf der anderen Seite ausführen.

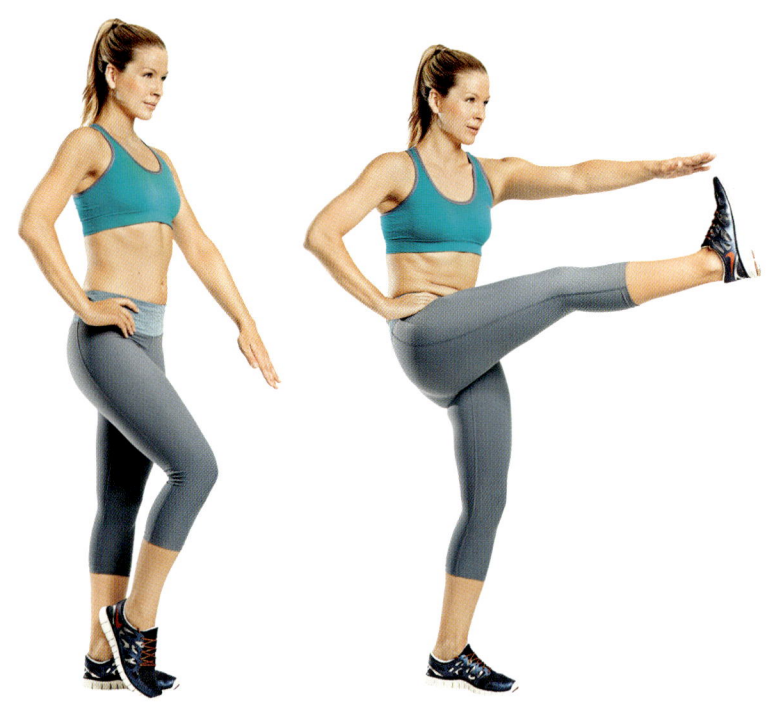

Das Fatburner-Workout
Die Übungen auf einen Blick

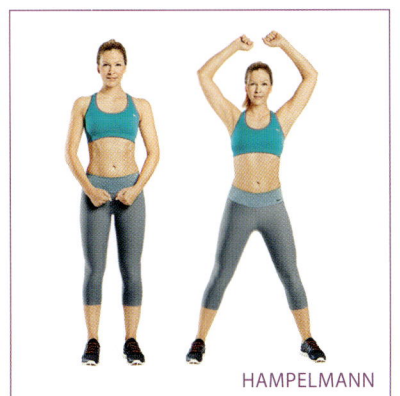

HAMPELMANN

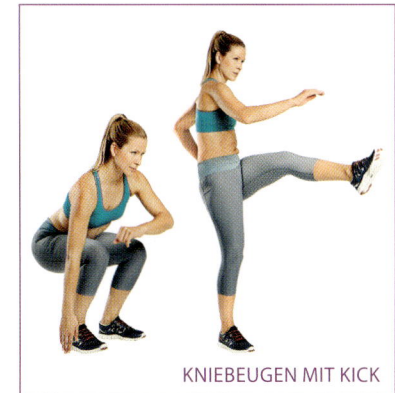

KNIEBEUGEN MIT KICK

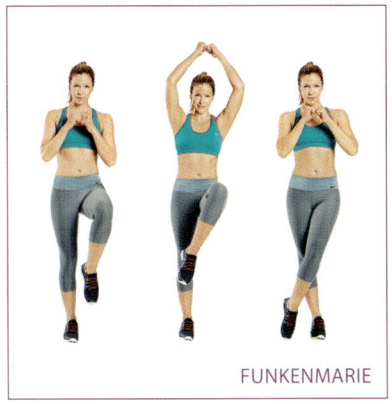

FUNKENMARIE

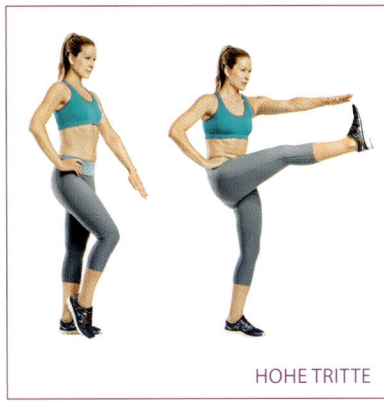

HOHE TRITTE

→ Das Krafttraining in Woche 1 bis 3

Schwerpunkt: Mit dieser Einheit stärken Sie Ihre gesamte Muskulatur.

Ausführung: Verbringen Sie je eine zügige Minute im Hampelmann (siehe Seite 105) und eine Minute im Schrittmacher-Wandstand (siehe Seite 107). Danach wiederholen Sie diese Warm-up-Kombi noch einmal, um ausreichend aufgewärmt in den Kraftteil zu starten. Hier führen Sie von jeder Übung drei Runden aus, bevor Sie zur nächsten Übung übergehen. Wie viele Wiederholungen anstehen und wie lang die Pausenzeiten sind, erfahren Sie in der jeweiligen Beschreibung. Dies sind die Übungen:

Halbe Standwaage (siehe Seite 102): drei Runden à 10 bis 15 Wiederholungen, dazwischen aufrichten und zehn Sekunden Pause einlegen

Seitlicher Fußkreisel (siehe Seite 100): drei Runden à 20 bis 30 Sekunden je Bein, möglichst ohne Pause (das aktive Bein erholt sich dann in der Standphase)

Umgekehrtes Schulterdrücken (siehe Seite 111): drei Runden à sechs bis acht Wiederholungen, dazwischen aufrichten und 10 bis 15 Sekunden Pause einlegen, die Schultern lockern

Umgekehrte Crunches (siehe Seite 96): drei Runden à 15 Wiederholungen, dazwischen zehn Sekunden Pause und die Beine lang ausstrecken

Dips am Stuhl (siehe Dips an einer Parkbank Seite 103): drei Runden à 12 bis 15 Wiederholungen, dazwischen zehn Sekunden Pause, um die Arme zu lockern

Das Krafttraining
Die Übungen auf einen Blick

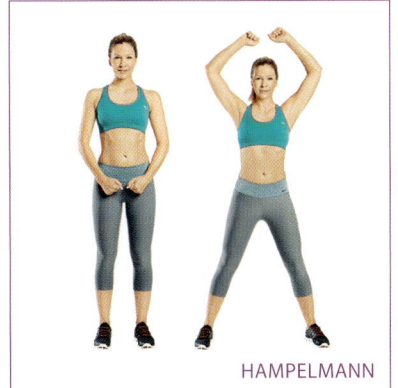

HAMPELMANN

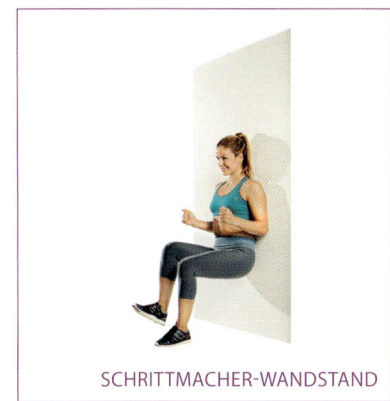

SCHRITTMACHER-WANDSTAND

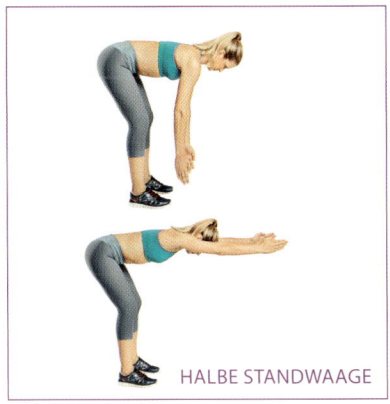

HALBE STANDWAAGE

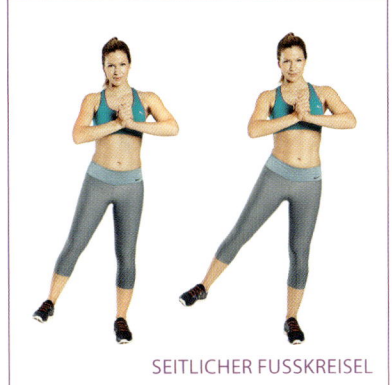

SEITLICHER FUSSKREISEL

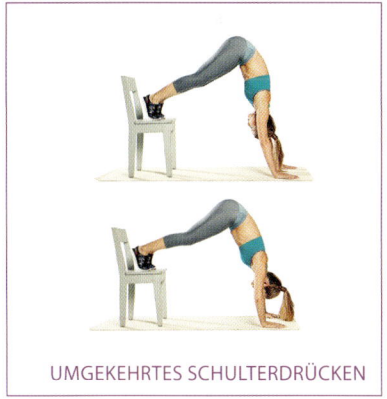

UMGEKEHRTES SCHULTERDRÜCKEN

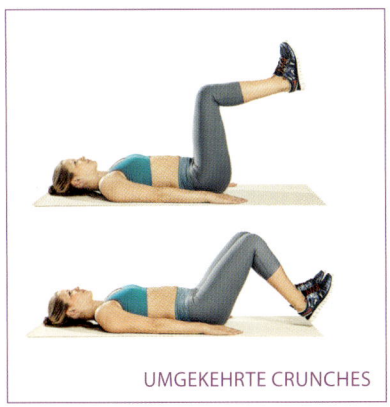

UMGEKEHRTE CRUNCHES

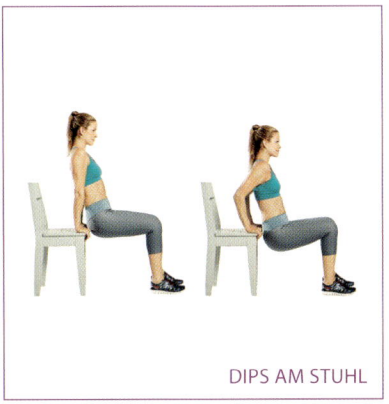

DIPS AM STUHL

→ Das Countdown-Training in Woche 4 bis 6

Schwerpunkt: Bei diesem Kraftausdauer-Work-out dürfen Sie mehr Wiederholungen absolvieren als in den ersten Wochen Ihrer Abnehm-Bemühungen. Der Countdown zu Ihrem Wunschgewicht dauert bei den folgenden Übungen also jedes Mal ein wenig länger, dafür ist Ihr Ziel aber inzwischen schon viel, viel näher gerückt.

Ausführung: Zum Warm-up führen Sie die Funkenmarie (siehe Seite 91) und Kniebeugen (siehe Seite 99) jeweils zwei Minuten lang in zügigem Tempo aus.

Im Hauptteil wiederholen Sie jede Übung zehnmal je Seite und gehen dann zur nächsten Übung über. Beginnen Sie danach wieder mit der ersten Übung, die Sie – wie die folgenden Übungen auch – neunmal je Seite ausführen. In der nächsten Runde sind dann acht Wiederholungen gefragt und so weiter, bis Sie jede

Übung nur noch einmal je Seite ausführen. Nach dem Cool-down haben Sie Ihr Workout mit Bravour gemeistert. Die Übungen des Hauptteils lauten:

Crunches im Stehen (siehe Seite 101)

Rückzug im Ausfallschritt (siehe Seite 108)

Angehobenes gekreuztes Brett (siehe Seite 110)

Hüftheben mit Handtuch (siehe Seite 113)

Seitlicher Gegendruck (siehe Seite 97)

Cool-down: Gehen Sie zwei Minuten lang locker auf der Stelle.

Tipp: Eine Übungsübersicht finden Sie auf Seite 119.

→ Das Fatburner-Workout in Woche 4 bis 6

Schwerpunkt: Schwitzen, schwitzen, schwitzen! Jetzt heißt es für Sie, 32 Minuten lang alles zu geben!

Ausführung: Jede Übung ist eine Minute lang an der Reihe. Sind alle Übungen ausgeführt, starten Sie wieder von vorn. Steigern Sie mit jeder Runde Ihr Tempo – in Runde 5, 6 und 7 geben Sie Vollgas! Hängen Sie dann noch eine ganz lockere Runde zum Cool-down an. Versuchen Sie, möglichst ohne Pause – auch zwischen den Runden – auszukommen. Wer kurz durchatmen möchte, joggt auf der Stelle und

nimmt die Arme dynamisch gegengleich mit. Die Fatburner-Übungen kennen Sie bereits:

Hampelmann (siehe Seite 105)

Kniebeugen mit Kick (siehe Seite 106)

Funkenmarie (siehe Seite 91)

Hohe Tritte (siehe Seite 120)

Tipp: Eine Übungsübersicht finden Sie auf Seite 121.

→ Das Krafttraining in Woche 4 bis 6

Schwerpunkt: Diese Krafteinheit intensiviert noch einmal gezielt die Stärke Ihrer Muskulatur – und damit natürlich die straffe Form Ihres Körpers.

Ausführung: Verbringen Sie je eine sehr zügige Minute im Hampelmann (siehe Seite 105) und eine Minute im Schrittmacher-Wandstand (siehe Seite 107). Wiederholen Sie die Kombi noch einmal, um ausreichend aufgewärmt in den Kraftteil übergehen zu können. Hier führen Sie von jeder Übung drei Runden aus, ehe Sie mit der nächsten Übung weitermachen. Wie viele Wiederholungen anstehen und wie lange die Pausenzeit ist, erfahren Sie in der jeweiligen Beschreibung. Und dies sind die dazugehörigen Übungen:

Halbe Standwaage (siehe Seite 102): drei Runden à 15 bis 20 Wiederholungen, dazwischen aufrichten und zehn Sekunden Pause einlegen

Seitlicher Fußkreisel (siehe Seite 100): drei Runden à 30 bis 40 Sekunden je Bein, möglichst ohne Pause (das aktive Bein erholt sich in der Standphase)

Umgekehrtes Schulterdrücken (siehe Seite 111): drei Runden à acht bis zehn Wiederholungen, dazwischen aufrichten und zehn Sekunden Pause einlegen, die Schultern lockern

Umgekehrte Crunches (siehe Seite 96): drei Runden à 20 Wiederholungen, dazwischen zehn Sekunden Pause und die Beine lang ausstrecken

Dips am Stuhl (siehe Dips an einer Parkbank Seite 103): drei Runden à 15 bis 20 Wiederholungen, dazwischen zehn Sekunden Pause, um die Arme zu lockern

Tipp: Eine Übungsübersicht finden Sie auf Seite 123.

Alltags-Action

Bewegende Stoffwechselbeschleuniger für die Zeit zwischen dem Aufwachen und Einschlafen – bauen Sie mindestens zwei der unten genannten Beispiele in Ihren Tagesablauf ein. Hier gilt: Viel hilft viel! Und zwar in Bezug auf einen aktiven Stoffwechsel, der zu jedem schlanken, gesunden Menschen dazugehört.

1. Benutzen Sie die Rolltreppe. Sie haben richtig gelesen, wir erlauben Ihnen, diese elektrische Erleichterung zu benutzen. Aber nur wenn Sie es in einem Tempo tun, als ob Sie einen Zug erwischen müssten. Stellen Sie sich vor, der nächste führe erst in zwei Stunden und Sie würden lange in der Kälte stehen, wenn Sie den jetzt nicht erreichen.

2. Steigen Sie in den Fahrstuhl. Schon wieder eine Empfehlung, die Sie uns nicht abnehmen wollen? Können Sie aber! Schließlich sollen Sie darin so lange Kniebeugen ausführen, bis Sie Ihr Stockwerk erreicht haben. Zu viele Men-

Die Abnehm-Phase

schen an Bord? Dann heben und senken Sie die Fersen so stark Sie können. Dafür reicht Ihnen der Platz auf jeden Fall. Vielleicht fahren Sie zwei Stockwerke höher, als Sie eigentlich möchten, und nutzen die Extrazeit für weitere Übungen wie die aufgerichteten Ausfallschritte (siehe Seite 92) oder den Ballerina-Baum (Seite 168).

3. Nehmen Sie sich Zeit im Bad. Haareföhnen und Zähneputzen dürfen morgens ruhig länger dauern. Schließlich stehen Sie dabei mit einem Fuß auf einem zusammengerollten Handtuch. Jetzt heben und senken Sie das freie Bein 10- bis 15-mal zur Seite und dann noch mal so oft nach hinten und vorn. Wechseln Sie im Anschluss die Seite. Vorab haben Sie bereits beim Haarewaschen etwas für Ihre Arme getan. Solange die Spülung einwirkt – in der Regel zwei Minuten –, führen Sie Dips am Badewannenrand aus. Wichtig: Reiben Sie die Stelle vorab mit einem Handtuch trocken, um nicht auszurutschen! Wer noch etwas für die schlanken Waden tun möchte, bleibt so lange auf den Zehen stehen, bis das Make-up steht.

4. Trödeln Sie rum. Jeder Gang macht schlank. Darum gießen Sie die Blumen in einer absurden Reihenfolge. Die Regel hierbei lautet: immer nur eine Pflanze pro Zimmer, dann gehen Sie in den nächsten Raum. Eine zusätzliche Herausforderung ist es, die Gießkanne immer nur mit so viel Wasser zu füllen, dass die Menge gerade für eine Blume reicht. Zwischendurch müssen Sie also im Bad oder in der Küche – je nachdem, welcher Ort gerade am weitesten entfernt ist – nachtanken.

5. Verwandeln Sie sich in eine Märchenfigur. Am besten in Frau Holle. Die Betten zu machen, kann ein super Training für die Arme und Schultern sein. Übertreiben Sie es dabei enorm mit dem Ausschütteln von Decke und Kissen. Stellen Sie sich vor, je kräftiger Ihre Bewegungen sind, desto mehr schneit es draußen. Gut, wenn Ihnen das zu märchenmäßig ist, können Sie auch gern an Goldtaler denken. Ihnen fällt bestimmt etwas ein.

6. Verbannen Sie jede Trittleiter. Handtücher, Toilettenpapier, Servietten – alles, was gern irgendwo ganz oben gelagert wird, fällt nun durch Ihre Sprungkraft in Ihre Hände. Hüpfen Sie so lange senkrecht nach oben, bis Sie den gewünschten Gegenstand erreicht haben. Ihre Körpergröße reicht partout nicht aus? Nehmen Sie eine gefaltete Decke zu Hilfe. Der instabile Untergrund fordert zusätzlich die tief liegenden Muskeln heraus.

7. Drehen Sie die Heizung runter. Zumindest für zwei Stunden um ein paar Grad. Eine Studie des Maastricht University Medical Centers in den Niederlanden zeigte, dass Menschen, die über sechs Wochen für 120 Minuten in einem 17 Grad kalten Raum saßen, deutlich an Körperfett verloren. Beim Frieren erhöht sich nämlich der Muskeltonus und die braunen Fettzellen – unsere biochemischen Brennöfen – erzeugen Wärme, um eine Körpertemperatur von 36 bis 37 Grad halten zu können.

8. Drehen Sie das Radio auf. Beim Putzen Musik zu hören, hebt nicht nur die Stimmung, sondern auch den Kalorienverbrauch. Indem Sie dabei tanzen! Keine Sorge, es sieht Sie ja niemand. Sie können sich so nicht auf Ihre Arbeit konzentrieren? Gut, es wirkt bereits beflügelnd, wenn Sie diese im Takt erledigen.

9. Hängen Sie ab. Gut, wahrscheinlich haben Sie eine andere Vorstellung von Abhängen, aber: Ergreifen Sie an jeder Stange (vom Klettergerüst auf dem Spielplatz bis hin zur Klimmzugstange Ihres Partners, die im Türrahmen steckt) die Gelegenheit, kurz in der Luft zu hängen. So dehnen Sie Ihren gesamten Körper (gut fürs Wohlbefinden) und stärken die Arme sowie die Schultern. Wer sich fit genug fühlt, zieht die Knie auf Hüfthöhe an oder hebt die gestreckten Beine waagerecht in die Luft. Egal was Sie tun, ein wenig fordern darf es Sie schon!

10. Ärgern Sie sich. Ja, aber bitte nur kurz. Dafür jedoch intensiv! Diesen Zorn lassen Sie dann am Sofakissen oder an der Rückenlehne Ihres Schreibtischstuhls aus. Boxen Sie das Kissen oder die Lehne frontal, seitlich, von oben – je schneller und härter Sie zuschlagen, desto flotter ist der Frust verschwunden und mit ihm einige Kalorien.
Tipp: Halten Sie Ihren Daumen *niemals in* der Faust, sondern legen Sie ihn *locker auf* den angewinkelten Zeigefinger. So vermeiden Sie Verletzungen.

11. Basteln Sie Gutscheine. Schenken Sie Ihren Freunden und Verwandten mit Kindern Babysitter-Voucher. Der Grund lautet: Mit dem Nachwuchs durch die Gegend zu toben, ihn herumzuwirbeln oder Wettrennen zu veranstalten, kostet eine Menge Kalorien und bringt Ihnen eine Menge – Spaß!

12. Werden Sie zum Zappelphilipp. Laut der deutschen Gesellschaft für Sportmedizin und Prävention (DGSP) verbrennen eher unruhige Menschen bis zu 350 Kalorien mehr am Tag als Stillsitzer. Versuchen Sie also regelmäßig, Ihre Sitzposition zu verändern. Ein Notizzettel auf Augenhöhe erinnert Sie daran, kurz aufzustehen oder im Stehen zu arbeiten. Warten Sie an der Bushaltestelle niemals regungslos, sondern wandern Sie auf und ab, stehen Sie mal auf einem Bein oder hüpfen Sie leicht. Auch wenn Sie es nicht glauben – diese Kleinigkeiten machen eine Menge aus!

13. Gehen Sie Bouldern oder Inlineskaten oder Kegeln – die Hauptsache ist, Sie tun etwas, das Sie zuvor noch nie gemacht haben. Neue Bewegungsabläufe setzen neue Trainingsreize, das gilt genauso gut für den Kopf. Am besten verbinden Sie das nächste Treffen mit Ihren Freundinnen mit so einem „Das erste Mal"-Termin, so sparen Sie sich obendrein die Kalorien, die Sie sonst durchs Kuchenessen oder Weintrinken zu sich genommen hätten.

14. Ziehen Sie den Stecker. Zumindest bei einigen Haushaltsgeräten. Anstatt Staub zu saugen, kehren Sie die Wohnung mit einem Besen und spülen das Geschirr per Hand. Den Teig für die gefüllten Dinkelpfannkuchen (siehe Seite 209) kneten Sie und nicht der Mixer. Und mal ehrlich – ein paar Kleidungsstücken tut es wirklich gut, von Hand gewaschen und ausgewrungen zu werden.

15. Telefonieren Sie laufend. Ja, gerne auch am laufenden Band. Zumindest wenn Sie dabei spazieren gehen. Mit dem Handy lassen sich Telefonate bestens unterwegs erledigen. Ab sofort sprechen Sie mit Ihrer Mutter also nicht mehr, während Sie auf der Couch sitzen, sondern beim Gang um den Block. Im Büro stehen Sie bei jedem Anruf auf und machen ein paar Schritte nach links und rechts.

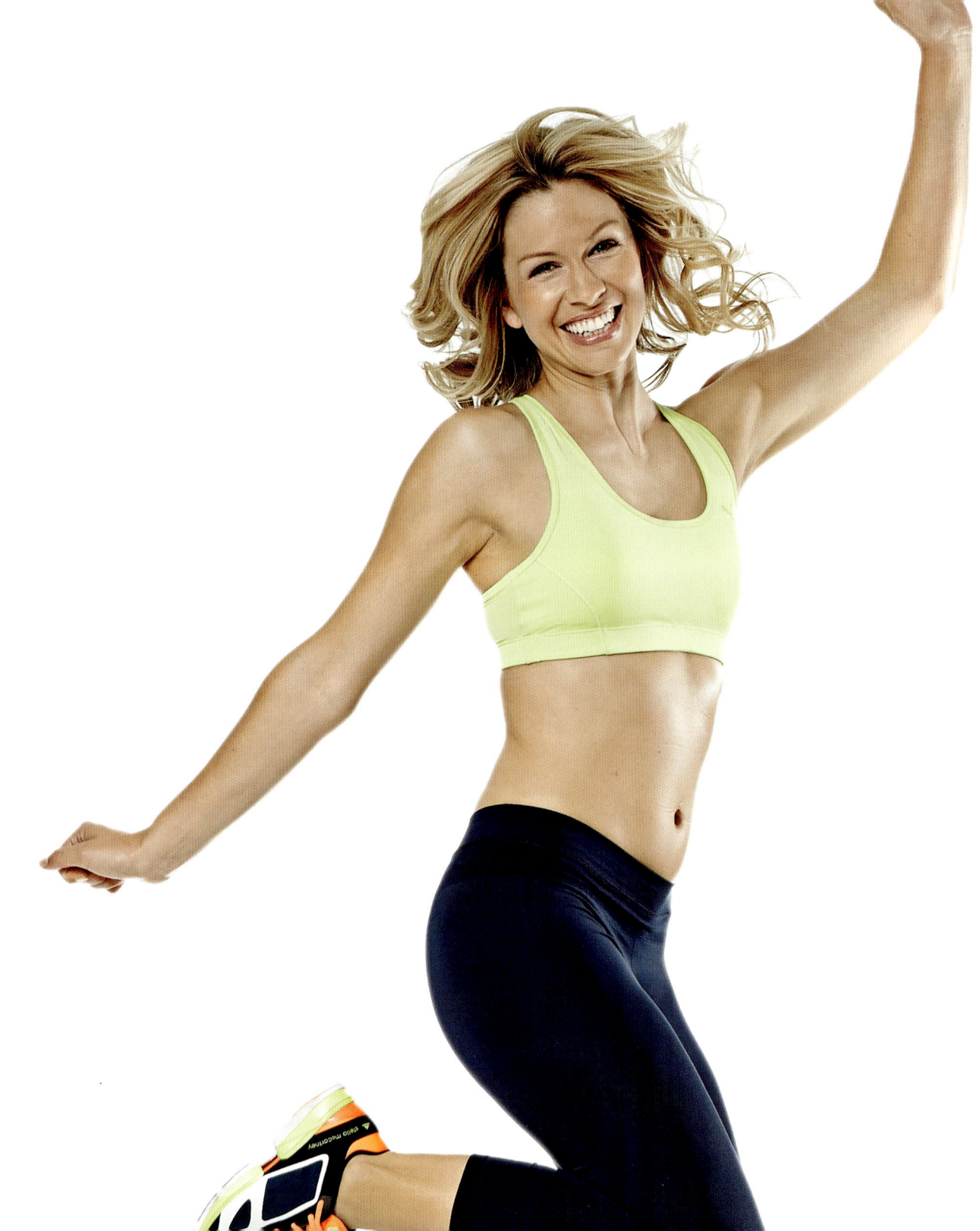

Kapitel 6:

Die Shaping-Phase – auf zu mehr Kontur

Jetzt lautet Ihre Mission: Feinschliff für den Figur-Erfolg! Sie bringen also ganz gezielt die einzelnen Partien in Form, bauen letzte Fettreserven ab und erfahren, wie Sie dauerhaft Feuer und Flamme für Ihr Spiegelbild sein werden.

Die Shaping-Phase

Genuss macht glücklich!

Diese Wochenübersicht zeigt: Leckere Portionen und perfekte Proportionen stehen in engem Zusammenhang! Dennoch erfreut jedes Gericht nicht nur den Gaumen, sondern auch den Körper. Gerade in der Shaping-Phase ist er auf eine optimale Versorgung mit allen Amino-säuren angewiesen und darum sind alle Rezepte sehr eiweißbetont. Dabei ist es besonders wichtig, die Eiweißquelle so oft es geht zu wechseln. Wenn Sie mögen, können Sie gern zwei Tage hintereinander das gleiche Essen genießen, aber danach ist wieder Zeit für Abwechslung.

	Frühstück	Mittagessen	Abendessen
Montag	Banane-Zimt-Shake (Seite 184)	Brokkoli mit Cashewsoße (Seite 204)	Exotischer Salat mit Hähnchen (Seite 216)
Dienstag	Grüner Spinat-Shake (Seite 185)	Kartoffel-Rote-Bete-Salat (Seite 195)	Kürbissuppe (Seite 223)
Mittwoch	Fruchtiger Hanf-Shake (Seite 184)	Chili sin Carne (Seite 213)	Tomaten-Avocado-Salat (Seite 222)
Donnerstag	Kiwi-Chlorella-Shake (Seite 184)	Gefüllte Dinkelpfannkuchen (Seite 209)	Tofu-Salat (Seite 217)
Freitag	Avocado-Spirulina-Shake (Seite 186)	Griechischer Quinoa-Salat (Seite 200)	Rinderfilet mit Blumenkohlstampf und Grillgemüse (Seite 229)
Samstag	Kokos-Müsli (Seite 189)	Spitzkohl-Kokos-Curry (Seite 203)	Orange-grüne Pasta mit Petersilienpesto (Seite 224)
Sonntag	Brokkoli-Omelette (Seite 191)	Tex-Mex-Salat (Seite 197)	Zucchini-Spaghetti mit Pekannusssoße (Seite 224)

Fertig für den Figur-Feinschliff

Glückwunsch! Sie haben in letzter Zeit einiges geleistet – darauf können Sie stolz sein! In dieser Phase hat sich nicht nur die Stellung Ihrer Mundwinkel verändert, sondern auch Ihr Körper mit all seinen Muskeln, Sehnen und Gelenken hat sich weiterentwickelt, ist belastbarer und ausgeglichener geworden. Damit haben Sie eine super Basis für weitere Fortschritte gelegt.

Nachdem Sie sicher auch einige Pfunde verloren haben, gilt es, perfekte Proportionen hinzuzugewinnen. Das erreichen Sie durch das Abschmelzen der letzten Fettpölsterchen – bei Frauen sind diese häufig und hartnäckig am unteren Bauch oder an den seitlichen Oberschenkeln zu finden. Leider ist es genetisch nicht möglich, nur an einzelnen Problemstellen Fett abzubauen. Entweder wird der gesamte Körperfettanteil gesenkt oder es passiert gar nichts. Außerdem sollten Sie Ihre Muskeln ganz gezielt definieren. Zum Glück ist das durchaus machbar.

Motivation ist der Motor

Gesund und fit zu sein, hat immer mit Bewegung zu tun. Lebenslänglich. Sport ist quasi das Werkzeug, mit dem Sie Ihr (Figur-) Glück schmieden können. Was aber, wenn Ihnen das Gerät mal runterfällt und Sie keine Lust haben, sich danach zu bücken? Oder in einer Schublade verschwindet, die plötzlich irgendwie klemmt? Sie verstehen nur Bahnhof? Gemeint ist die Motivation. Irgendwann meldet sich unser innerer Schweinehund, den wir in den letzten Wochen so erfolgreich ins Tierheim abgegeben hatten, wieder zurück. Auch er will Aufmerksamkeit, will gepflegt werden. Aber wollen Sie das ebenfalls?

In einem Interview meinte Arnold Schwarzenegger einmal dazu, dass erfolgreiche Menschen deshalb nie aufgäben, weil sie im Kopf den Sieg schon errungen hätten. Dieser sei dann nur noch nicht offiziell. Klar, der Schauspieler entspricht nicht zwingend dem Körperideal, von dem die meisten Frauen träumen. Aber in puncto Ehrgeiz und Zielstrebigkeit kann man sich von dem Mann einiges abschauen. Zum Beispiel war Arni lange unzufrieden mit den Ergebnissen seines Waden-Workouts (solche Probleme müsste frau auch mal haben!). Darum stellte er sich bei jedem Training ganz genau vor, wie diese Beinpartie aussehen sollte. Er krempelte dazu sogar seine Hosenbeine hoch, um die Unterschenkel immer im Blick zu haben.

Tun Sie das auch! Nein, nicht die Hose hochkrempeln (es sei denn, Sie wollen), sondern sich das Ziel ganz genau vorstellen. Wie sehen Sie aus, wenn Sie zum ersten Mal ohne Reiterhosen im Bikini am Strand entlangspazieren? Wie fühlt es sich an, mit definierten Armen dem Partner zuzuwinken, sobald Sie ihn auf der anderen Straßenseite entdecken? Und nicht mehr den Bauch einziehen zu müssen, wenn Sie im figurbetonten Oberteil ins Büro gehen? Sicherlich guuuut, nicht wahr? An dieses Gefühl mit dem entsprechenden Bild erinnern Sie sich bitte so oft wie möglich. Auf diese Weise werden Sie immer stärker sein als so ein dahergelaufener Köter.

Luftschlösser helfen

Um die Zeit bis zum Ziel mental zu überbrücken und sich völlig darauf einzustimmen, tun Sie doch einfach schon so als ob. Ein englisches Sprichwort lautet: „Fake it, till you make it." Warum also nicht in Kleidung investieren, die richtig sportlich aussieht? Gerade beim Training tragen viele Frauen die ausgeleierte Jogginghose und das uralte Werbegeschenk-T-Shirt. Auf diese Weise kann sich kein gutes Körpergefühl aufbauen. Zumal diesem Outfit die Funktionen fehlen (zum Beispiel für ein cooles Klima zu sorgen und keinen Geruch zu entwickeln), die ein modernes Sportteil heute erfüllt. Machen Sie es sich also so angenehm wie möglich. Zum Workout in die tolle Hose zu steigen und das passende Top zu tragen, verändert das Gefühl in eine positive Richtung – Sie werden sehen! Schließlich kleiden Sie sich für einen Geschäftstermin oder ein Candle-Light-Dinner auch dem Anlass entsprechend, oder?

Gewohnheit tut gut

Outfit-Überlegungen gehören zum Alltag, Sie hinterfragen diese nicht. Eine Studie der Duke University in North Carolina, USA, zeigte, dass 40 bis 45 Prozent unserer täglichen Handlun-

Die Shaping-Phase

gen fast automatisch ablaufen. Das klingt zwar nach viel, aber eigentlich ist das gut so, denn schließlich müssen wir den Kopf frei haben für die restlichen 55 bis 60 Prozent. Warum dieses Ergebnis wichtig für Sie und Ihr Ziel ist? Ganz klar, Sie müssen Ihr Workout zu dem Teil Ihres Lebens machen, über den Sie nicht mehr nachdenken, sondern den Sie einfach tun. Wie stressig wäre es, jeden Morgen folgende Gedanken zu haben: „Oje, ich muss heute noch mindestens zweimal meine Zähne putzen, die Haare kämmen, Wimperntusche auflegen, Schuhe anziehen, den Schlüssel in die Wohnungstür stecken …"? Stattdessen tun Sie all diese Dinge einfach, sie stören Sie nicht.

Genauso sieht es mit Ihrem Sportprogramm aus. Laut einer Untersuchung des Londoner University College dauert es im Schnitt 66 Tage, bis ein Verhalten zur Routine wird. Und was sind schon gut zwei Monate in Relation zu Ihrem ganzen Leben? Übrigens: Die Studie zeigte auch, dass ein versäumter Tag nur dann schlimm war, wenn die Teilnehmer daran glaubten, mit diesem Aussetzer alles ruiniert zu haben. Das stimmt zwar nicht, jedoch ließ allein der Gedanke die meisten Probanden aufgeben und in alte Gewohnheiten zurückfallen. Seien Sie cleverer, verzeihen Sie sich einen Fehltritt!

Positives Denken spornt an

Folgenden Gedankengang sollten Sie besser nicht zur Gewohnheit werden lassen: „Mein Tag ist total stressig, aber ich darf meine Sporteinheit heute auf gar keinen Fall ausfallen lassen." Denn dann werden Sie mit ziemlicher Sicherheit auf der Couch und nicht beim Workout landen. Hingegen ist die Vorstellung, wie gut Sie sich nach der Bewegung fühlen werden und wie schön frei der Kopf sein wird, nach-

dem Sie alles Belastende ausgeschwitzt haben, der Steigbügel für den aktiven Einsatz. Dieses Phänomen funktioniert wie die Geschichte mit den rosa Elefanten: Versuchen Sie mal, jetzt bloß nicht an ein farbiges Rüsseltier zu denken. Na, welches Bild poppt vor Ihrem inneren Auge auf? Törööö …

Worte weisen den Weg

Nicht nur der Kopf, auch der Mund kann Ihnen dabei helfen, Ihre sportlichen Vorhaben Realität werden zu lassen. Wenn Sie beispielsweise jemand fragt, was Sie heute noch so vorhaben, antworten Sie einfach: „Ich darf noch trainieren" – und nicht: „Ich muss noch trainieren." Laut einer im *Journal of Consumer Research* veröffentlichten Studie zeugt die erste Antwort von selbstbestimmter Entschlossenheit, die sich positiv auf die tatsächliche Umsetzung auswirkt. Hingegen verleitet die Opferhaltung schnell dazu, das Ziel in unerreichbarer Nähe zu sehen und aus diesem Grund aufzugeben.

Teamwork ist ein super Trainer

Um am Ball zu bleiben, müssen Sie sich keinen Personal Trainer leisten. Mit diesem Buch haben Sie Ihren Coach bereits in der Hand. Vielmehr geht es darum, mit einem Partner – also dem Liebsten, der besten Freundin oder der sportlichen (in spe) Nachbarin – zu überlegen, was Sie von Ihrem Workout abhalten könnte und wie Sie damit umgehen. Zum Beispiel verwandelt sich Hunger häufig in eine solche Spaßbremse. Aber nicht, wenn Sie einen Snack (siehe Seite 76) in greifbarer Nähe haben oder diesen schnell kaufen können. Indem Sie Ihre Strategien mit einer anderen Person besprechen, entsteht eine andere Verbindlichkeit, als wenn Sie diese mit sich allein ausmachen.

Ja, ich will!

Noch mehr Motivation gefällig? Hier sind weitere Gründe für die regelmäßige Dosis Sport:

- Ciao, Schmerz! Ein trainierter Rumpf beugt Rückenschmerzen vor. Schließlich muss unsere Körpermitte bei jeder Bewegung die meiste Last aushalten. Darum sollte sie gut mit starken Muskeln gerüstet sein!
- Hallo, kräftige Gelenke! Klar, Sport baut Übergewicht stetig ab, was auch den Gelenken entgegenkommt. Eine Studie der Duke University in North Carolina, USA, zeigte, dass Übergewicht zwar die Gelenke belastet, aber nicht per se Entzündungen verursacht. Es liegt vielmehr daran, dass das Sättigungshormon Leptin außer Gefecht gesetzt wird, das auch für den Knochenstoffwechsel verantwortlich ist und Entzündungsprozesse beeinflusst.
- Guten Tag, Gesundheit! Herzinfarkt, Schlaganfall, Demenz – wer regelmäßig Sport treibt, bleibt von all diesen Krankheiten verschont. Auch wenn sie in den meisten Fällen erst im Alter auftauchen, ist genau heute ein guter Tag, um den ersten präventiven Schritt zu machen – mit einem Workout!
- Goodbye, bad day! Sich von schlecht gelaunter Stimmung verabschieden zu können, klingt nach einem schönen Traum? Bewegung macht ihn zur Wirklichkeit! Sobald Sie aktiv werden, schüttet Ihr Körper vermehrt Glückshormone aus, miese Laune hat keine Chance. Ach ja, und dieses gute Gefühl in der „Dusche danach" kann süchtig machen – und darf es auch ruhig!
- Grüß dich, Selbstbewusstsein! Erstaunlich, aber wahr: Innere (Muskel-)Stärke zeigt sich auch nach außen. Sport verbessert die Haltung und optimiert die Außenwirkung enorm. Sich in seinem Körper gut zu fühlen, überträgt sich automatisch auf den Kopf. Tipp: Sobald Sie sich klein und duckmäuserisch fühlen, stellen Sie sich breitbeinig hin, strecken Sie die Arme nach oben und spannen Sie jeden Muskel fest an. Halten Sie die Position kurz. Na, was spüren Sie? Sicherlich kein Maus-Gefühl mehr! Und das strahlen Sie für Ihre Mitmenschen auch aus.
- Hey, Gelassenheit! Herzklopfen vor einer wichtigen Prüfung oder einem Vortrag sind normal, aber nervig und oft störend. Aber: Sie lassen sich beruhigen. Raten Sie mal, wie? Klar, indem Sie Ihr Herz mit Sport bewusst zum Klopfen bringen! Eine in der Zeitschrift *Medicine & Science in Sports & Exercise* veröffentlichte Studie zeigte, dass eine leichte Trainingseinheit 30 Minuten vor dem Ereignis die Nervosität senken kann.
- Moin, Jugendlichkeit! Beim Sport einen hochroten Kopf zu haben hält jung. Zumindest Ihre Haut – und die ist nun mal ein wichtiger Indikator. Denn die rote Färbung zeigt an, dass das Gesicht bestens durchblutet wird und damit nicht so schnell altert. Obendrein werden mehr Hautbausteine wie Elastin, Kollagen und Lipide gebildet, teure Cremes brauchen Sportlerinnen also nicht, um jünger auszusehen. Auch leiden sie seltener an typischen Alterserscheinungen wie schlechtem Hören und Sehen.
- Servus, Schlafstörungen! Schafe zählen können Sie dank regelmäßigem Sport getrost Schäfern und Landwirten überlassen. Eine Untersuchung der Bellarmine University in Kentucky, USA, ergab nämlich, dass konstante Kicks auf Kondition und Muskulatur die Schlafqualität um 65 Prozent erhöhen.

Die Shaping-Phase

Software-Update

Natürlich können Sie die Trainingspläne aus Kapitel 5 einfach Ihr Leben lang auf die gleiche Weise weiter ausführen. Aber das ist ziemlich langweilig, und zwar für Ihren Kopf genauso wie für Ihren Körper. Muskeln, Sehnen, Gelenke und auch das Herz-Kreislauf-System gewöhnen sich nämlich an eine immer wiederkehrende Belastung. Sie sehen keinen Anlass, sich weiterzuentwickeln? Klar, nun sind Sie fitter als noch am Anfang Ihrer Sportkarriere und Sie werden auch keinen Rückschritt machen. Jedoch geht es nicht nennenswert voran oder wenn, dann nur im Schneckentempo. Darum sollten Sie spätestens alle sechs bis acht Wochen für Überraschung in Form von neuen Belastungsreizen sorgen. Nicht, dass Sie auf einem Trainingsplateau stecken bleiben. Deshalb finden Sie auf den folgenden Seiten ein Workout-Programm, das Sie in Bezug auf Ihr Figur-Vorhaben auf die nächste und übernächste Stufe hebt: Durch das Spiel mit der Belastungsintensität verbrennen Sie in kürzester Zeit letzte Fettreserven und verwandeln obendrein durch gezielte Kräftigung Schwachstellen in Hingucker.

HIIT ist der Hit!

Ein sehr intensives Spiel mit der Belastung ist das sogenannte HIIT-Training. Die Abkürzung steht für „high intensity intervall training" (hochintensives Intervalltraining). Hier wechseln sich richtig, richtig anstrengende Phasen mit lockeren Abschnitten ab. Das kann innerhalb einer Übung oder zwischen den Bewegungen sein. Ein gutes Beispiel ist eine Laufrunde: Sie sprinten eine Zeit lang, als ob es um Ihr Leben ginge, und dann traben Sie weiter, ehe es zur nächsten Speed-Phase geht. Wichtig ist, dass Sie sich in den lockeren Momenten nie ganz erholen und in den Action-Abschnitten wirklich, wirklich alles geben. Achtung: HIIT ist nur für fortgeschrittene Sportler gedacht, Einsteiger blättern bitte zurück zu Kapitel 5!

Mit dieser – zugegebenermaßen schweißtreibenden – Methode können Sie Fettdepots im Vergleich zu anderen Trainingsprinzipien schneller knacken. Zum einen ist die Einheit an sich schon sehr fordernd. Entscheidender ist jedoch, dass Sie bis zu 48 Stunden nach dem HIIT-Training vom Nachbrenneffekt profitieren. Die Regeneration verbraucht ebenfalls Energie, die hauptsächlich aus den Fettdepots gespeist wird. Zu dieser Arbeit gehört auch der Ausgleich eines Sauerstoffdefizits. Wie bitte? Achten Sie mal darauf: Am Anfang einer anstrengenden Einheit atmen Sie noch nicht so schnell, obwohl es knackig zugeht. Das Hecheln kommt erst nach einiger Zeit, bis es sich auf einem gleichbleibenden Niveau einpendelt. Und am Ende japsen Sie immer noch – trotz ruhigerer Bewegungen –, um das vorher entstandene Defizit wieder auszugleichen. Experten sprechen vom EPOC-Effekt (siehe die Grafik rechts; die Abkürzung steht für „excess postexercise oxygen consumption", also vermehrte Sauerstoffaufnahme nach einer Belastung). Beim HIIT-Workout tritt dieser Effekt durch die einzelnen Intervalle mehrfach auf. Auch später nehmen Sie noch (unbemerkt) mehr Sauerstoff auf, denn dieser wird für weitere Regenerationsarbeiten gebraucht. Und dieses ständige Nachladen kostet tollerweise Kalorien, obwohl Sie schon längst auf der Couch liegen!

Sie sollten wissen: Je trainierter Sie sind, desto mehr Milliliter Sauerstoff können Sie pro Minute während einer Belastung verwerten. Diese maximale Sauerstoffkapazität zeigt an, wie ausdauerfähig Sie sind. HIIT-Training hilft Ihnen dabei, den Nutzen aus jedem einzelnen Atemzug zu vergrößern, nicht mehr so leicht außer Puste zu kommen. Schließlich ist es furchtbar unangenehm, in einem Meeting zu sitzen und nicht sprechen zu können, nur weil man im Stechschritt dorthineilen musste.

Auch der Muskelaufbau wird durch das Turbo-Training beschleunigt. Nach einer HIIT-Einheit konnten Wissenschaftler mehr Wachstumshormone und andere, den Muskelaufbau unterstützende Hormone im Blut von Trainierenden nachweisen. Eine Studie der McMaster University im kanadischen Hamilton unterstützt dieses Ergebnis: Die Probanden erzielten in 150 HIIT-Minuten pro Woche die gleichen muskulären Effekte wie eine Kontrollgruppe, die sich 630 Minuten pro Woche mit klassischem Workout fit machte. Das bedeutet für Sie: 20 bis 30 HIIT-Minuten, zwei- bis dreimal wöchentlich ausgeführt, genügen völlig.

Übrigens ist intensives Training wie eine HIIT-Einheit auch ein super Schutz vor Herzinfarkt und Schlaganfall. Eine Untersuchung der britischen University of Exeter zeigte, dass schon eine heftige 8-Minuten-Einheit auf dem Rad die negativen Auswirkungen von zu fettigem Essen auf die Blutgefäße reduziert. Deren Verstopfung beginnt oft schon in jungen Jahren und wird durch High-Fat-Genuss begünstigt. Wenn Sie sich also nicht um ein fettiges Gericht (zum Beispiel bei der Schwiegermutter) drücken können, legen Sie vorher einfach eine HIIT-Einheit ein.

Der EPOC-Effekt

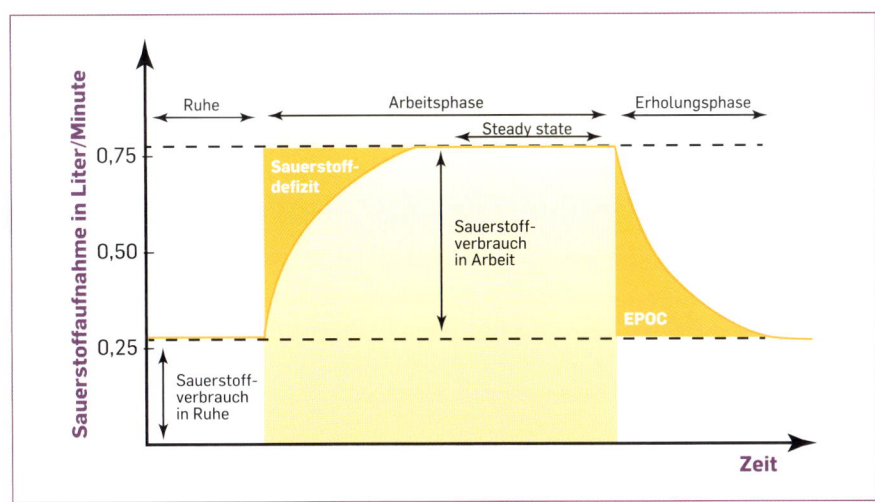

Quelle: *https://de.wikipedia.org/wiki/EPOC_(Sportwissenschaft)*

Mal tief Luft holen – der Ausgleich eines Sauerstoffdefizits nach dem Sport erhöht den Kalorienverbrauch, der EPOC-Effekt tritt ein

Die Praxis

DER TRAININGSPLAN ÜBER VIER WOCHEN						
MO	**DI**	**MI**	**DO**	**FR**	**SA**	**SO**
Kraft Po und Rumpf (siehe unten, Seite 142 und 148)	Kardio (siehe unten und Seite 137)	Pause	Kraft Beine und Arme, Schultern und Brust (siehe unten, Seite 154 und 160)	Kraft Bauch und Rücken (siehe unten, Seite 166 und 172)	Kardio (siehe unten und Seite 137)	Pause

→ Der Kardio-Teil: Das Fett-weg-Quartett

Warm-up: Wärmen Sie sich fünf Minuten lang auf, indem Sie erst eine Minute auf der Stelle marschieren, dann genauso lang die Knie auf Hüfthöhe anheben und im Anschluss diese Bewegung im Sprung ausführen. Die letzte Minute verbringen Sie im Hampelmann.

Workout: Wiederholen Sie jede der gezeigten Übungen 60 Sekunden lang. Jedoch nicht in gleichmäßigem Tempo, sondern nach dem HIIT-Prinzip.

Was das für den Einzelnen bedeutet: Wer sich nicht ganz so fit fühlt, führt jede Übung 30 Sekunden lang sehr intensiv und 30 Sekunden locker aus. Fortgeschrittene ziehen die maximale Belastung für 40 Sekunden durch und hängen noch mal 20 lockere Sekunden dran. Echte Profis geben 50 Sekunden Vollgas und erholen sich 10 Sekunden bei einer ruhigen Ausführung.

Idealerweise reihen Sie alle vier Übungen aneinander, erst dann haben Sie zwei Minuten Pause. Bleiben Sie dabei aber nicht stehen, sondern kreisen Sie die Hüften oder marschieren Sie ohne Anstrengung auf der Stelle. Im Anschluss wiederholen Sie diese Runde dreimal. Übrigens können Sie in der letzten Runde auch das Level wechseln, es geht um Ihr persönliches Belastungsempfinden. Wenn Sie in Runde 1 noch 50 Power-Sekunden geschafft haben, sind in Runde vier auch 30 Sekunden okay, sofern Sie so lange alles gegeben haben.

Cool-down: Gehen Sie noch mindestens zwei Minuten auf der Stelle und schwingen Sie die Arme locker mit.

→ Der Kraftteil: Trainingsturbos für den Figur-Feinschliff

So geht's: Wiederholen Sie das Warm-up und das Cool-down aus dem Kardio-Teil, führen Sie dazwischen die Kraftübungen in der für Sie angegebenen Wiederholungszahl aus.

→ **Der Kardio-Teil: Das Fett-weg-Quartett**

Dribbling

A

- Breiter Stand. Mit der rechten Hand die linke Faust umschließen und die Hände auf Brusthöhe halten. Die Schultern bleiben tief. Den Oberkörper leicht vorlehnen, den Po etwas nach hinten schieben, den Bauch anspannen. Kleine schnelle Schritte ausführen, die Fersen bleiben dabei in der Luft.

B

- Nach zehn weiten Schritten pro Seite zu zehn engen Schritten übergehen. Die Fersen bleiben weiterhin in der Luft. Dann wieder mit weiten Schritten fortfahren und so weiter.

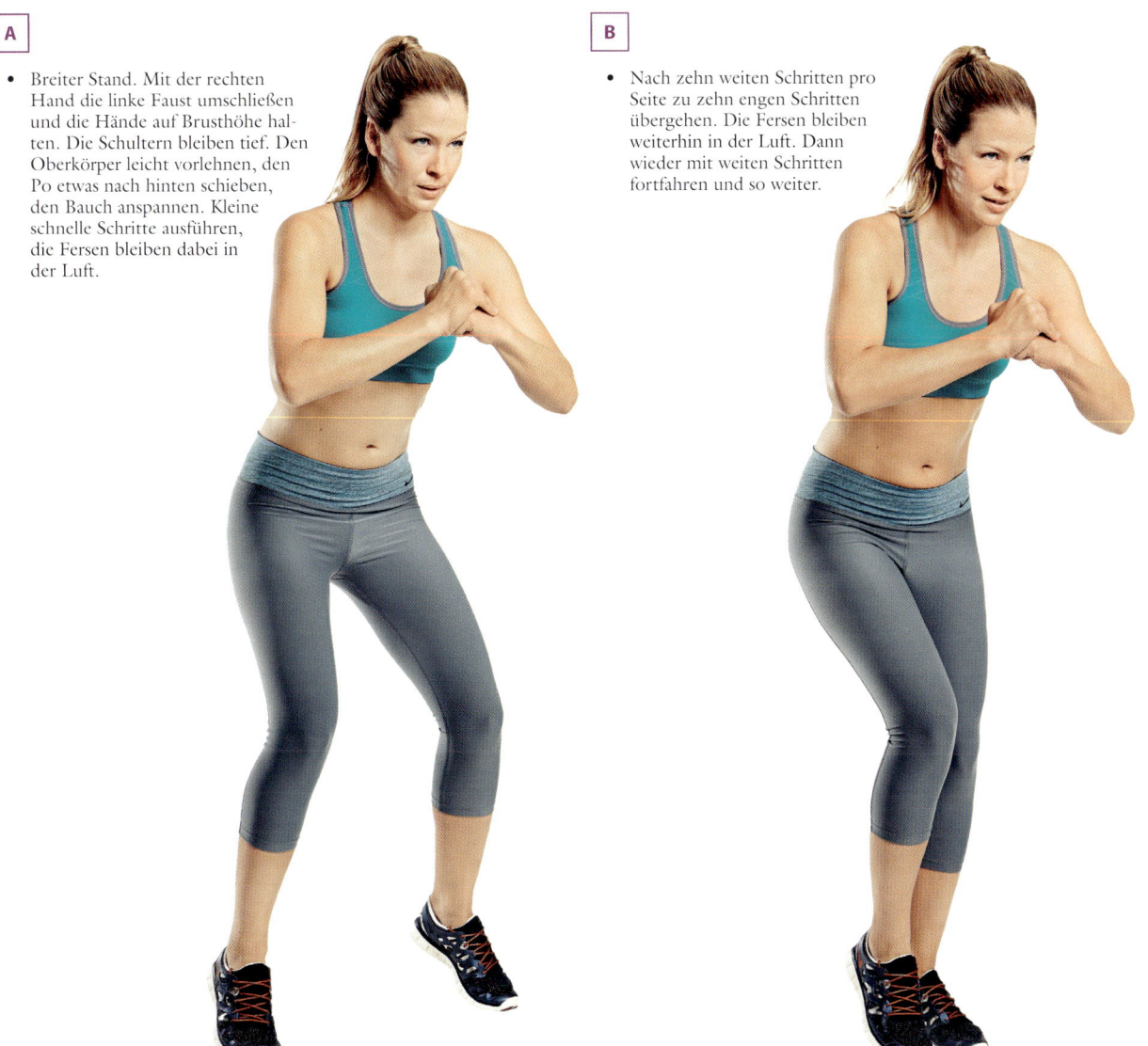

Die Shaping-Phase | KARDIO

Ausfallwechselschritte

A

- Schrittstellung, der linke Fuß ist vorn. Die Beine stark beugen, den Po absenken und den Oberkörper leicht nach vorn lehnen. Die Arme gestreckt nach hinten führen.

B

- Fest vom Boden abdrücken und senkrecht in die Luft springen. Arme zur Unterstützung mit nach oben führen. In der Flugphase die Schrittstellung wechseln, der rechte Fuß landet also vorn.

C

- Wieder tief in die Knie gehen.

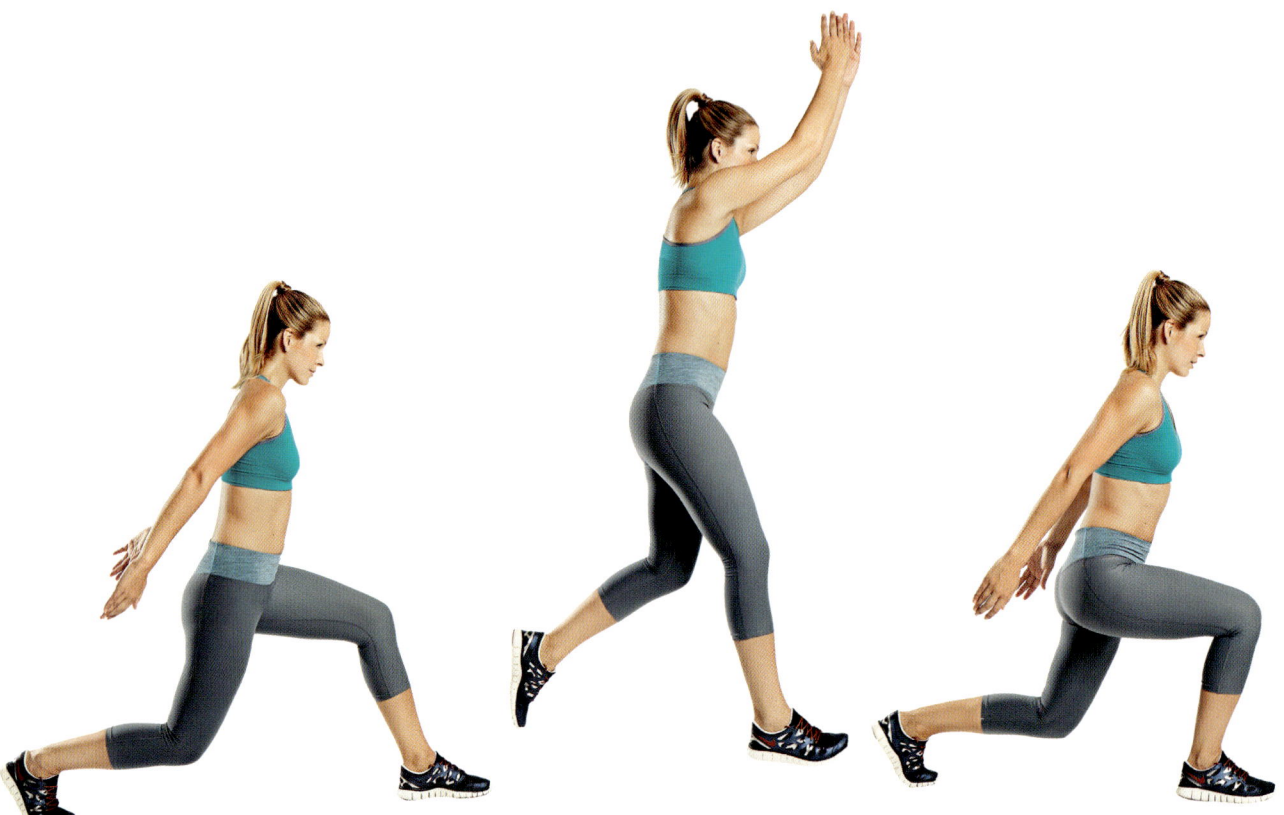

Brett mit diagonalem Beinzug

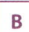

- Eine Liegestützposition einnehmen: Die Hände sind unter den Schultern, der Rücken ist gerade und der Bauch ist angespannt. Jetzt das linke Knie zum rechten Ellbogen führen.

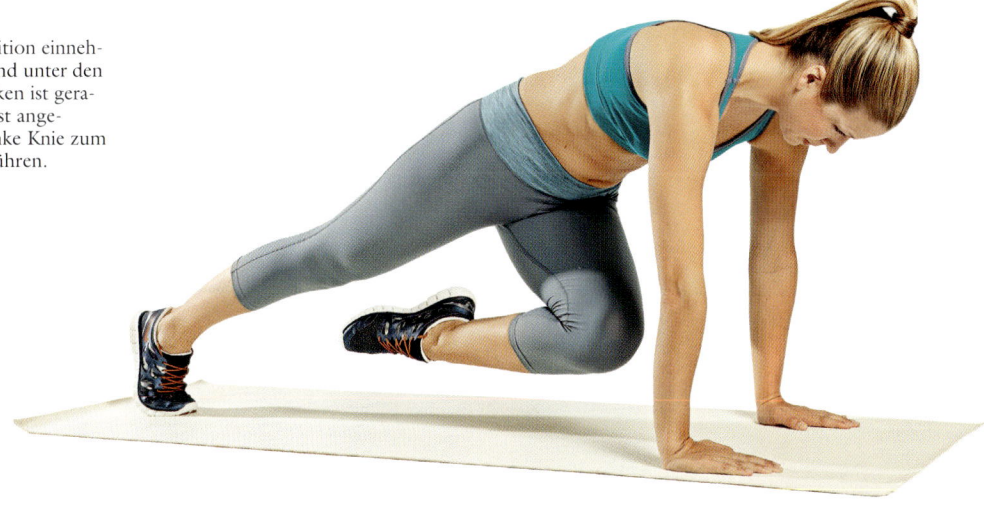

B

- Den linken Fuß wieder absetzen und das rechte Knie zum linken Ellbogen führen.

Armsteigen

A

- Eine Unterarmstütz-Position einnehmen. Die Unterarme liegen dazu auf dem Boden auf, die Ellbogen sind unter den Schultern, der Rücken ist gerade und der Bauch ist fest angespannt.

B

- Die linke Handfläche unterhalb der Schulter aufsetzen.

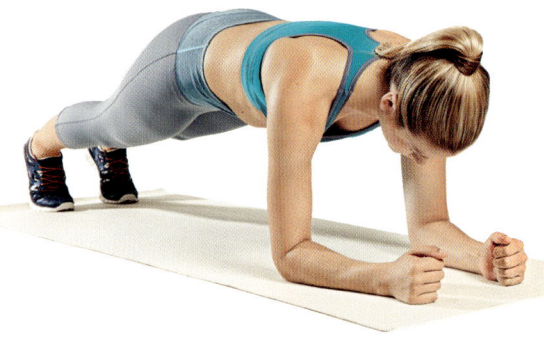

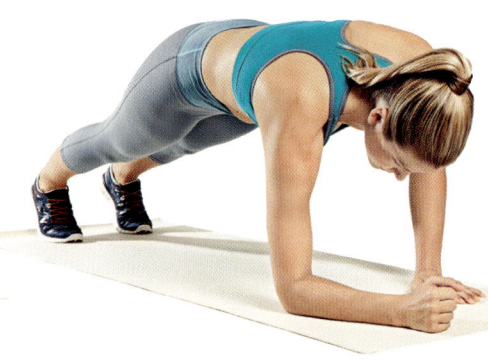

C

- Die rechte Handfläche ebenfalls aufsetzen und den Körper in die Liegestützposition hochdrücken.

D

- Auf den linken Unterarm absenken, den rechten nachziehen. Den Ablauf zügig wiederholen.

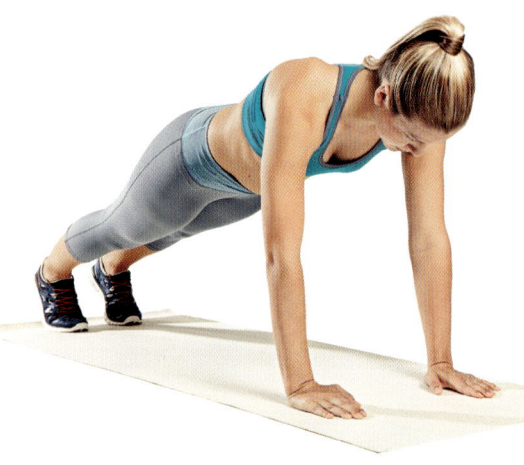

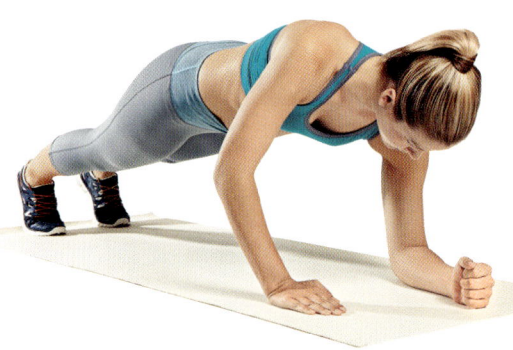

Der Kardioteil

Die Übungen auf einen Blick

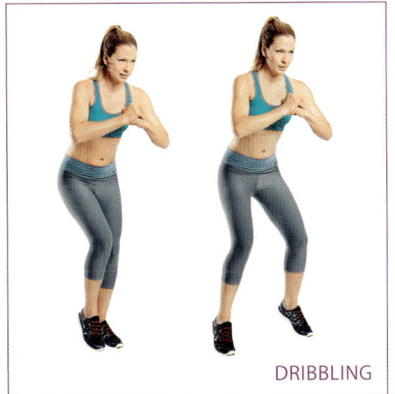

DRIBBLING

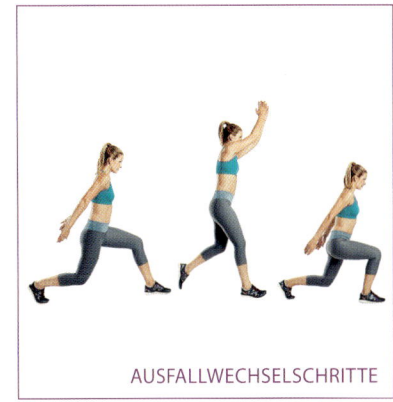

AUSFALLWECHSELSCHRITTE

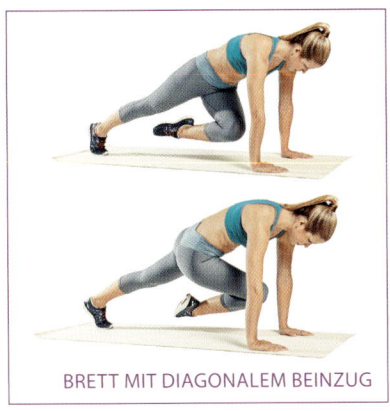

BRETT MIT DIAGONALEM BEINZUG

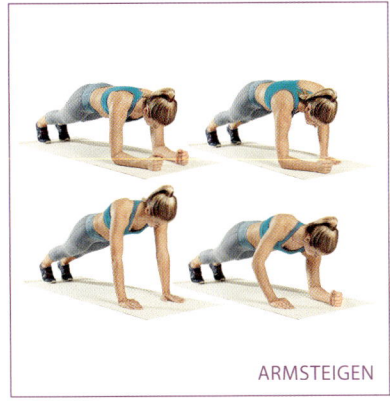

ARMSTEIGEN

Die Shaping-Phase | KRAFT: PO

→ Der Kraftteil: Schwerpunkt Po

Repeater

A

- Ein Handtuch mehrmals falten und auf den Boden legen. Mit dem linken Fuß auf das Handtuch stellen und mit dem rechten Fuß einen Schritt zurückgehen. Den rechten Arm dabei nach vorn, den linken nach hinten führen und halten.

B

- Das rechte Knie nach vorn auf Hüfthöhe ziehen, die Arme schwingen gegengleich mit. Den Fuß sofort wieder nach hinten absetzen. Nach den vorgegebenen Wiederholungen die Übung mit dem anderen Bein ausführen.

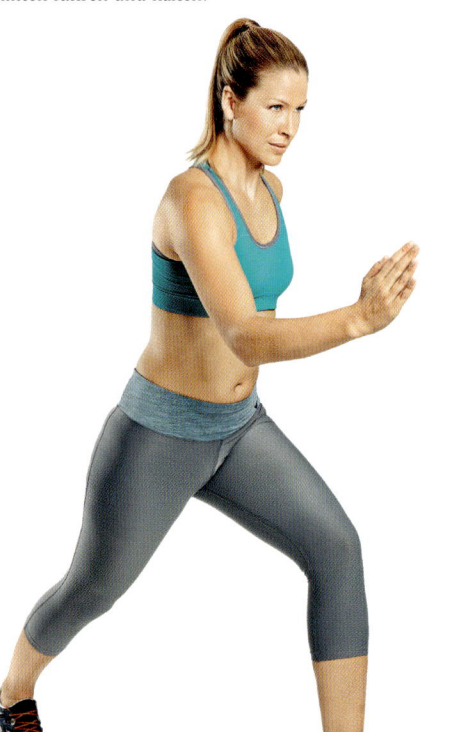

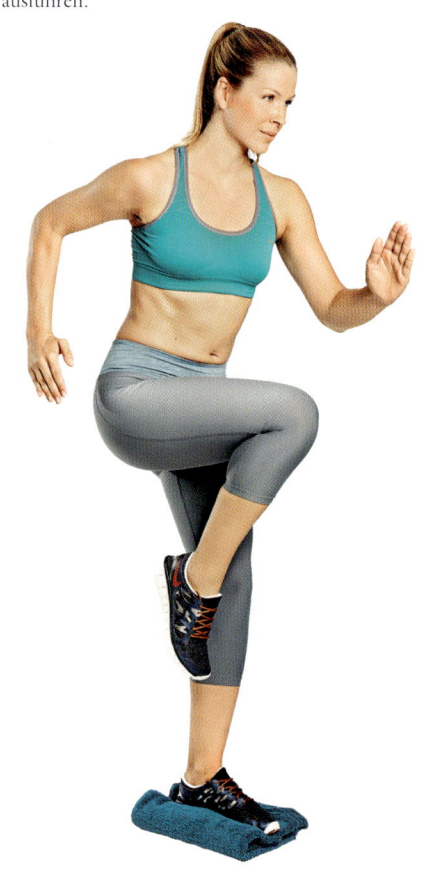

TO-DO: Anfängerinnen führen die Übung zwei Runden lang, Fortgeschrittene über drei Runden in einem flüssigen Ablauf aus. In der ersten Runde stehen 10 Wiederholungen je Seite an, in der zweiten 15 je Seite und Fortgeschrittene legen in der dritten Runde noch einmal 15 Wiederholungen drauf. Zwischen den Runden 10 bis 20 Sekunden pausieren und die Beine ausschütteln.

Fußpendel in der Standwaage

- Hüftbreiter Stand, die Hände in die Hüften stützen. Den Oberkörper weit vorbeugen und das linke Bein nach hinten ausstrecken. Mit dem Fuß kleine Kreise ausführen, die immer größer werden. Nach Ablauf der vorgegebenen Zeit die Richtung wechseln und die Kreise immer kleiner werden lassen.

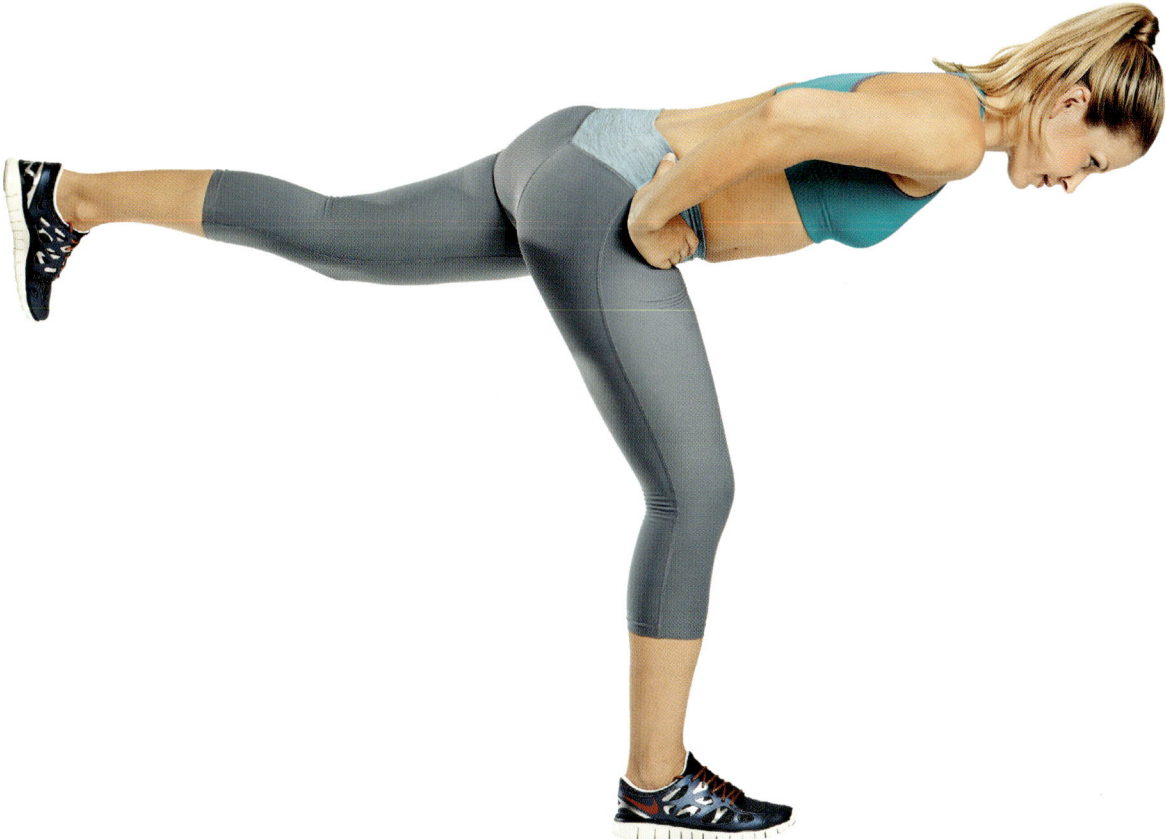

TO-DO: Anfängerinnen führen die Übung zwei Runden lang, Fortgeschrittene über drei Runden in einem flüssigen Ablauf aus. In der ersten Runde stehen 8 Wiederholungen an, in der zweiten 12 und Fortgeschrittene legen in der dritten Runde noch einmal 15 Wiederholungen drauf. Zwischen den Runden 10 bis 20 Sekunden pausieren und die Beine ausschütteln.

Ballerina-Baum

A

- Hüftbreiter Stand. Den rechten Arm nach oben, den linken auf Schulterhöhe zur Seite ausstrecken. Die linke Fußinnenkante an die rechte Kniekehle führen, das linke Knie zeigt nach außen.

B

- Ohne die Haltung des Oberkörpers zu verändern, das linke Bein nach hinten ausstrecken. Zwei Atemzüge halten, dann zurück zu Position A gehen. Nach Ablauf der vorgegebenen Zeit die Übung mit dem anderen Bein ausführen.

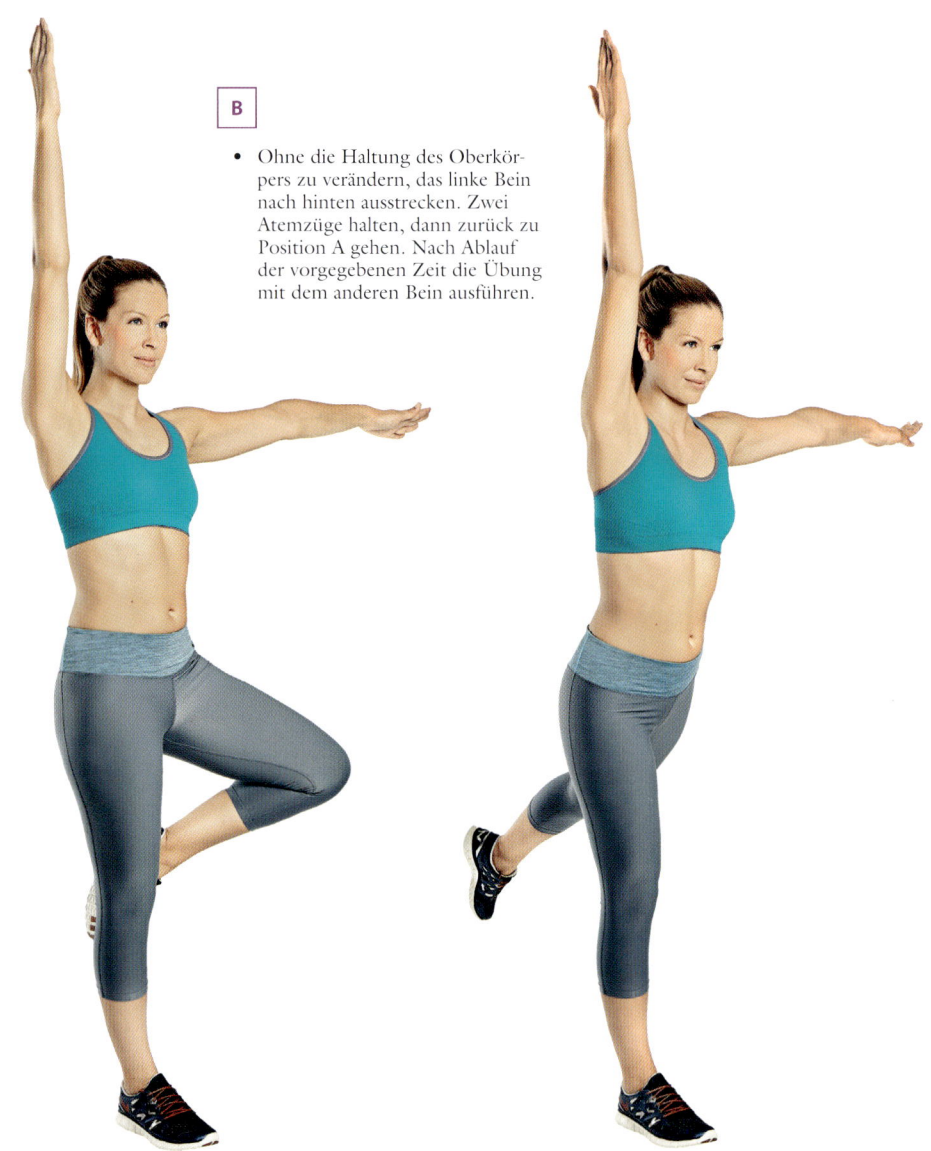

TO-DO: Anfängerinnen führen die Übung zwei Runden lang, Fortgeschrittene über drei Runden in einem flüssigen Ablauf aus. In der ersten Runde stehen 10 Wiederholungen je Seite an, in der zweiten 15 je Seite und Fortgeschrittene legen in der dritten Runde noch einmal 15 Wiederholungen je Seite drauf. Zwischen den Runden 10 bis 20 Sekunden pausieren und die Beine dabei lockern.

Kickbacks über Kreuz

A

- Hinknien und die Unterarme aufstützen. Der Oberkörper fällt leicht nach vorn ab. Das linke Bein nach hinten ausstrecken.

B

- Das linke Knie außen neben den rechten Unterschenkel führen. Das Bein wieder nach hinten ausstrecken. Nach den vorgegebenen Wiederholungen die Übung mit dem anderen Bein ausführen.

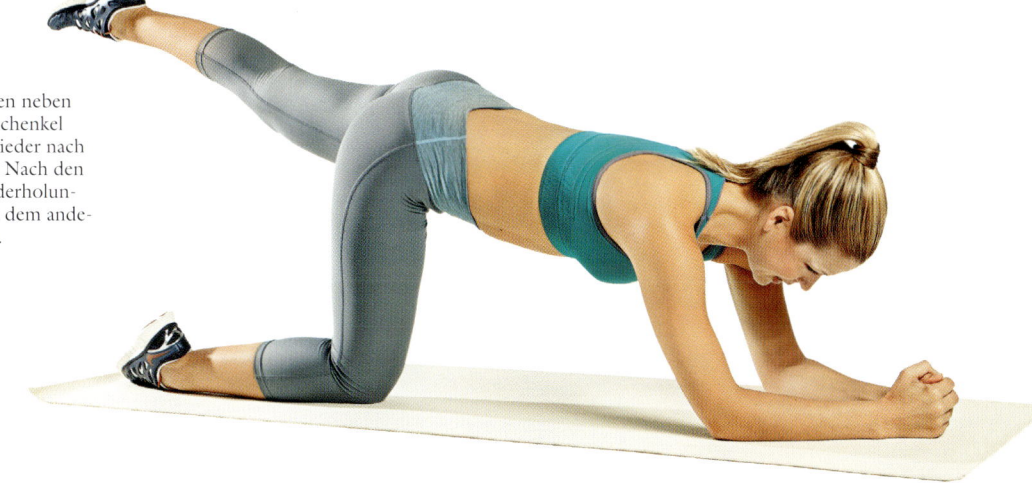

TO-DO: Anfängerinnen führen die Übung zwei Runden lang, Fortgeschrittene über drei Runden in einem flüssigen Ablauf aus. In der ersten Runde stehen 10 Wiederholungen an, in der zweiten 15 und Fortgeschrittene legen in der dritten Runde noch einmal 15 Wiederholungen drauf. Zwischen den Runden 10 bis 20 Sekunden pausieren und die Beine dabei lockern.

Angewinkeltes Beinheben

A

- In Bauchlage die Stirn auf den Handrücken ablegen. Die Beine strecken und einige Zentimeter über dem Boden halten.

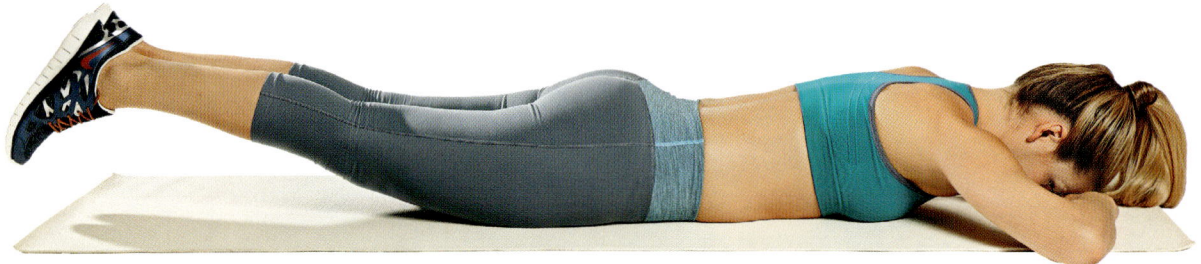

B

- Die Unterschenkel anwinkeln, die Fersen zeigen zur Decke. Dabei den Po fest anspannen und die Oberschenkel ein Stück vom Boden lösen. Absenken, aber nicht ablegen.

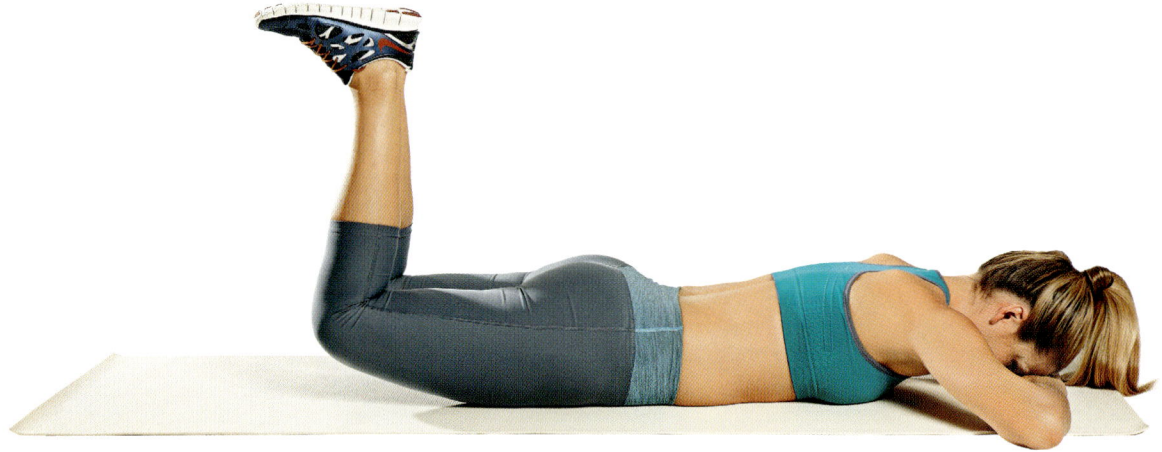

TO-DO: Anfängerinnen führen die Übung zwei Runden lang, Fortgeschrittene über drei Runden aus. In der ersten Runde stehen 10 Wiederholungen an, in der zweiten 15 und Fortgeschrittene legen in der dritten Runde noch einmal 15 Wiederholungen drauf. Zwischen den Runden 10 bis 20 Sekunden pausieren, Beine und Po dabei lockern.

Der Kraftteil: Schwerpunkt Po
Die Übungen auf einen Blick

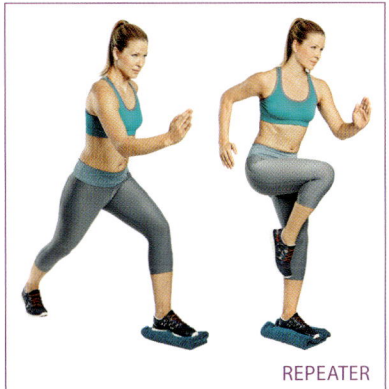

REPEATER

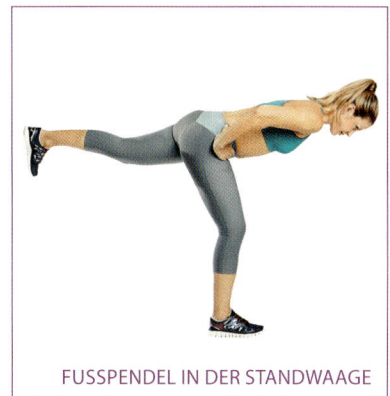

FUSSPENDEL IN DER STANDWAAGE

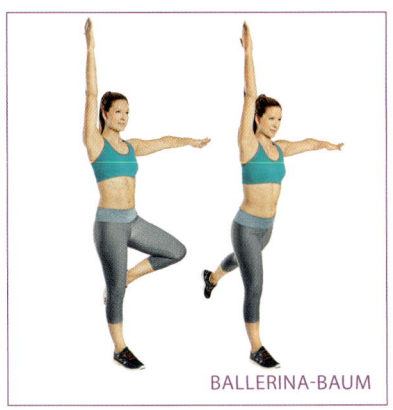

BALLERINA-BAUM

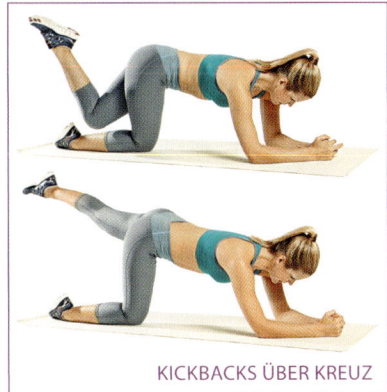

KICKBACKS ÜBER KREUZ

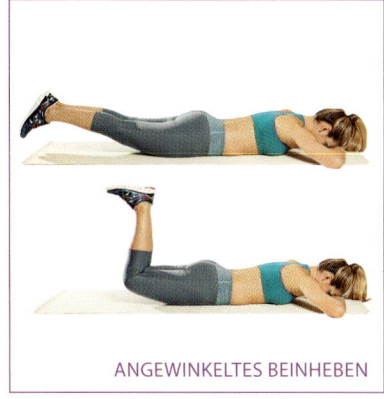

ANGEWINKELTES BEINHEBEN

→ **Der Kraftteil: Schwerpunkt Rumpf**

Kniebeugen mit Rumpfdrehung

A

- Hüftbreiter Stand. Die Finger ineinander verhaken und die angewinkelten Arme auf Brusthöhe halten. Die Beine beugen und den Po absenken, als ob Sie sich auf einen Stuhl setzen würden.

B

- Den Oberkörper so weit wie möglich zur rechten Seite drehen. Die Schultern bleiben tief. Dann über die Mitte zur linken Seite drehen.

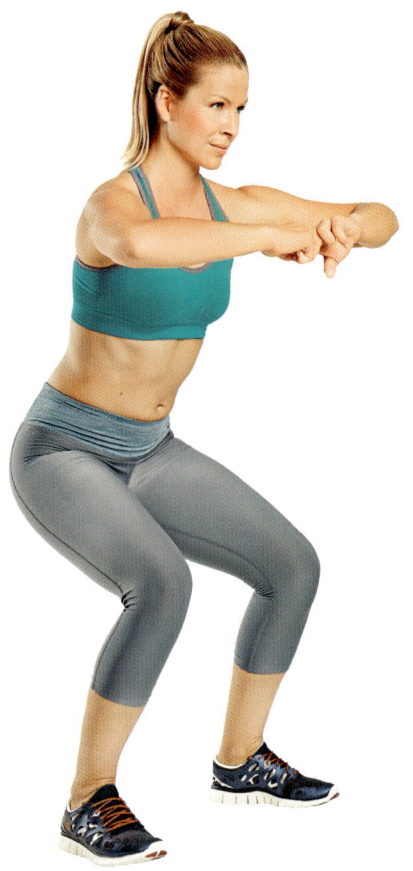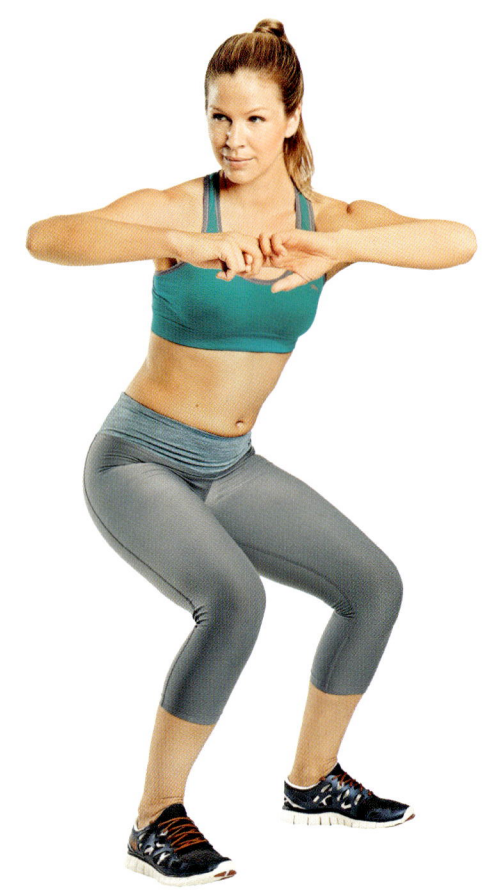

TO-DO: Anfängerinnen führen die Übung zwei Runden lang, Fortgeschrittene über drei Runden in einem flüssigen Ablauf aus. In der ersten Runde stehen 8 Wiederholungen je Seite an, in der zweiten 12 je Seite und Fortgeschrittene legen in der dritten Runde 15 Wiederholungen je Seite drauf. Zwischen den Runden 10 bis 20 Sekunden Pause einlegen und die Beine dabei lockern.

Armsteigen

- Eine Unterarmstütz-Position einnehmen. Die Unterarme liegen dazu auf dem Boden auf, die Ellbogen sind unter den Schultern, der Rücken ist gerade und der Bauch ist fest angespannt.

B

- Die linke Handfläche unterhalb der Schulter aufsetzen.

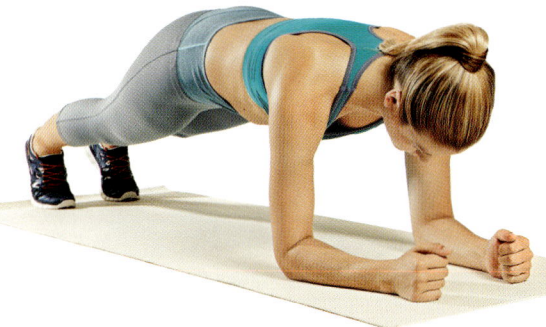

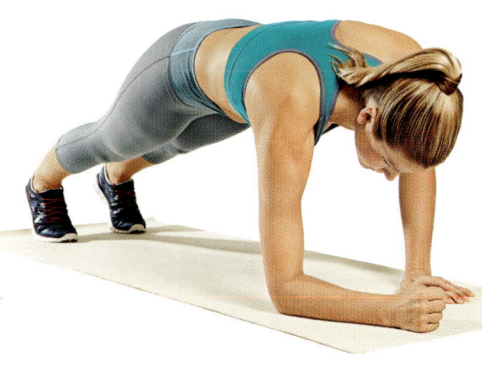

C

- Die rechte Handfläche ebenfalls aufsetzen und den Körper in die Liegestützposition hochdrücken.

D

- Auf den linken Unterarm absenken, den rechten nachziehen. Den Ablauf zügig wiederholen.

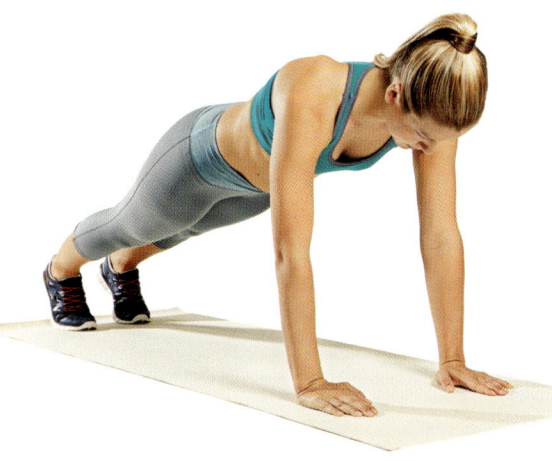

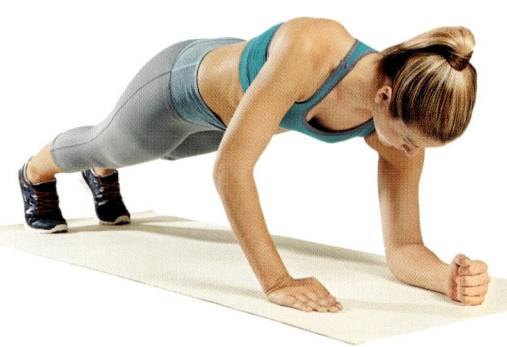

TO-DO: Anfängerinnen führen die Übung zwei Runden lang, Fortgeschrittene über drei Runden in einem flüssigen Ablauf aus. In der ersten Runde 15 Sekunden lang wiederholen, in der zweiten 20 Sekunden. Fortgeschrittene geben in der dritten Runde erneut für 20 Sekunden Gas. Zwischen den Runden eine kurze Pause einlegen.

Roll-ups

A

- Auf den Boden setzen. Die Füße bequem aufstellen. Die Hände um die Knie legen und die Beine anheben. Dabei den Bauch anspannen und den Rücken gerade halten.

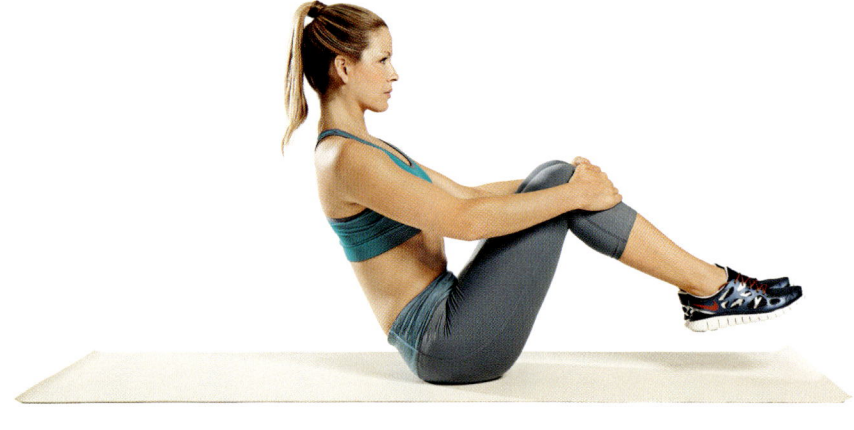

B

- Den Rücken runden und nach hinten abrollen.

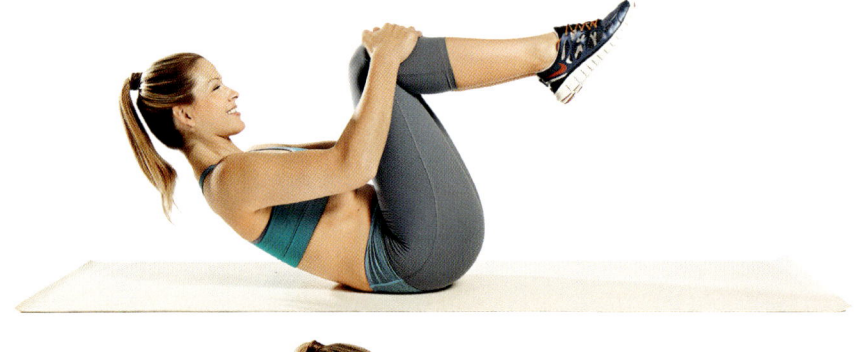

C

- Sofort wieder aufrollen und die sitzende Haltung kurz einfrieren. Die Arme seitlich neben den Unterschenkeln ausstrecken, die Handflächen zeigen nach oben. Die Bauchspannung halten. Dann die Hände wieder an die Knie legen und zur nächsten Wiederholung ansetzen.

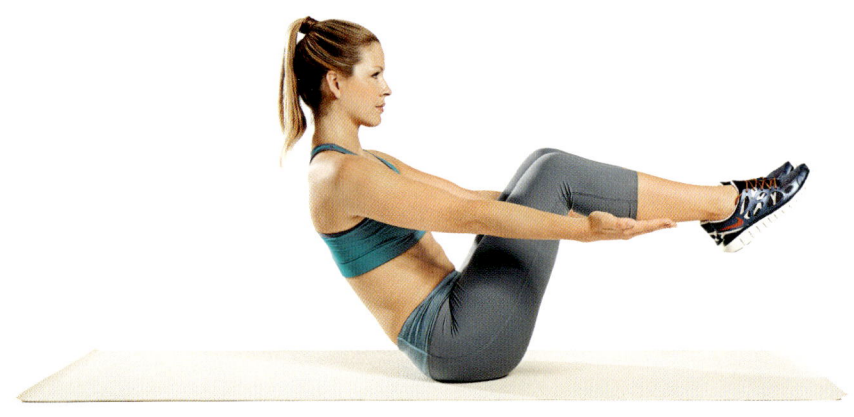

TO-DO: Anfängerinnen führen die Übung zwei Runden lang, Fortgeschrittene über drei Runden in einem flüssigen Ablauf aus. In der ersten Runde stehen 10 Wiederholungen an, in der zweiten 15 und Fortgeschrittene legen in der dritten Runde noch einmal 15 Wiederholungen drauf. Zwischen den Runden 10 bis 20 Sekunden Pause einlegen.

Seitstütz

- Auf die rechte Seite legen und die Beine ausstrecken. Den rechten Unterarm auf dem Boden aufstützen, sodass sich der rechte Ellbogen unter der Schulter befindet. Die linke Hand in die Hüfte stützen. Das Gewicht auf den Unterarm verlagern und den gesamten Körper anheben, bis er eine Linie bildet. Die Position halten.

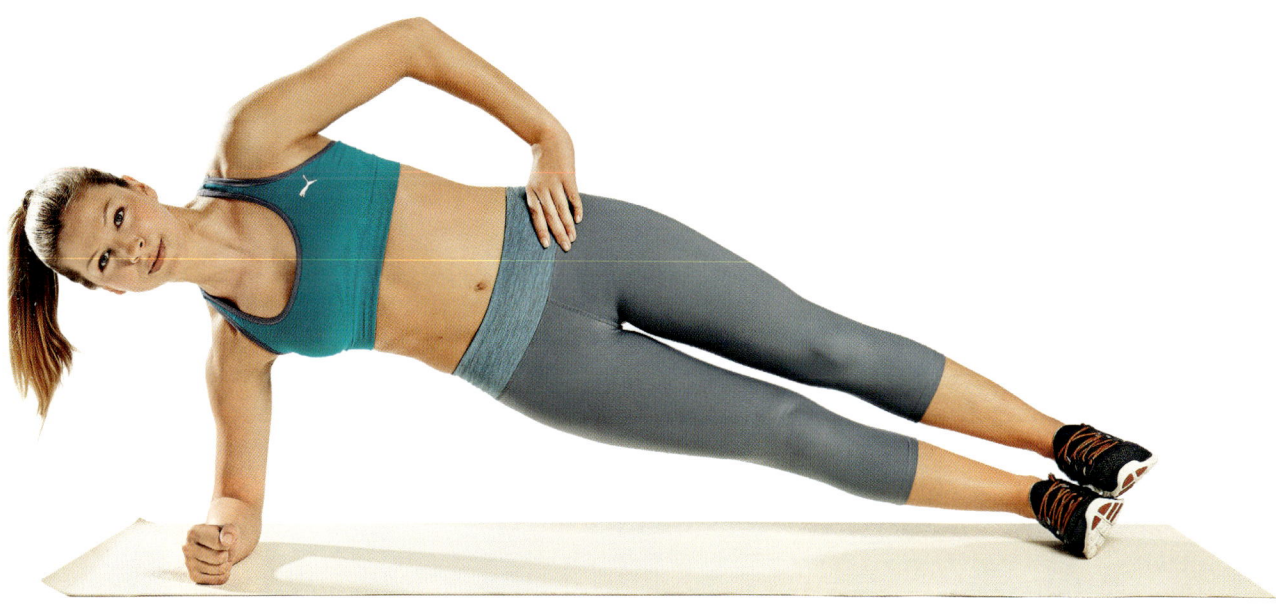

TO-DO: Anfängerinnen führen die Übung zwei Runden lang, Fortgeschrittene über drei Runden in einem flüssigen Ablauf aus. In der ersten Runde stehen 8 Wiederholungen an, in der zweiten 12 und Fortgeschrittene legen in der dritten Runde noch einmal 15 Wiederholungen drauf. Zwischen den Runden 10 bis 20 Sekunden pausieren und die Beine ausschütteln.

Die Shaping-Phase | KRAFT: RUMPF

Seestern

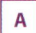

- Hinsetzen, die Füße bequem aufstellen. Die Arme nach vorn ausstrecken und halten. Den Oberkörper etwas nach hinten lehnen, die Füße vom Boden lösen und einige Zentimeter über dem Boden halten.

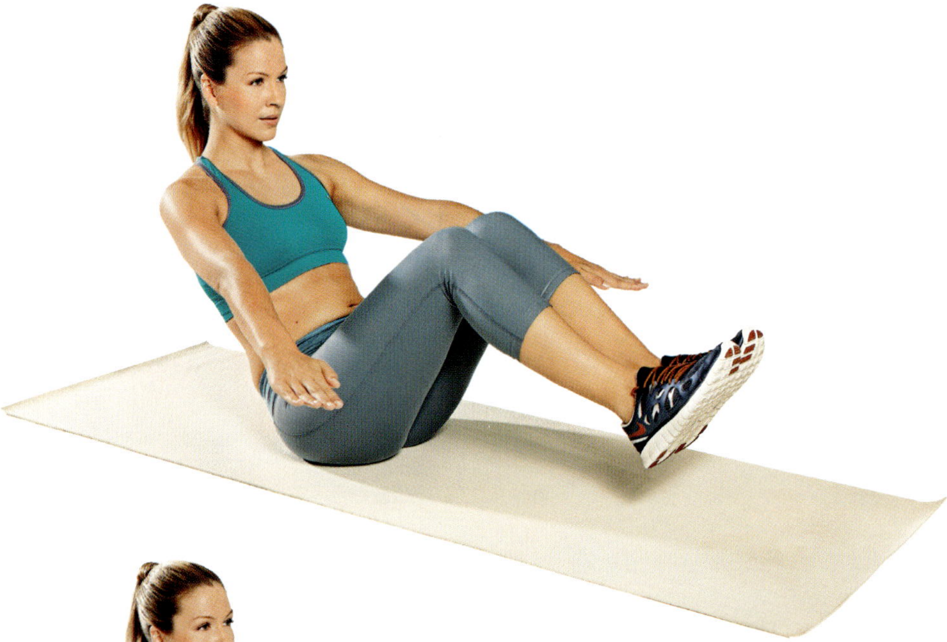

- Den Bauch fest anspannen, Arme und Beine seitlich ausstrecken. Die Zehen zu den Schienbeinen ziehen, die Handflächen zeigen nach oben. Kurz halten, dann zurück zur Ausgangsposition.

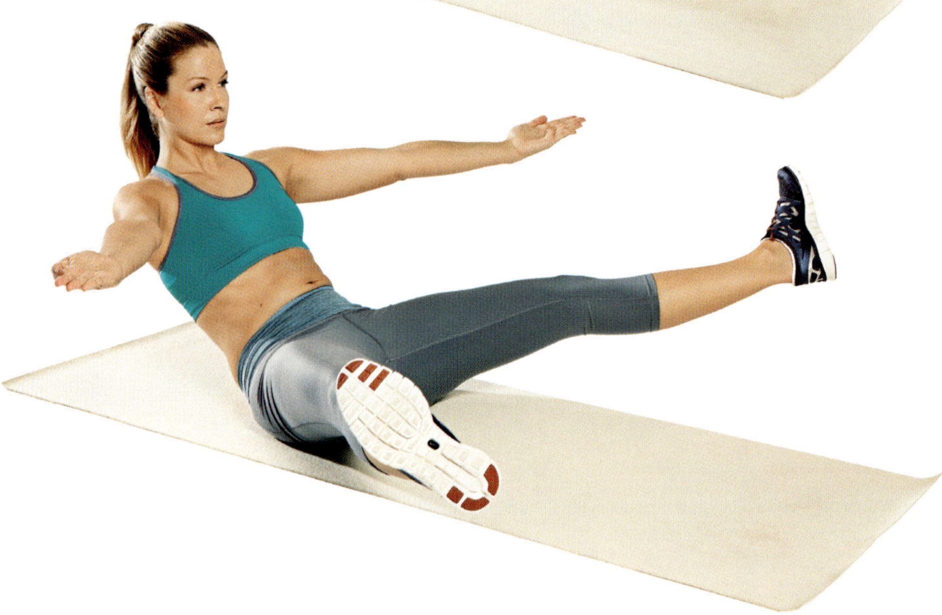

TO-DO: Anfängerinnen führen die Übung zwei Runden lang, Fortgeschrittene über drei Runden in einem flüssigen Ablauf aus. In der ersten Runde stehen 8 Wiederholungen an, in der zweiten 12 und Fortgeschrittene legen in der dritten Runde 15 Wiederholungen drauf. Zwischen den Runden 10 bis 20 Sekunden pausieren.

Der Kraftteil: Schwerpunkt Rumpf
Die Übungen auf einen Blick

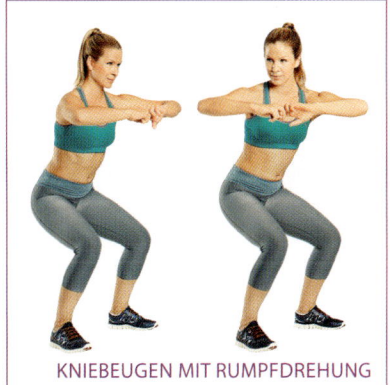

KNIEBEUGEN MIT RUMPFDREHUNG

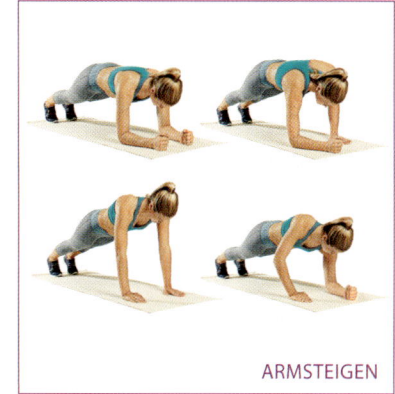

ARMSTEIGEN

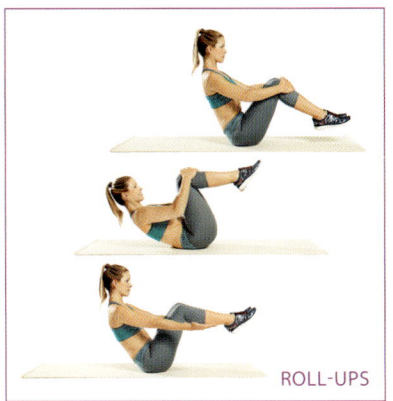

ROLL-UPS

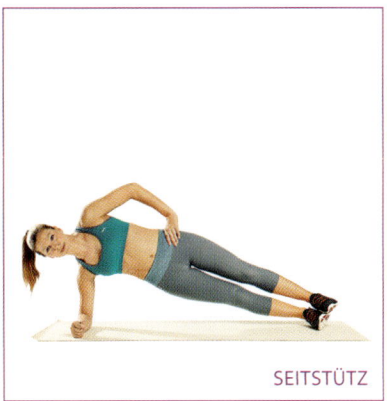

SEITSTÜTZ

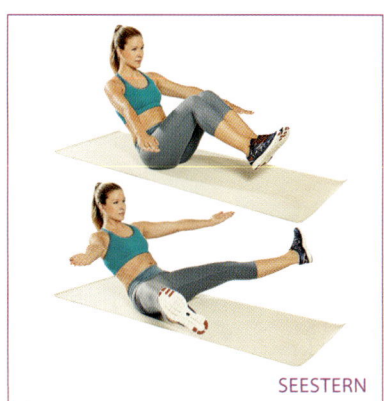

SEESTERN

Die Shaping-Phase | KRAFT: BEINE

→ Der Kraftteil: Schwerpunkt Beine

Dribbling

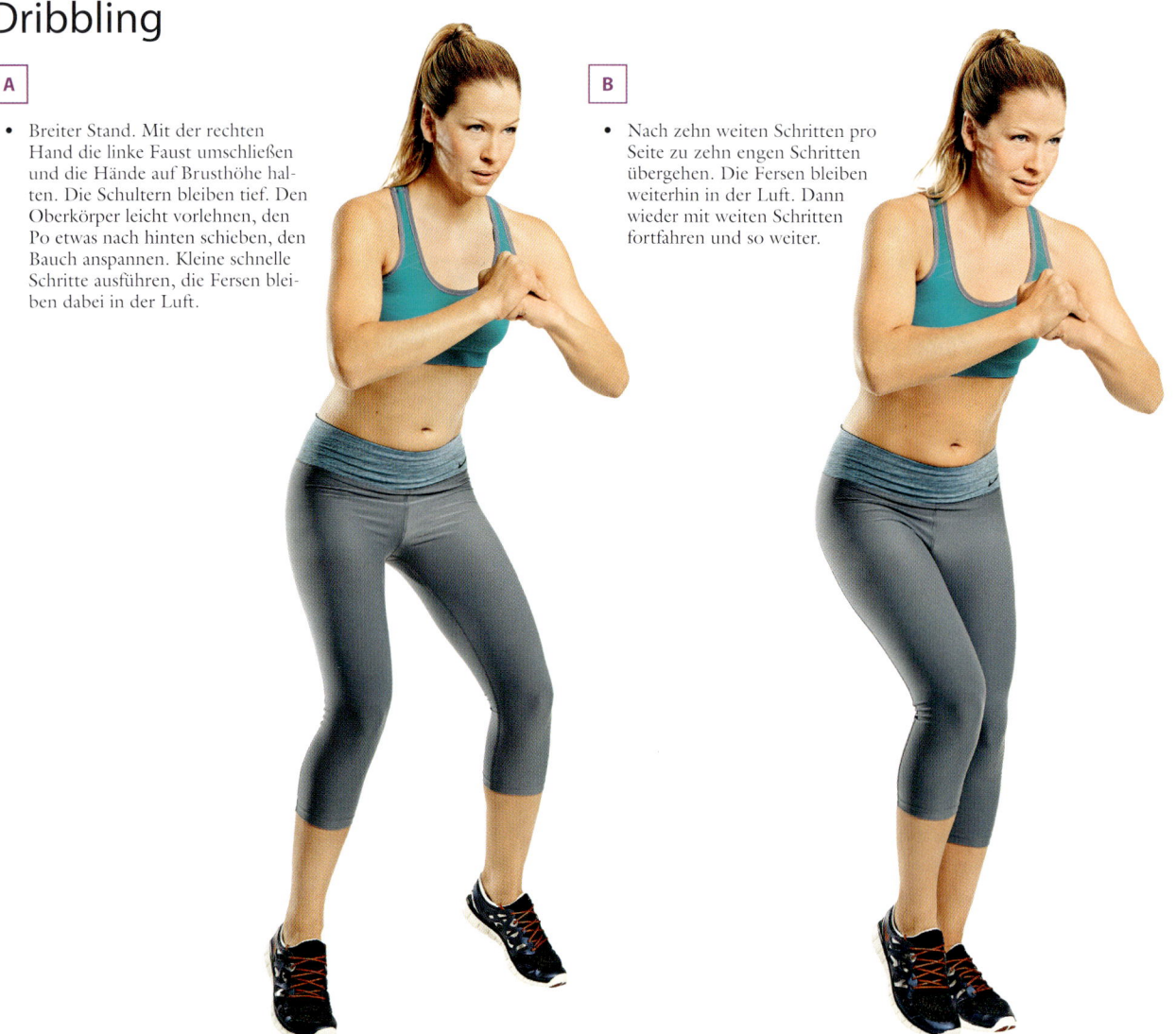

A

- Breiter Stand. Mit der rechten Hand die linke Faust umschließen und die Hände auf Brusthöhe halten. Die Schultern bleiben tief. Den Oberkörper leicht vorlehnen, den Po etwas nach hinten schieben, den Bauch anspannen. Kleine schnelle Schritte ausführen, die Fersen bleiben dabei in der Luft.

B

- Nach zehn weiten Schritten pro Seite zu zehn engen Schritten übergehen. Die Fersen bleiben weiterhin in der Luft. Dann wieder mit weiten Schritten fortfahren und so weiter.

TO-DO: Anfängerinnen führen die Übung zwei Runden lang, Fortgeschrittene drei Runden lang zügig aus. In der ersten Runde stehen 10 Sekunden Action an, in der zweiten 20 Sekunden und in der dritten 30 Sekunden. Zwischen den Runden 10 bis 20 Sekunden Pause einlegen.

Ausfallwechselschritte

A

- Schrittstellung, der linke Fuß ist vorn. Die Beine stark beugen, den Po absenken und den Oberkörper leicht nach vorn lehnen. Die Arme gestreckt nach hinten führen.

B

- Fest vom Boden abdrücken und senkrecht in die Luft springen. Arme zur Unterstützung mit nach oben führen. In der Flugphase die Schrittstellung wechseln, der rechte Fuß landet also vorn.

C

- Wieder tief in die Knie gehen.

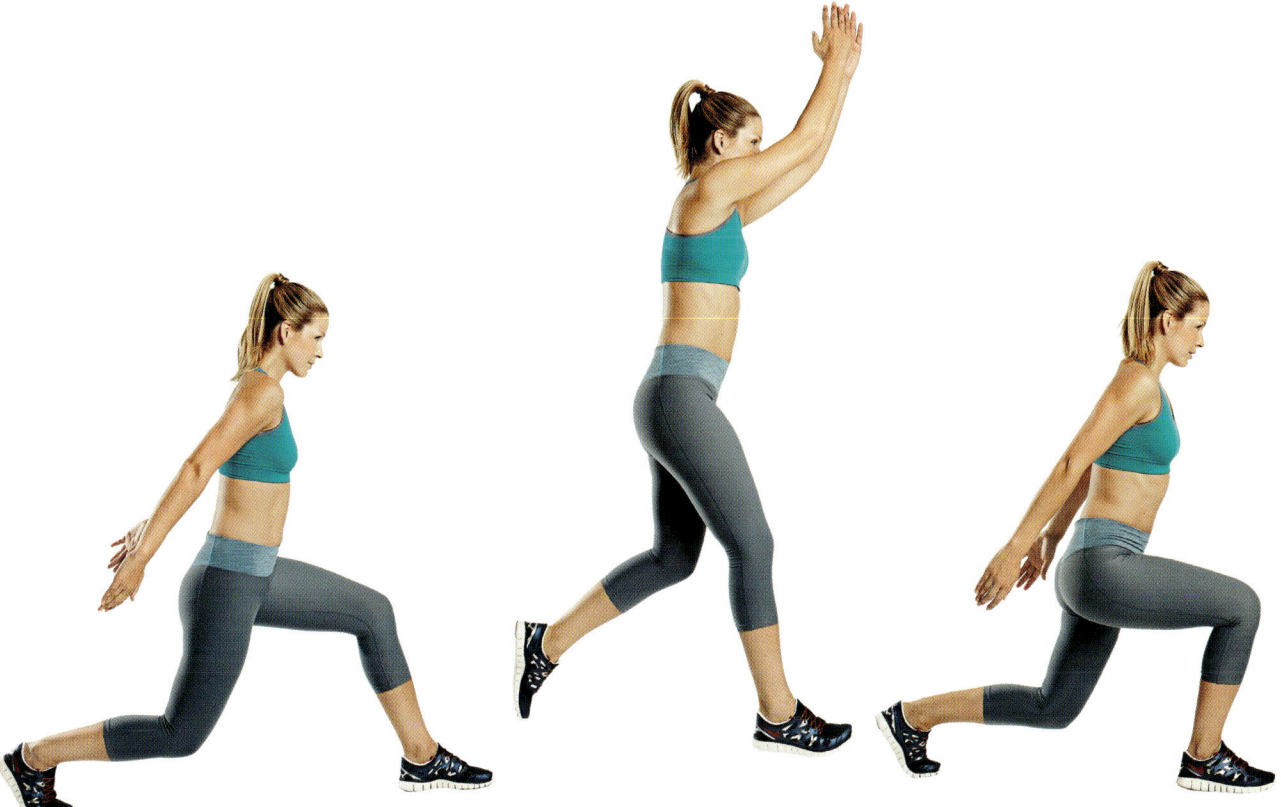

TO-DO: Anfängerinnen führen die Übung zwei Runden lang, Fortgeschrittene über drei Runden in einem gleichmäßigen Tempo aus. In der ersten Runde sind 10 Wiederholungen gefragt, in der zweiten 15 und in der dritten 20 Wiederholungen. Zwischen den Runden die Beine kurz auslockern.

Hebe-Tritt-Kombinationen

- Hüftbreiter Stand. Die Hände zu Fäusten ballen und unterhalb des Kinns halten. Die Ellbogen zeigen zum Boden. Das Gewicht auf das linke Bein verlagern. Das rechte Knie so hoch wie möglich ziehen, dabei auch die Zehen anziehen.

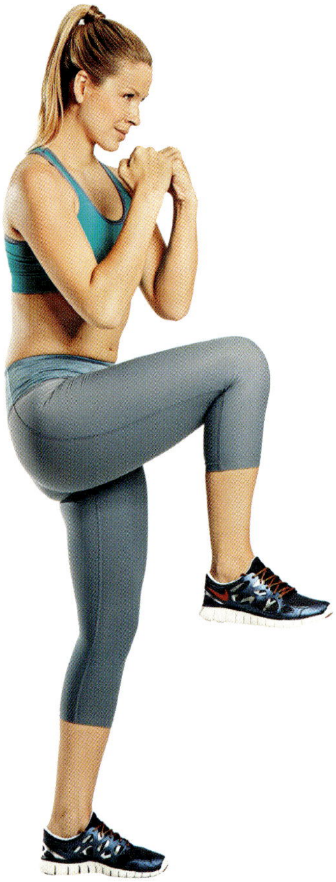

- Aus dieser Position heraus mit dem rechten Bein weit nach hinten kicken und den Oberkörper nach vorn lehnen. Zur besseren Balance die Arme senkrecht nach unten ausstrecken. Achten Sie darauf, dass sich die Hüfte möglichst nicht nach außen dreht – dazu den Bauch fest anspannen. Sofort zurück in die Ausgangsstellung gehen. Nach den vorgegebenen Wiederholungen die Schrittstellung wechseln und die Übung erneut ausführen.

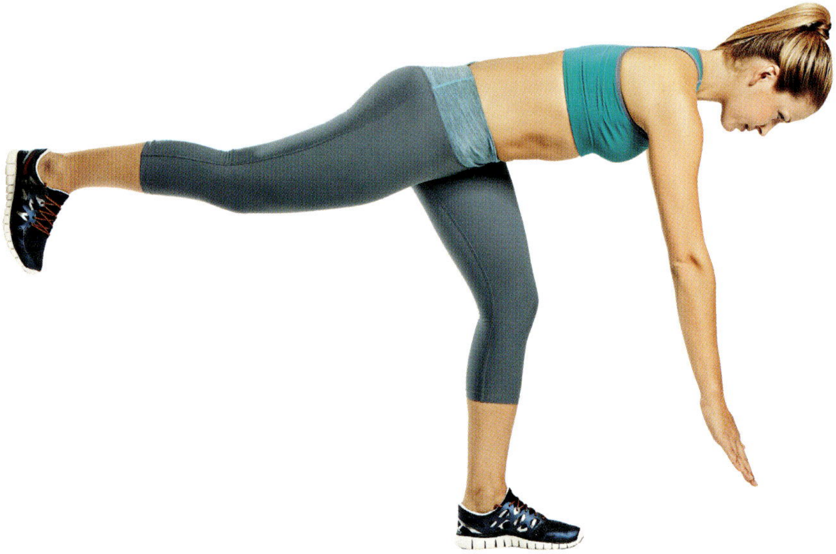

TO-DO: Anfängerinnen führen die Übung zwei Runden, Fortgeschrittene drei Runden in maximalem Tempo aus. In der ersten Runde 10 Sekunden lang wiederholen, in der zweiten sind 20 Sekunden dran und die Fortgeschrittenen halten noch einmal 30 Sekunden durch. Zwischen den Runden 10 bis 20 Sekunden Pause einlegen.

Weite Kniebeugen

- Weiter Stand. Die Hände in die Hüften stützen.

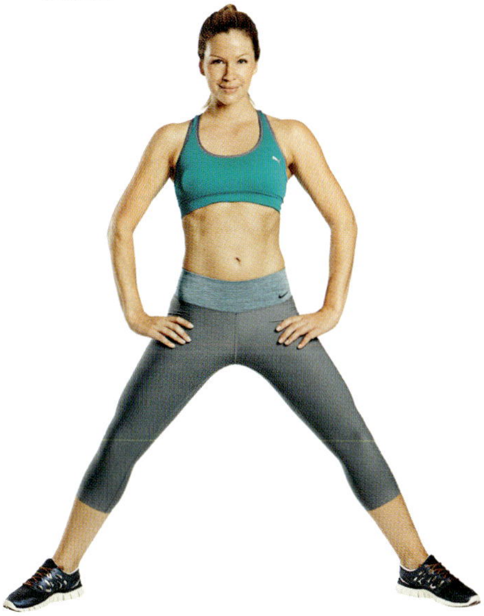

- Die Beine beugen und den Körper absenken. In der tiefsten Position die rechte Ferse anheben.

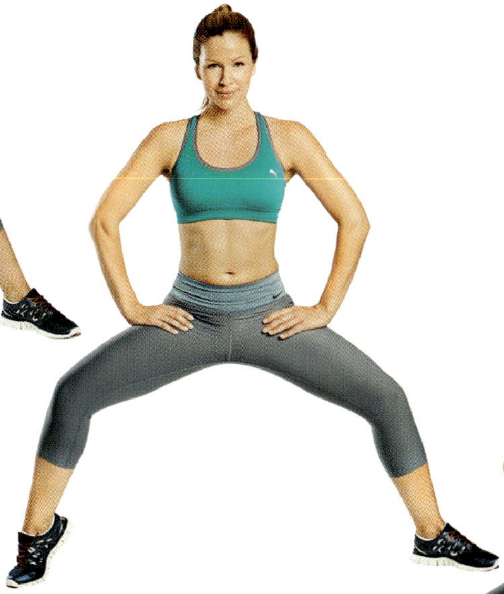

C

- Drei Sekunden später auch die linke Ferse anheben. Nach weiteren drei Sekunden erst die rechte Ferse absetzen, dann die linke. Die Beine strecken und den Körper wieder aufrichten.

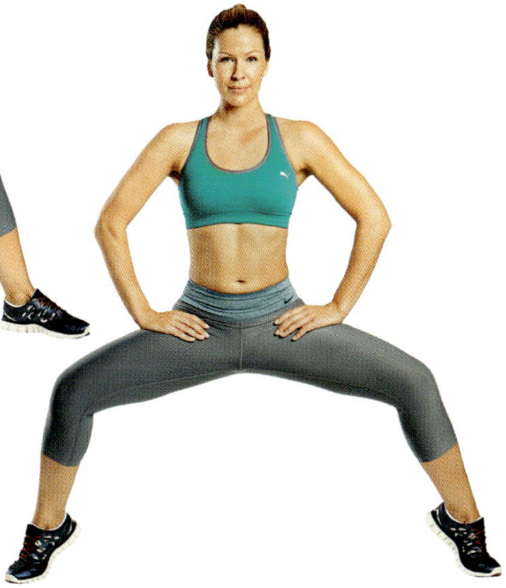

TO-DO: Anfängerinnen führen den gesamten Ablauf über zwei Runden, Fortgeschrittene über drei Runden in maximalem Tempo aus. Die erste Runde dauert 12 Sekunden, die zweite 24 Sekunden. Die Fortgeschrittenen halten weitere 36 Sekunden durch. Zwischen den Runden 10 bis 20 Sekunden Pause einlegen.

Beinkreisel in Seitenlage

- Auf die rechte Seite legen und den Kopf bequem auf die rechte Hand stützen. Die linke Hand liegt locker vor der Brust auf dem Boden. Das obere Bein anheben, sodass die Beine parallel zueinander sind. Nun mit dem oberen Fuß 20 Sekunden lang kleine kreisende Bewegungen ausführen, die stetig größer werden. Dann für 20 Sekunden in die andere Richtung kreisen und wieder kleiner werden.

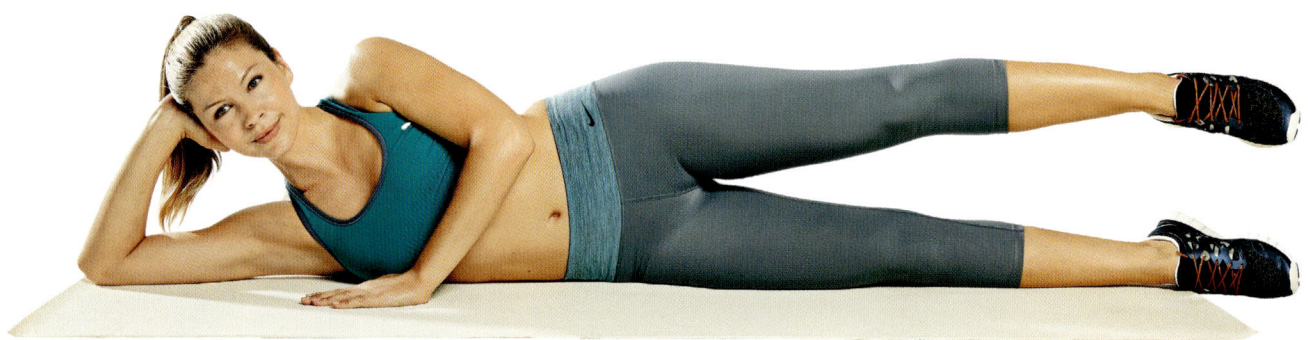

TO-DO: Anfängerinnen führen die Übung für zwei Runden, Fortgeschrittene für drei Runden aus. In der ersten Runde 10 Wiederholungen je Seite ausführen, in der zweiten sind 15 Wiederholungen je Seite und in der dritten 20 Wiederholungen je Seite dran. Zwischen den Runden 10 bis 20 Sekunden Pause einlegen.

Der Kraftteil: Schwerpunkt Beine
Die Übungen auf einen Blick

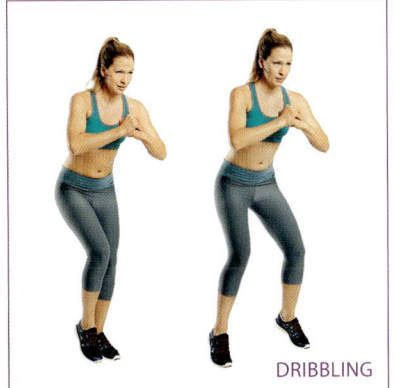

DRIBBLING

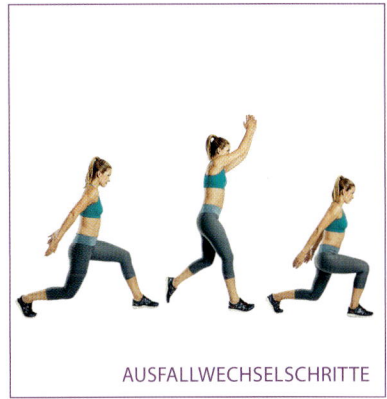

AUSFALLWECHSELSCHRITTE

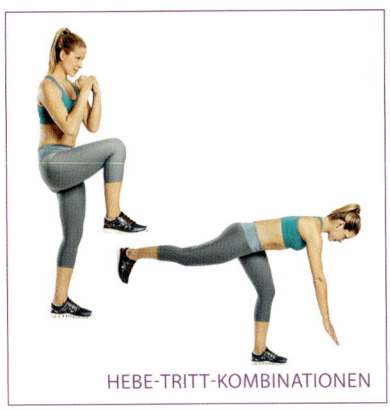

HEBE-TRITT-KOMBINATIONEN

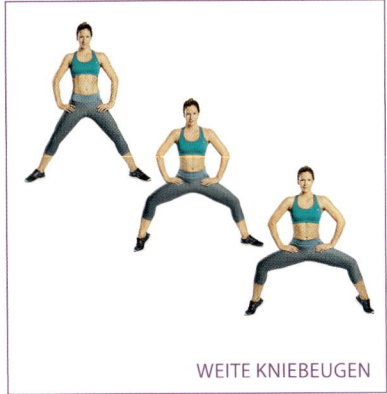

WEITE KNIEBEUGEN

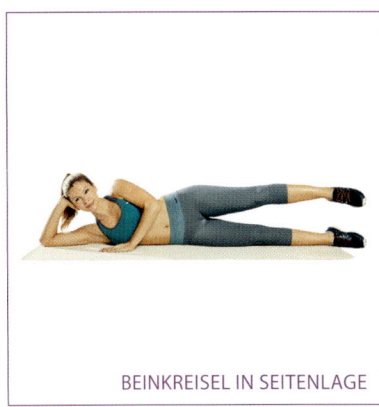

BEINKREISEL IN SEITENLAGE

Die Shaping-Phase | KRAFT: ARME, SCHULTERN UND BRUST

→ **Der Kraftteil: Schwerpunkt Arme, Schultern und Brust**

Unterdruck

- Zur Lehne gewandt auf einen Stuhl setzen. Die Füße fest aufstellen, der Rücken ist gerade. Die Handflächen unter die Stuhllehne legen, die Finger sind gestreckt. Nun so fest wie möglich mit beiden Händen unter die Lehne drücken. Die Spannung halten, aber dabei die Atmung nicht vergessen.

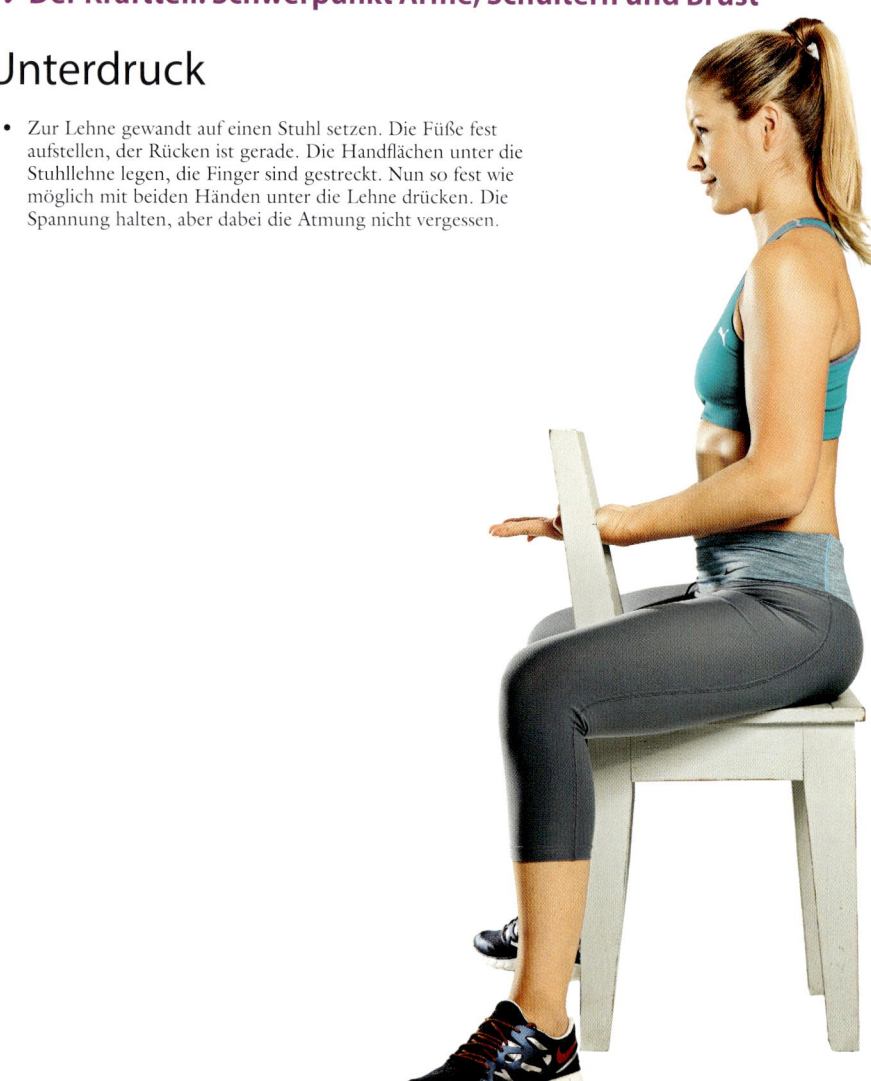

TO-DO: Anfängerinnen führen die Übung zwei Runden lang, Fortgeschrittene über drei Runden aus. In der ersten Runde die Position 20 Sekunden lang halten, in der zweiten 30 Sekunden. Fortgeschrittene geben in der dritten Runde erneut für 30 Sekunden Gas. Zwischen den Runden eine kurze Pause einlegen und die Arme auslockern.

Langer Federweg

A

- Hüftbreiter Stand. Die Arme auf Schulterhöhe nach vorn ausstrecken. Die Handflächen zeigen zueinander, die Schultern sind tief. Der Blick geht geradeaus. Den Bauch leicht anspannen und die Arme in schnellen, kleinen Kreisen nach rechts drehen.

B

- Die Kreise immer größer werden lassen, dann zurück zur Ausgangsposition gehen und die Kreisbewegungen in die andere Richtung wiederholen.

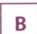

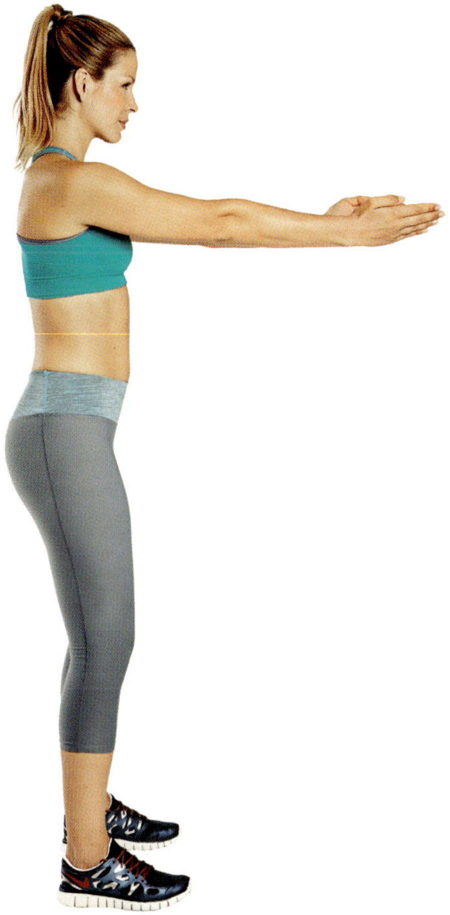

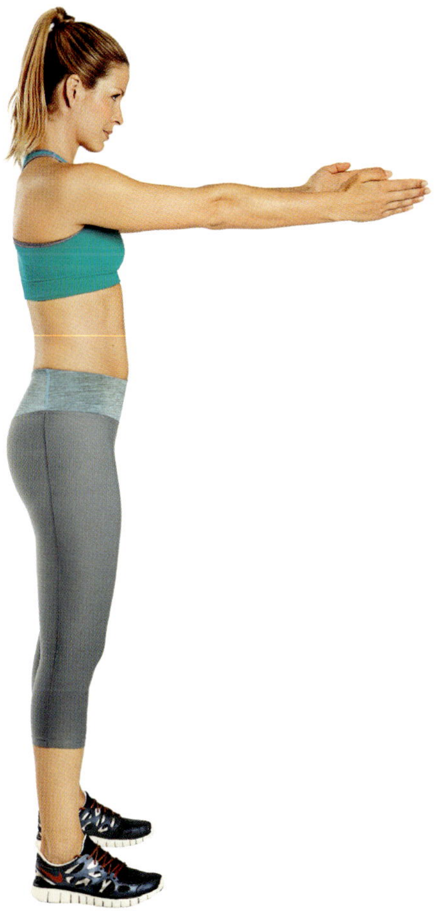

TO-DO: Anfängerinnen führen die Übung zwei Runden lang, Fortgeschrittene über drei Runden in einem flüssigen Ablauf aus. In der ersten Runde für 20 Sekunden wiederholen, in der zweiten 30 Sekunden. Fortgeschrittene geben in der dritten Runde erneut für 30 Sekunden Gas. Zwischen den Runden kurz pausieren.

Zugsitz

A

- Hüftbreiter Stand. Ein Handtuch zur Rolle drehen und unterhalb des Pos um den Körper legen, mit den Händen auf Hüfthöhe je ein Ende greifen.

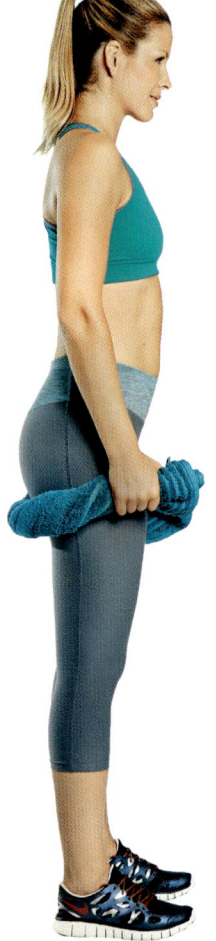

B

- Den Oberkörper mit geradem Rücken leicht nach vorn lehnen. Dabei den Po nach hinten schieben und die Beine beugen, als ob Sie sich auf einen Stuhl setzen wollten. Achten Sie darauf, die Knie nicht über die Zehen hinauszuschieben. Gleichzeitig mit den Händen das Handtuch kräftig nach oben ziehen und versuchen, den Po noch weiter abzusenken. Die Spannung halten, aber die Atmung nicht vergessen! Wieder aufrichten.

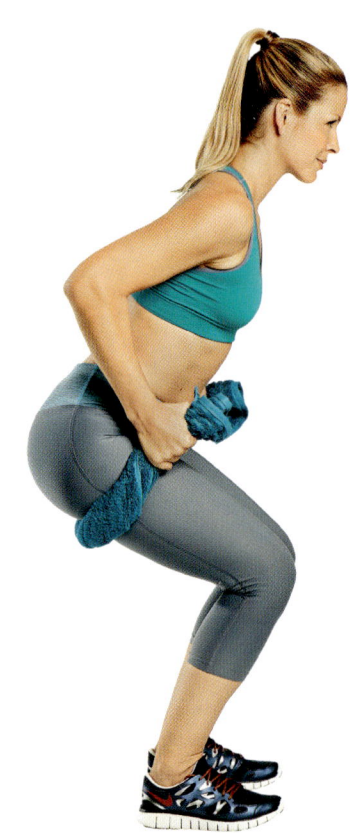

TO-DO: Anfängerinnen führen die Übung zwei Runden lang, Fortgeschrittene über drei Runden in einem flüssigen Ablauf aus. In der ersten Runde stehen 8 Wiederholungen an, in der zweiten 12 und Fortgeschrittene legen in der dritten Runde noch einmal 15 Wiederholungen drauf. Zwischen den Runden 10 bis 20 Sekunden Pause einlegen.

Schulterdrücken am Stuhl

A

- Auf die vordere Kante eines Stuhls setzen. Die Hände neben dem Po auf die Kante stützen, die Handknöchel zeigen nach vorn. Die Füße fest aufstellen, die Beine bilden einen rechten Winkel. Das Gewicht auf die Hände verlagern und den Po vor der Kante in der Luft halten. Die Arme strecken.

B

- Den Oberkörper nach oben schieben und die Schultern dabei nach unten ziehen (denken Sie an einen Schildkrötenhals). Kurz halten und zurück zu Position A gehen. Dabei sinkt der Kopf zwischen die Schultern.

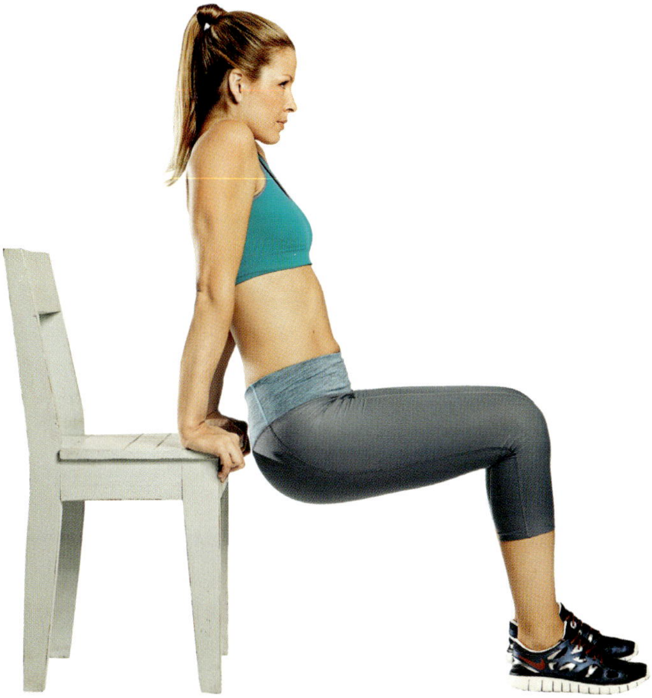

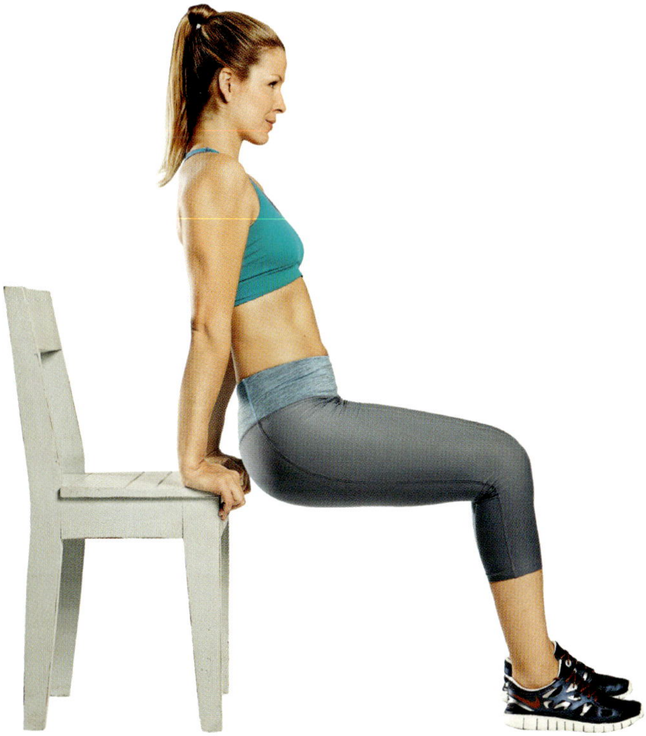

TO-DO: Anfängerinnen führen die Übung zwei Runden lang, Fortgeschrittene über drei Runden in einem flüssigen Ablauf aus. In der ersten Runde stehen 8 Wiederholungen an, in der zweiten 12 und Fortgeschrittene legen in der dritten Runde noch einmal 15 Wiederholungen drauf. Zwischen den Runden 10 bis 20 Sekunden pausieren.

Trizeps-Liegestütze mit angehobenem Bein

A

- In den Vierfüßlerstand gehen: Die Knie sind unter der Hüfte, die Handgelenke befinden sich unter den Schultern. Den Kopf in der Verlängerung der Wirbelsäule halten. Den Bauch anspannen und dann das rechte Bein gestreckt auf Hüfthöhe heben.

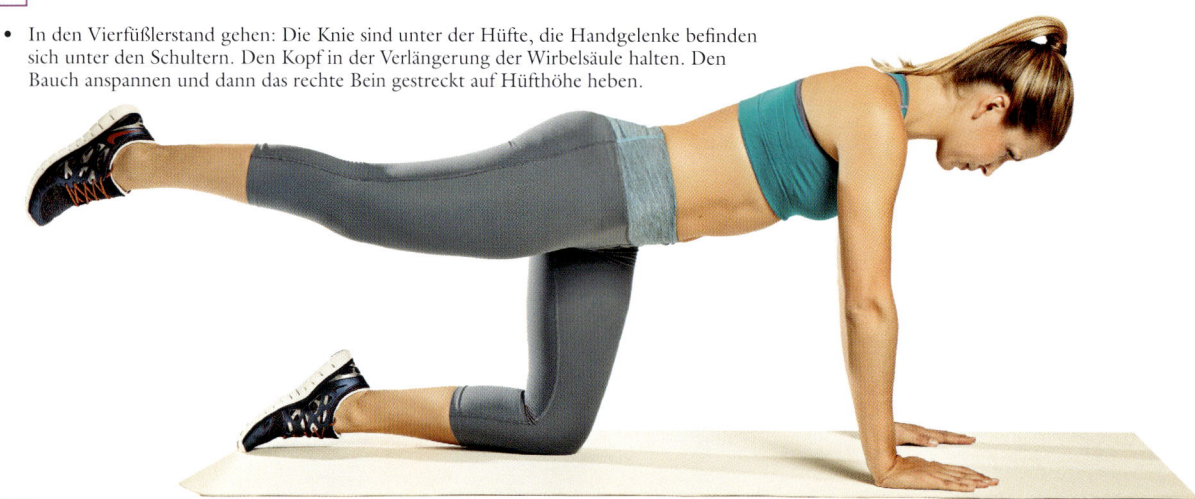

B

- Die Arme beugen und den Oberkörper absenken, bis die Stirn dicht über dem Boden ist. Die Ellbogen dabei bewusst eng am Körper halten. Wieder hochdrücken. Nach den vorgegebenen Wiederholungen das linke Bein anheben und die Übung erneut ausführen.

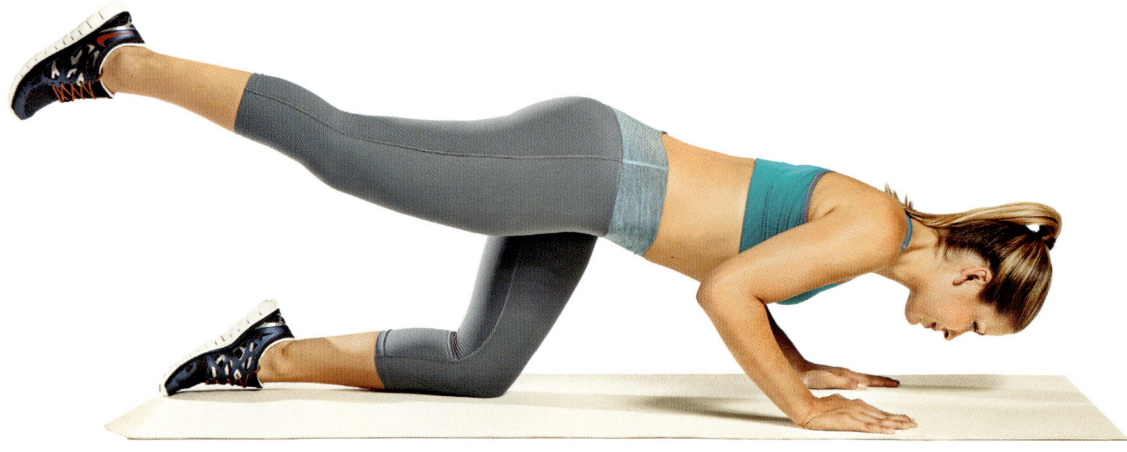

TO-DO: Anfängerinnen führen die Übung zwei Runden lang, Fortgeschrittene über drei Runden in einer flüssigen Bewegung aus. In der ersten Runde stehen fünf Wiederholungen je Bein an, in der zweiten zehn je Bein und Fortgeschrittene legen in der dritten Runde noch einmal zehn Wiederholungen je Bein drauf. Zwischen den Runden kurz pausieren.

Der Kraftteil: Schwerpunkt Arme, Schultern und Brust
Die Übungen auf einen Blick

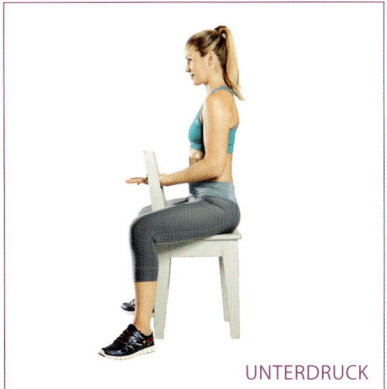

UNTERDRUCK

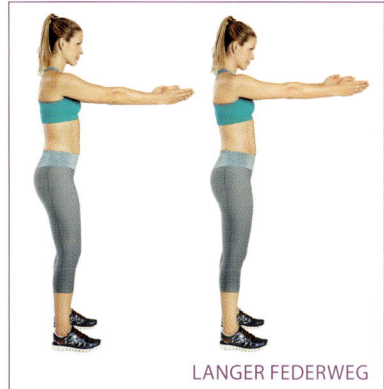

LANGER FEDERWEG

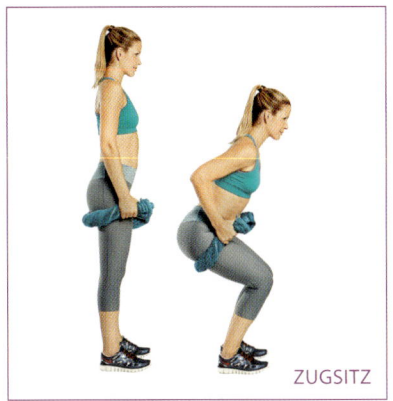

ZUGSITZ

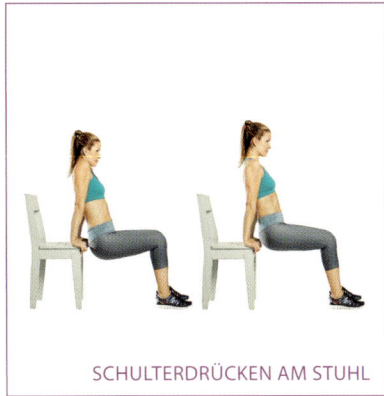

SCHULTERDRÜCKEN AM STUHL

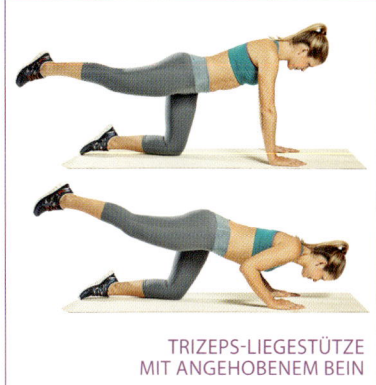

TRIZEPS-LIEGESTÜTZE
MIT ANGEHOBENEM BEIN

→ **Der Kraftteil: Schwerpunkt Bauch**

Seitliche Crunches im Stehen

A

- Hüftbreiter Stand. Die Hände an den Hinterkopf legen, die Ellbogen zeigen nach außen. Den Bauch anspannen. Das linke Bein leicht anheben, das Knie nach außen drehen und in der Luft halten.

B

- Das linke Knie so weit es geht über die Seite in Richtung Schulter anheben und den linken Ellbogen zum linken Knie führen. Den Oberkörper dazu seitlich neigen. Wieder aufrichten, den Fuß aber nicht absetzen. Nach den vorgegebenen Wiederholungen die Seite wechseln.

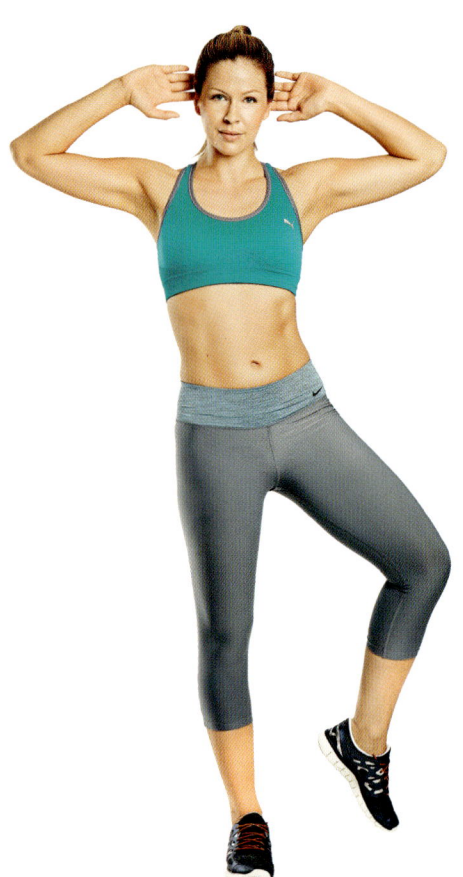

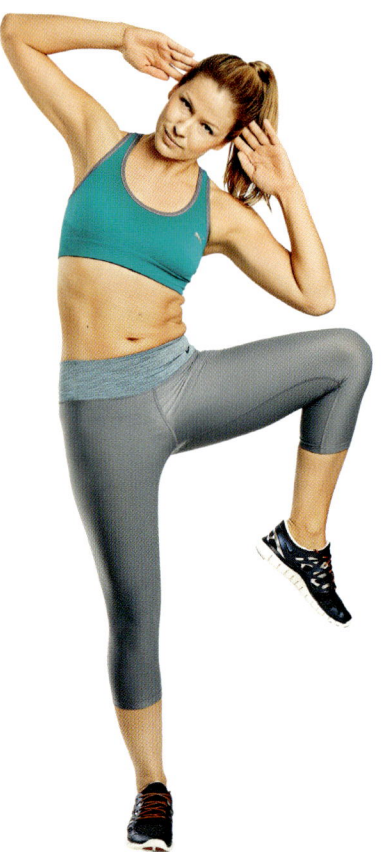

TO-DO: Anfängerinnen führen die Übung zwei Runden lang, Fortgeschrittene über drei Runden aus. In der ersten Runde stehen 8 Wiederholungen je Seite an, in der zweiten 12 Wiederholungen je Seite und dann noch einmal 15 Wiederholungen je Seite. Zwischen den Runden 10 bis 20 Sekunden Pause einlegen.

Rücklage

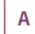 **A**

- Auf eine Seitenkante eines Stuhls ohne Armlehnen setzen. Die Füße fest aufstellen, die Beine bilden einen rechten Winkel. Die Arme auf Schulterhöhe nach vorn ausstrecken, die Schultern bleiben tief.

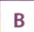 **B**

- Den Oberkörper mit geradem Rücken zurücklehnen. Der übrige Körper bewegt sich dabei nicht. Kurz halten und dann wieder aufrichten.

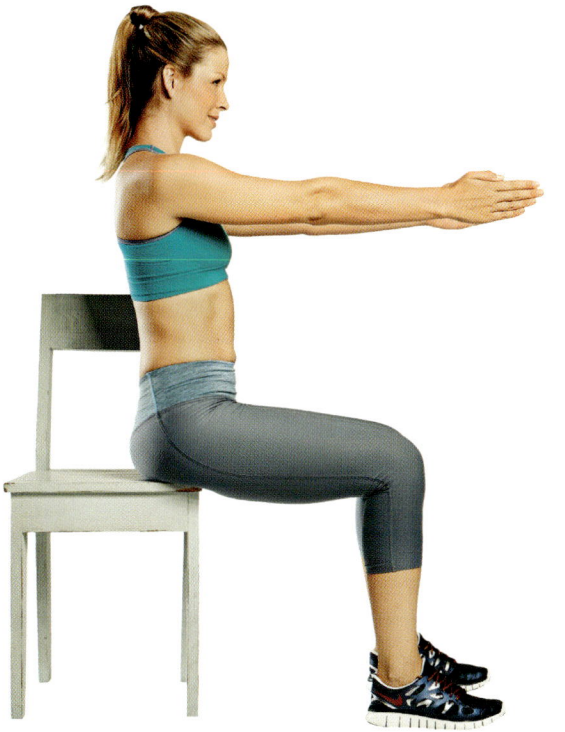

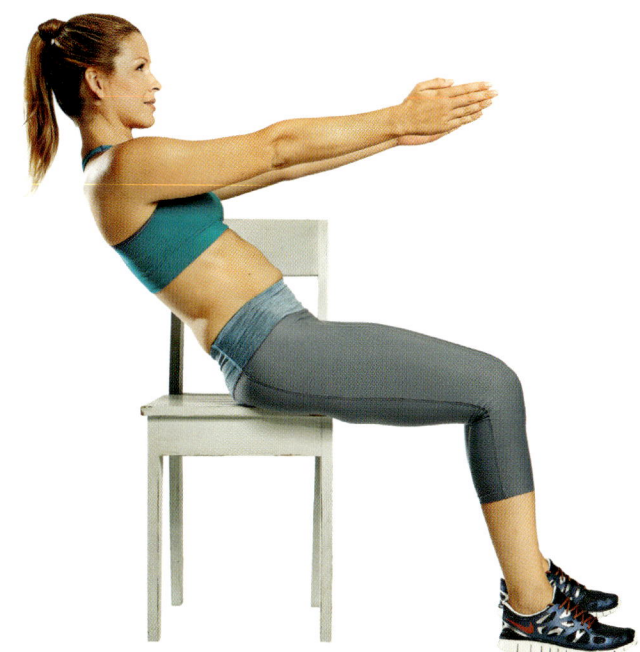

TO-DO: Anfängerinnen führen die Übung zwei Runden lang, Fortgeschrittene über drei Runden in einem gleichmäßigen Tempo aus. In der ersten Runde 10 Wiederholungen ausführen, in der zweiten sind 15 Wiederholungen dran und die Fortgeschrittenen legen noch einmal 20 Wiederholungen drauf. Zwischen den Runden 10 bis 20 Sekunden Pause einlegen.

Diagonal-Crunches

- Auf den Rücken legen, die Hände sind unter dem Kopf, die Arme berühren den Boden. Die Füße bequem aufstellen. Den rechten Unterschenkel mit der Außenseite auf den linken Oberschenkel legen, das rechte Knie zeigt nach außen.

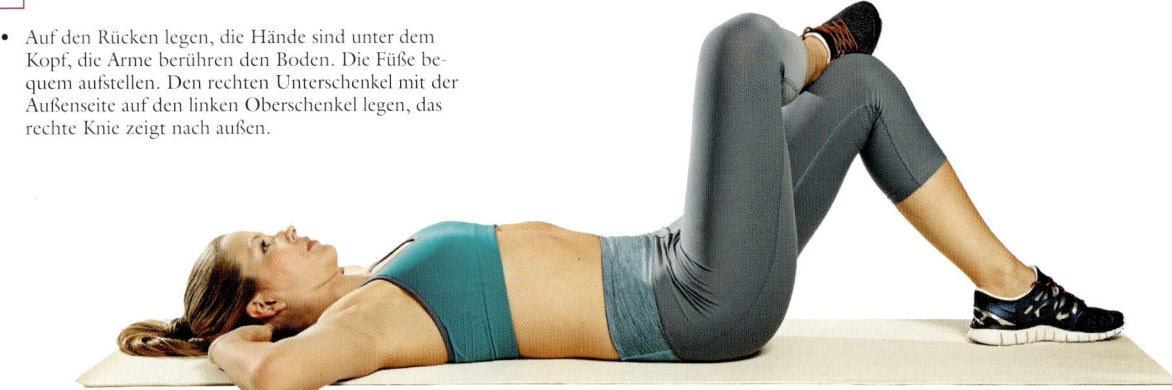

B

- Den Kopf und den oberen Rücken anheben, die Hände liegen dabei locker am Kopf. Dann den linken Ellbogen in Richtung des rechten Knies drehen. Wieder zur Mitte (aber nicht zur Ausgangsposition) bewegen und die Übung erneut ausführen. Nach den vorgegebenen Wiederholungen die Seite wechseln.

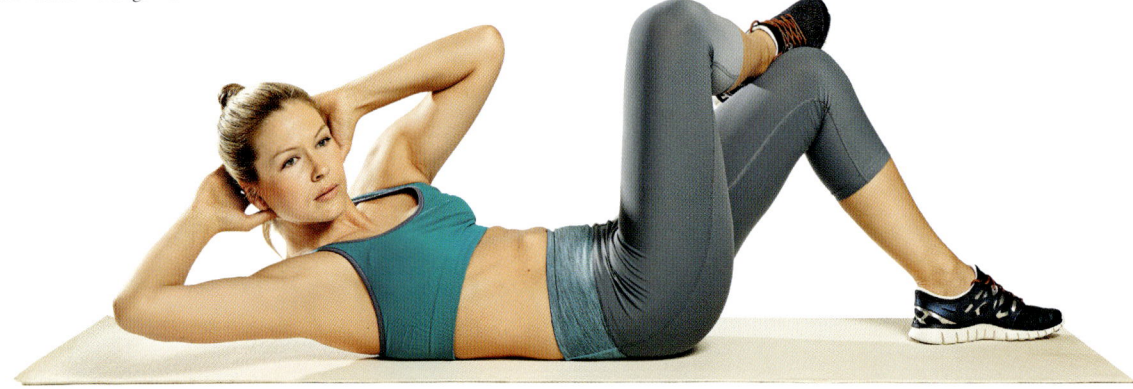

TO-DO: Anfängerinnen führen die Übung zwei Runden lang, Fortgeschrittene über drei Runden aus. In der ersten Runde stehen 8 Wiederholungen je Seite an, in der zweiten sind es 12 Wiederholungen je Seite, und wer mag, wiederholt noch einmal 15 Ausführungen je Seite. Zwischen den Runden 10 bis 20 Sekunden Pause einlegen.

Brett mit diagonalem Beinzug

A

- Eine Liegestützposition einnehmen: Die Hände sind unter den Schultern, der Rücken ist gerade und der Bauch ist angespannt. Jetzt das linke Knie zum rechten Ellbogen führen.

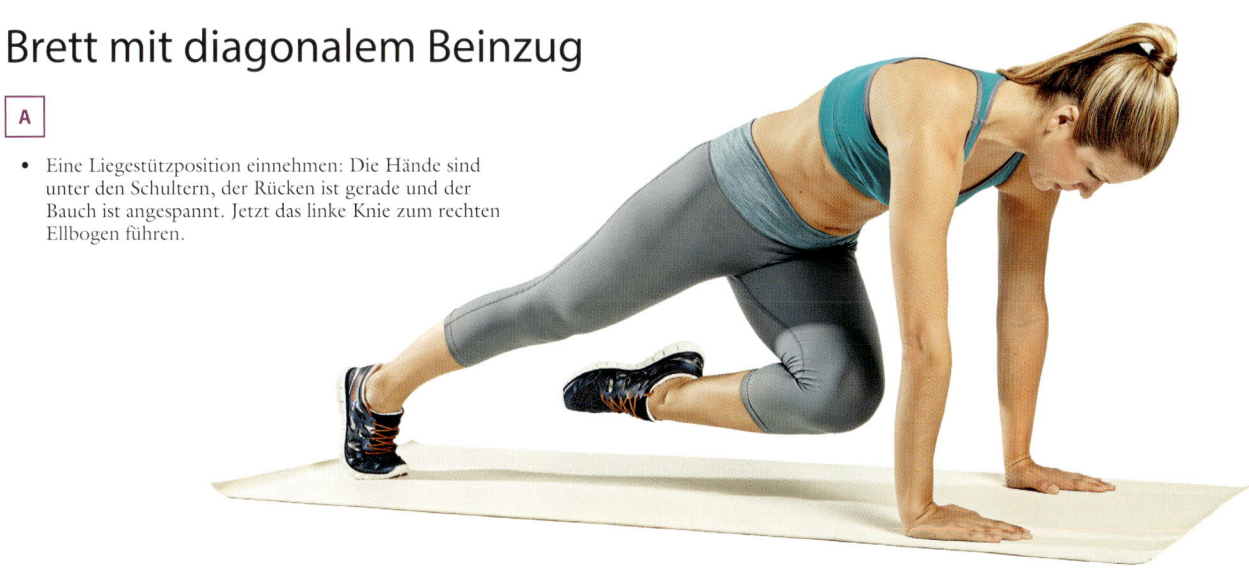

B

- Den linken Fuß wieder absetzen und das rechte Knie zum linken Ellbogen führen.

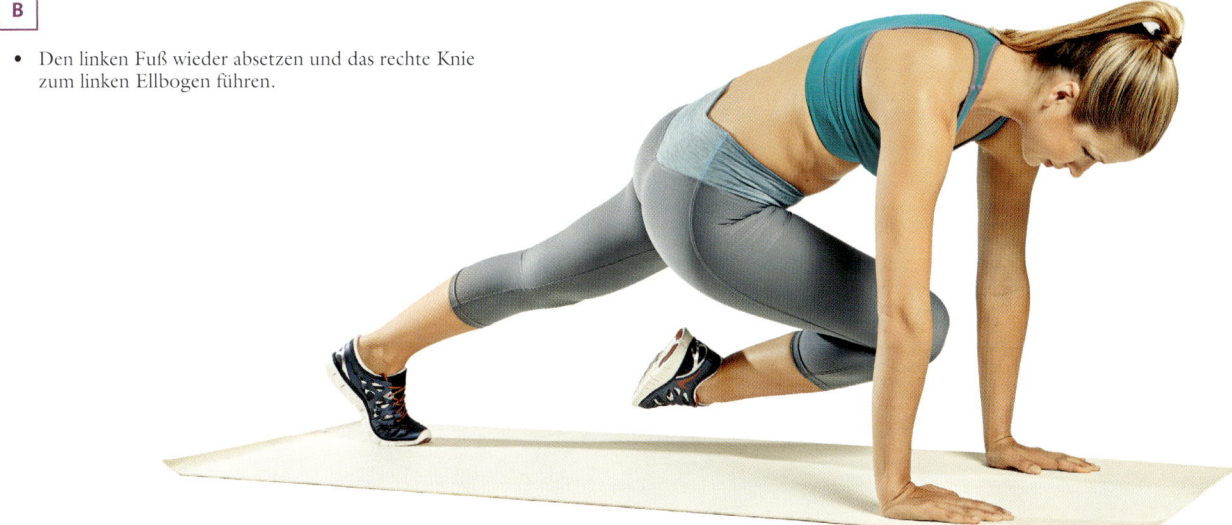

TO-DO: Anfängerinnen führen die Übung zwei Runden lang, Fortgeschrittene über drei Runden aus. In der ersten Runde stehen 8 Wiederholungen je Seite an, in der zweiten sind es 12 Wiederholungen je Seite und die Fortgeschrittenen legen noch einmal 15 Wiederholungen je Seite drauf. Zwischen den Runden 10 bis 20 Sekunden Pause machen.

Lange Crunches

- Auf den Boden legen. Die Füße bequem aufstellen. Die Arme über Kopf ausstrecken und ablegen. Die Handrücken berühren den Boden.

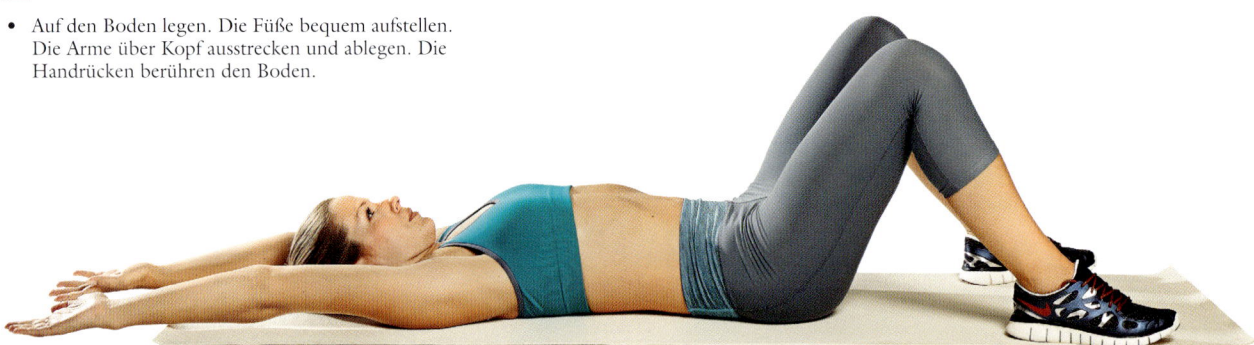

B

- Den Bauch anspannen. Den Oberkörper so weit wie möglich aufrichten und die gestreckten Arme zwischen die Beine führen. Mit gestreckten Armen wieder nach hinten ablegen.

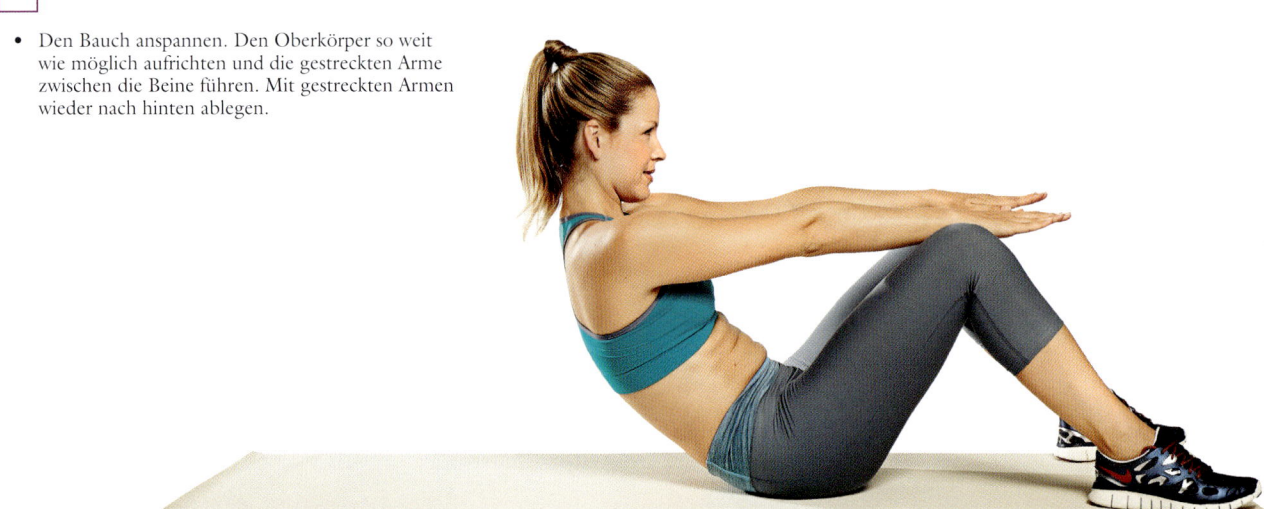

TO-DO: Anfängerinnen führen die Übung zwei Runden lang, Fortgeschrittene über drei Runden aus. In der ersten Runde stehen 8 Wiederholungen an, in der zweiten 12 und Fortgeschrittene legen in der dritten Runde noch einmal 15 Wiederholungen drauf. Zwischen den Runden 10 bis 20 Sekunden pausieren.

Der Kraftteil: Schwerpunkt Bauch
Die Übungen auf einen Blick

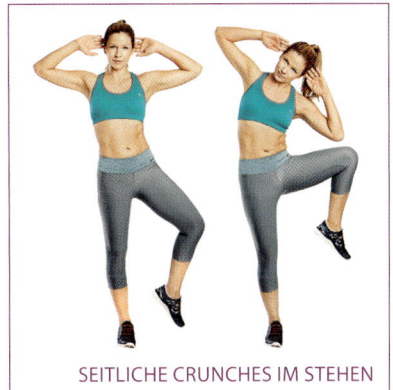

SEITLICHE CRUNCHES IM STEHEN

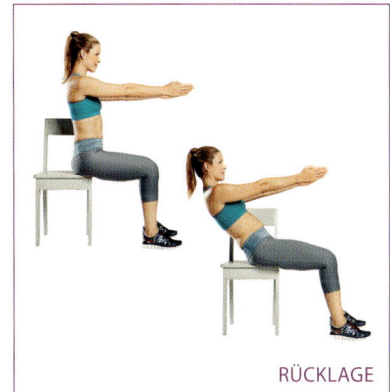

RÜCKLAGE

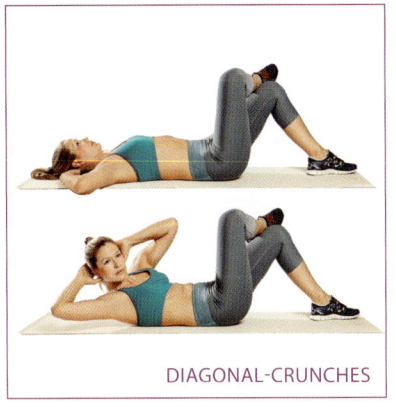

DIAGONAL-CRUNCHES

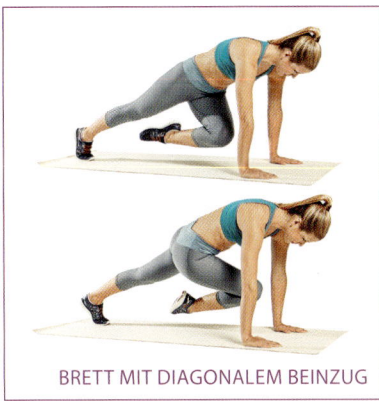

BRETT MIT DIAGONALEM BEINZUG

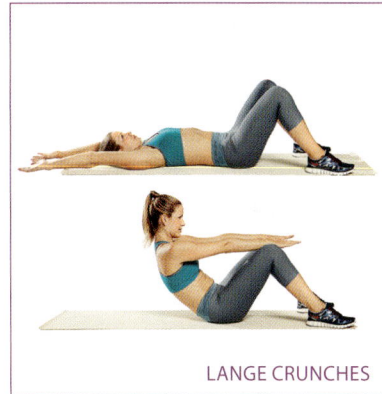

LANGE CRUNCHES

→ Der Kraftteil: Schwerpunkt Rücken

Gedrehte Seilzüge

- Hüftbreiter Stand. Die Fingerspitzen auf Brusthöhe zusammenführen. Die Unterarme sind parallel zum Boden, die Arme angewinkelt. Die Schultern stets in Richtung Boden drücken.

- Den Oberkörper so weit wie möglich auf die rechte Seite drehen. Dazu den Bauch fest anspannen und die Füße in den Boden drücken. Zurück zur Ausgangsposition und zur anderen Seite wiederholen.

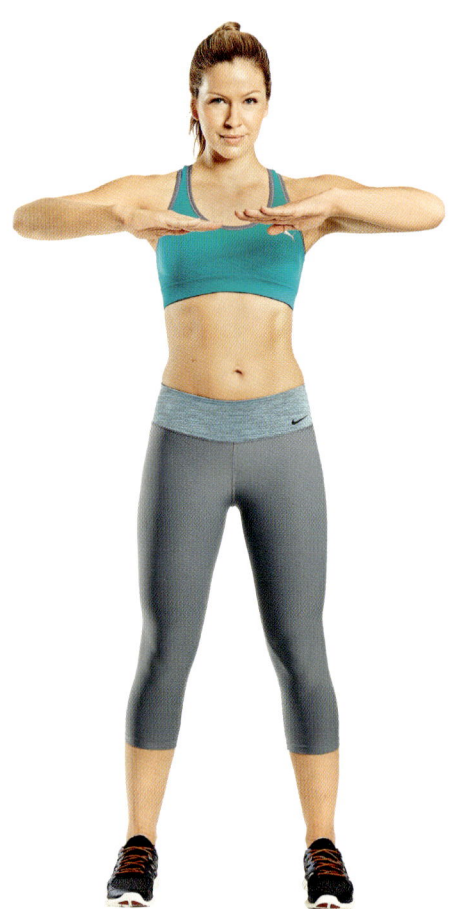

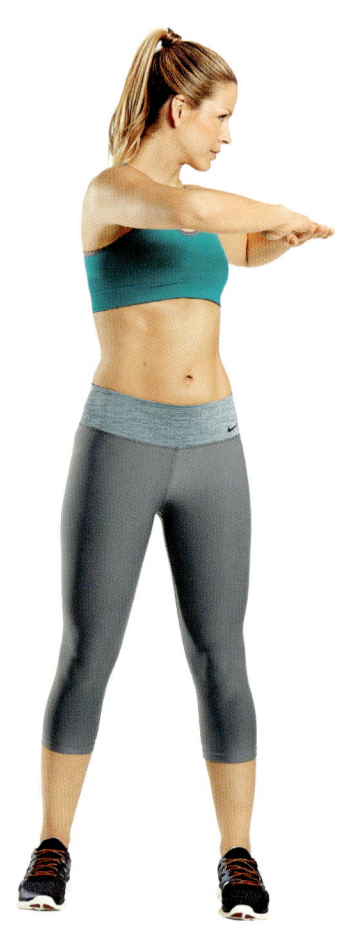

TO-DO: Anfängerinnen führen die Übung über zwei Runden, Fortgeschrittene über drei Runden im zügigen Tempo aus. Die erste Runde dauert 20 Sekunden, die zweite 30 Sekunden und die dritte Runde noch mal 30 Sekunden. Zwischen den Runden 10 bis 20 Sekunden Pause einlegen.

Vor- und Rückbeugen

A

- Hüftbreiter Stand. Die Hände neben dem Kopf senkrecht nach oben strecken. Die Schultern tief halten.

B

- Mit geradem Rücken nach vorn beugen. Den Bauch anspannen, die Beine minimal beugen.

C

- Aufrichten und den Oberkörper mit den geraden Armen so weit wie möglich nach hinten strecken. Den Ablauf zügig wiederholen.

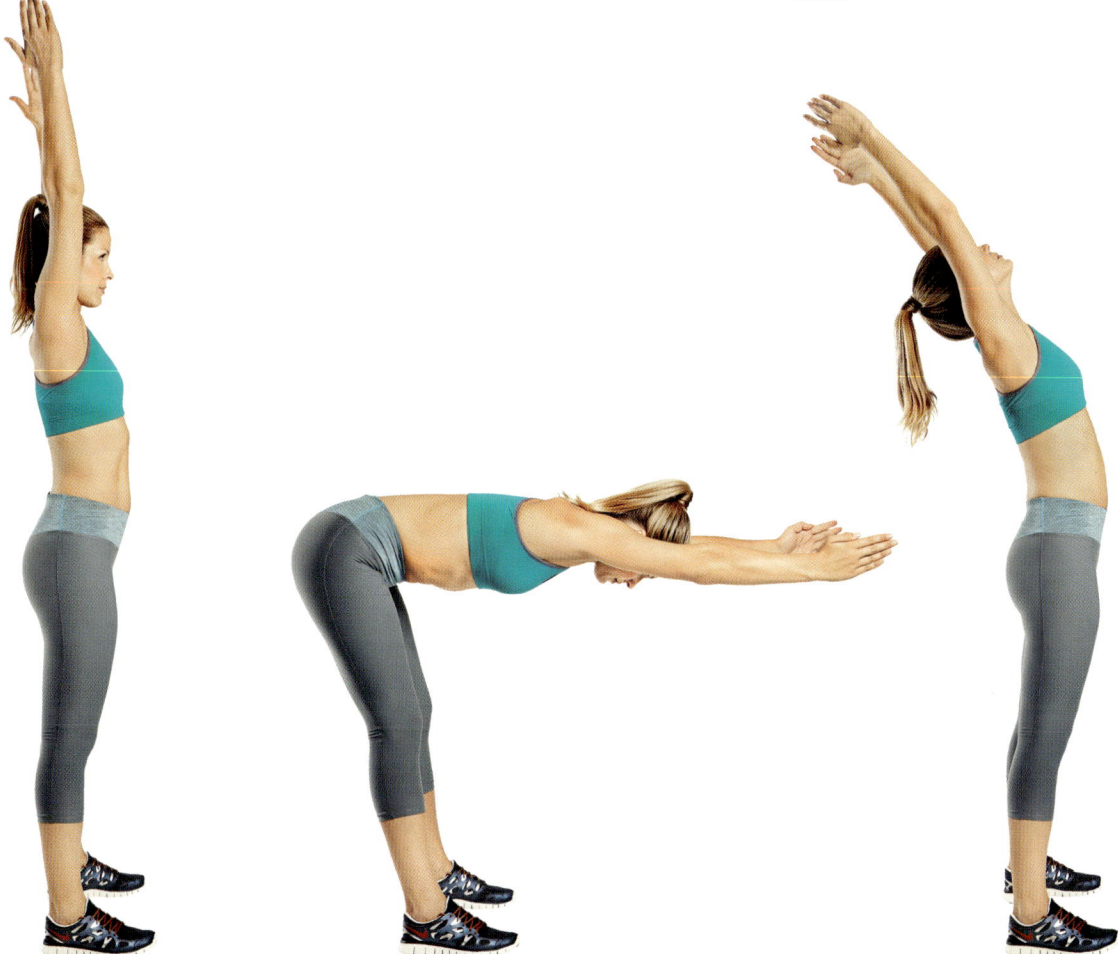

TO-DO: Anfängerinnen führen die Übung zwei Runden lang, Fortgeschrittene über drei Runden in einem gleichmäßigen Tempo aus. In der ersten Runde sind 10 Wiederholungen, dann 15 Wiederholungen und in der dritten Runde 20 Wiederholungen dran. Zwischen den Runden 10 bis 20 Sekunden Pause einlegen.

Die Shaping-Phase | KRAFT: RÜCKEN

Super(wo)man

A

- Bäuchlings auf den Boden legen. Arme und Beine lang ausstrecken, die Zehen sind ebenfalls gestreckt. Die Stirn liegt auf dem Boden.

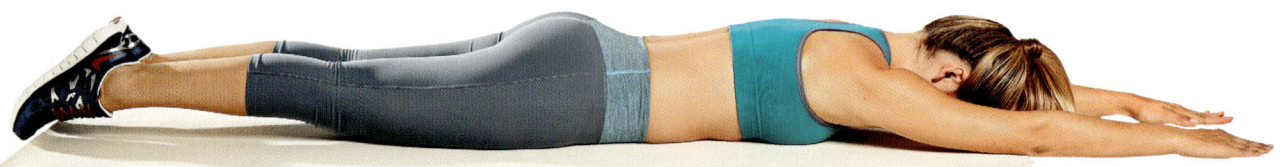

B

- Gleichzeitig die Beine, die Arme und den Kopf so hoch wie möglich anheben. Der Blick geht zum Boden. Die Hände übereinanderlegen. Kurz halten, absenken, aber nicht ablegen.

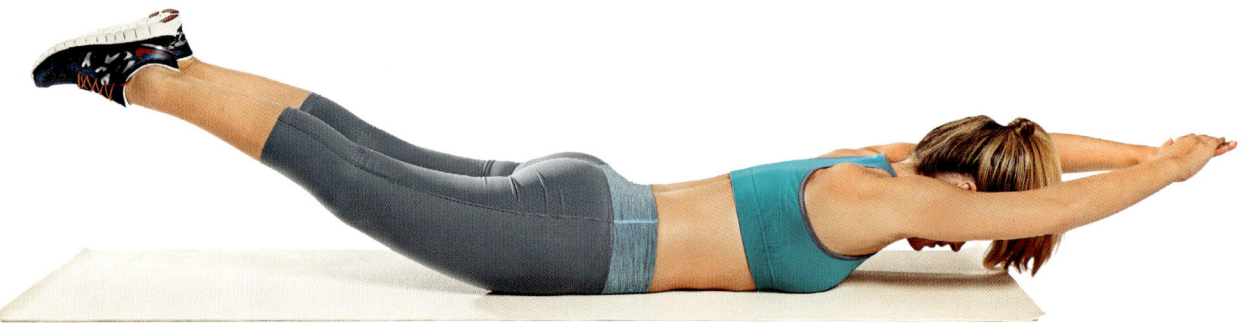

TO-DO: Anfängerinnen führen die Übung zwei Runden lang, Fortgeschrittene über drei Runden in einem gleichmäßigen Tempo aus. In der ersten Runde 10 Wiederholungen ausführen, in der zweiten sind 15 Wiederholungen dran und die Fortgeschrittenen legen noch einmal 20 Wiederholungen drauf. Zwischen den Runden 10 bis 20 Sekunden Pause einlegen.

Standwaage mit W-Heben

- Das Gewicht auf den rechten Fuß verlagern und das linke Bein so weit anheben, dass Sie eine deutliche Spannung im Po spüren. Gleichzeitig den Bauch anspannen und den Oberkörper nach vorn lehnen. Den Kopf in der Verlängerung der Wirbelsäule halten. Die Arme auf Schulterhöhe zur Seite ausstrecken und die Unterarme in Richtung Kopf anwinkeln, die Finger sind gestreckt. Jetzt die Arme in kleinen Bewegungen nach oben und unten führen. Nach den vorgegebenen Wiederholungen das Standbein wechseln und die Übung erneut ausführen.

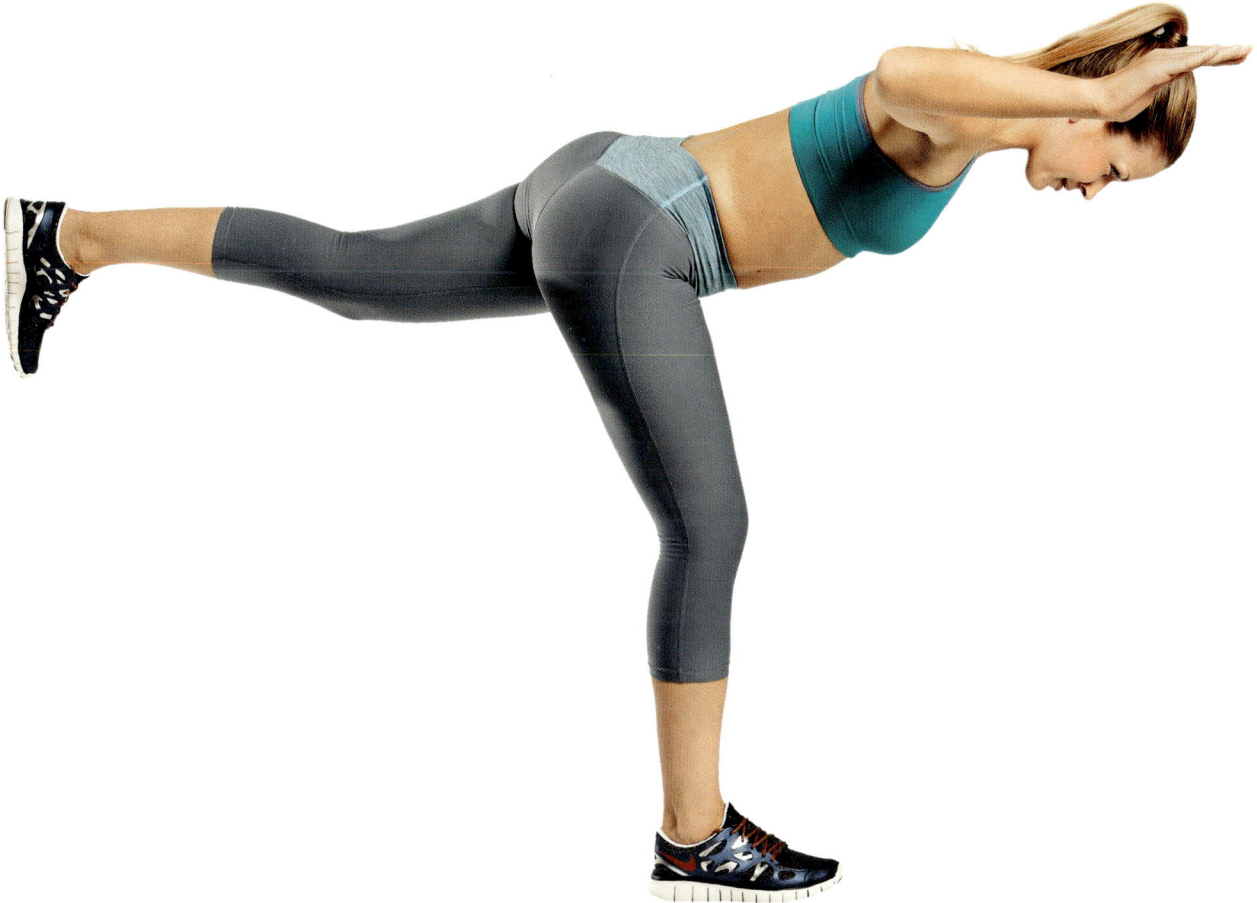

TO-DO: Anfängerinnen führen die Standwaage mit W-Heben zwei Runden lang, Fortgeschrittene über drei Runden in einem gleichmäßigen Tempo aus. In der ersten Runde stehen 10 Wiederholungen an, in der zweiten 15 und zuletzt 20 Wiederholungen. Zwischen den Runden 10 bis 20 Sekunden Pause einlegen.

Variierte Yoga-Katze

 A

- In den Vierfüßlerstand gehen: Die Knie befinden sich unter der Hüfte, die Handgelenke sind unter den Schultern. In dieser Position den Rücken so stark wie möglich runden, den Kopf dabei zwischen die Arme führen.

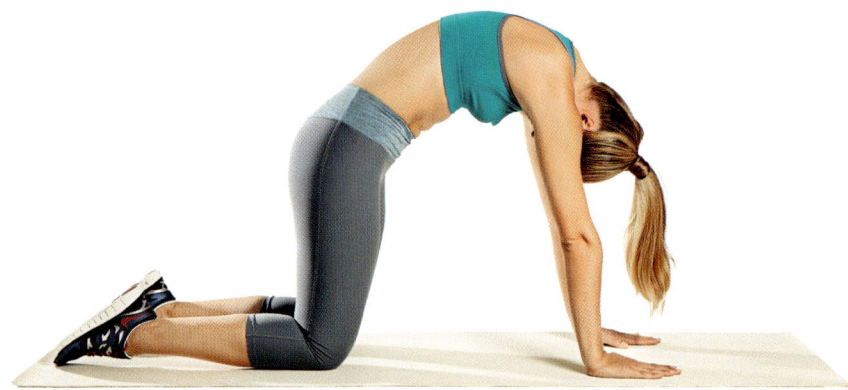

B

- Jetzt den Rücken durchhängen lassen und den Blick nach oben richten.

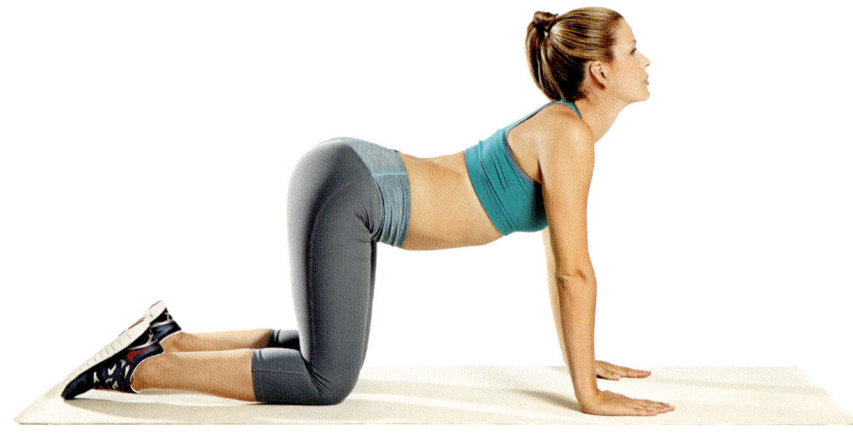

C

- Druck auf die Hände ausüben und den Po auf den Fersen absetzen. Die Arme sind gestreckt, die Stirn liegt auf dem Boden auf.

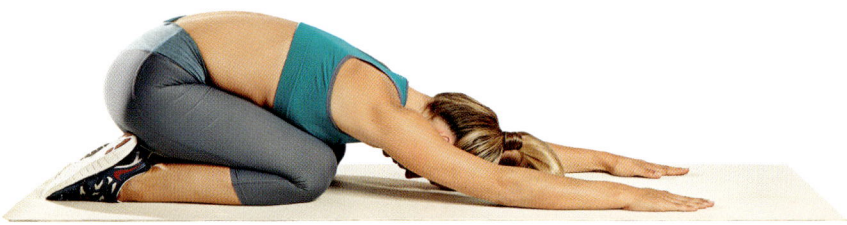

TO-DO: Anfängerinnen führen die Übung zwei Runden, Fortgeschrittene drei Runden in maximalem Tempo aus. In der ersten Runde 10 Sekunden lang wiederholen, in der zweiten sind 20 Sekunden dran und die Fortgeschrittenen halten noch einmal 30 Sekunden durch. Zwischen den Runden 10 bis 20 Sekunden Pause einlegen.

Der Kraftteil: Schwerpunkt Rücken
Die Übungen auf einen Blick

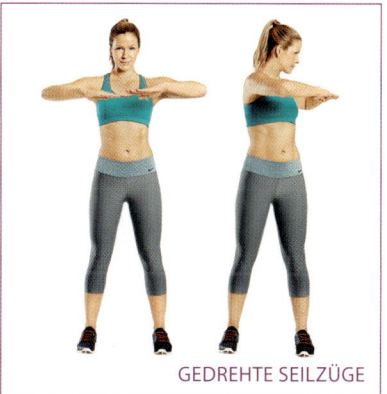

GEDREHTE SEILZÜGE

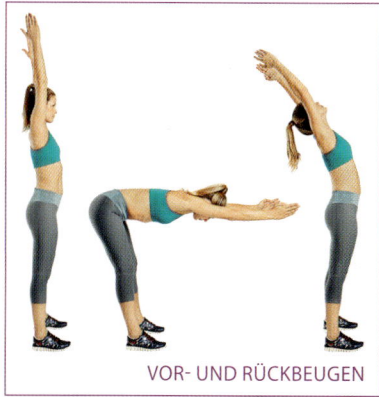

VOR- UND RÜCKBEUGEN

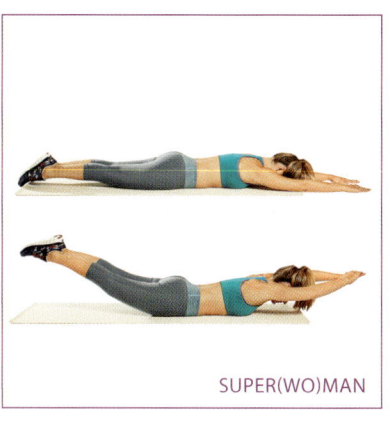

SUPER(WO)MAN

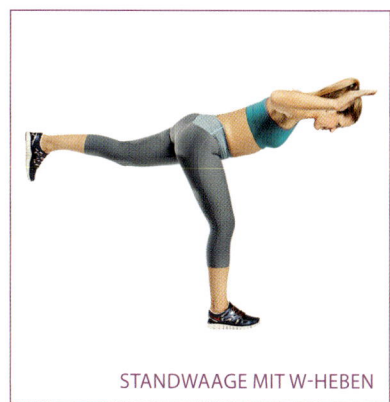

STANDWAAGE MIT W-HEBEN

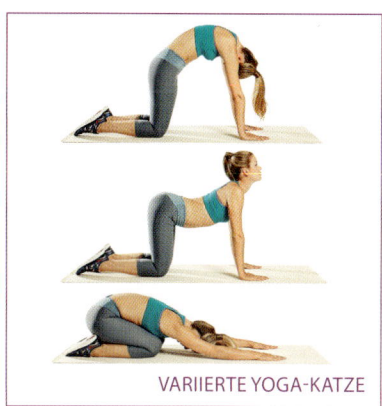

VARIIERTE YOGA-KATZE

Die Shaping-Phase

Der Blick in eine schlanke Zukunft

Mit allen in Kapitel 5 und 6 gezeigten Übungen und Workouts besitzen Sie eine solide Sammlung von effektiven Fit-und-schlank-Garanten. Jetzt liegt es in Ihrer Hand, diese weiterhin sinnvoll in Ihren Alltag einzubauen. Abwechslung ist dabei das A und O. So können Sie sich zum Beispiel aus Kapitel 6 jeweils ein bis zwei Übungen pro Körperteil aussuchen und zu einem Ganzkörper-Workout kombinieren. Die Wiederholungen und Pausen bleiben gleich.

Weitere neue Trainingsreize entstehen, indem Sie ...

... öfter trainieren. Planen Sie pro Woche einfach eine Einheit mehr als bislang ein. Wenn Sie also dreimal wöchentlich ins Sport-Outfit steigen, tun Sie dies in Zukunft viermal.

... unterhaltsamer trainieren. Sobald Sie sich bei einem Workout langweilen, weil die Ausführung zu einfach erscheint, tauschen Sie Übungen aus. Das können eine oder auch drei sein, je nachdem, wie fit Sie sich fühlen. Genug Auswahl liegt Ihnen mit diesem Buch vor. Achten Sie darauf, nicht zu einseitig zu werden, also beispielsweise bei den Beinen nicht nur die Vorder-, sondern auch die Hinterseite zu fordern.

... länger trainieren. Darf es noch etwas mehr sein? Gerne! Sobald Sie alle Wiederholungen geschafft haben, hängen Sie fünf weitere dran. Oder Sie führen eine Runde mehr aus, als im Trainingsplan steht. Vielleicht tun Sie ja auch beides. An weniger energiegeladenen Tagen können Sie auf diese Weise bei einigen ausgewählten statt bei allen Übungen vorgehen. Hauptsache, Ihre Muskeln müssen länger arbeiten als sonst.

... pausenlos trainieren. Zwischen den einzelnen Runden innerhalb einer Übung und zwischen den Übungen ist bei den meisten Workouts eine Pause vorgesehen. Verkürzen Sie diese oder lassen Sie den Ruhemoment ganz aus. So bleibt der Puls länger in kalorienverpuffenden Höhen.

... langsamer trainieren. Sie haben richtig gelesen: Ein Slow-Motion-Tempo kann ebenfalls sehr herausfordernd sein. Indem Sie die Bewegungen sehr, sehr langsam ausführen, erhöht sich die Anspannungszeit der Muskeln. Gehen Sie zum Beispiel beim aufgerichteten Ausfallschritt (siehe Seite 92) in vier Schritten nach unten. Dann zählen Sie erneut bis vier, bevor Sie sich mit vier Zwischenstopps wieder in die Ausgangsposition aufrichten.

... auf ungewohntem Untergrund trainieren. Sobald der Boden keinen festen Widerstand bietet (wie beispielsweise Sandflächen es tun), müssen die kleinen Muskeln entlang der Wirbelsäule viel mehr arbeiten, um Sie und Ihren Körper in Balance zu halten. Das tun sie auch, wenn Sie auf einem Kissen oder zusammengerollten Handtuch stehen. Auch eine nur mit wenig Wasser gefüllte Wärmflasche fördert diesen Effekt.

Egal für welche der hier gerade genannten Variationsvorschläge Sie sich entscheiden, überstürzen Sie bitte nichts! Auf keinen Fall sollten Sie mehr als zehn Prozent drauflegen. Also entscheiden Sie sich zunächst für einen Vorschlag, also entweder zehn Prozent mehr Übungen oder zehn Prozent mehr Wiederholungen. Wer beides gleichzeitig versucht, riskiert es, sich zu überfordern und das Verletzungsrisiko zu erhöhen. Idealerweise sind Sie zunächst häufiger sportlich unterwegs, dann länger und schließlich intensiver.

SOS-Workout in Stressphasen

Niemand kann ihre Existenz ausblenden: Es gibt sie einfach, diese Phasen, in denen ein Termin den nächsten jagt und selbst das kleinste Zeitfenster unmöglich zu öffnen ist. Sport steht dann auf der internen Prioritätenliste ziemlich weit unten. Suchen Sie sich für solche Abschnit-te insgesamt drei Übungen heraus, die jeweils eine andere Körperregion betreffen. Führen Sie das Mini-Workout einmal am Tag aus, und zwar möglichst jeden Tag. Das ist Ihr Deal mit sich selbst – ziemlich kurz, dafür regelmäßig. Manchmal erlaubt das Leben eben anderen Dingen den Vortritt und das ist auch in Ordnung – aber ganz vernachlässigen dürfen Sie Ihr eigenes Wohlbefinden nie! Vergessen Sie nicht: It's good to be you – zeigen Sie, dass Sie Ihren Körper wertschätzen, indem Sie ihn fit halten!

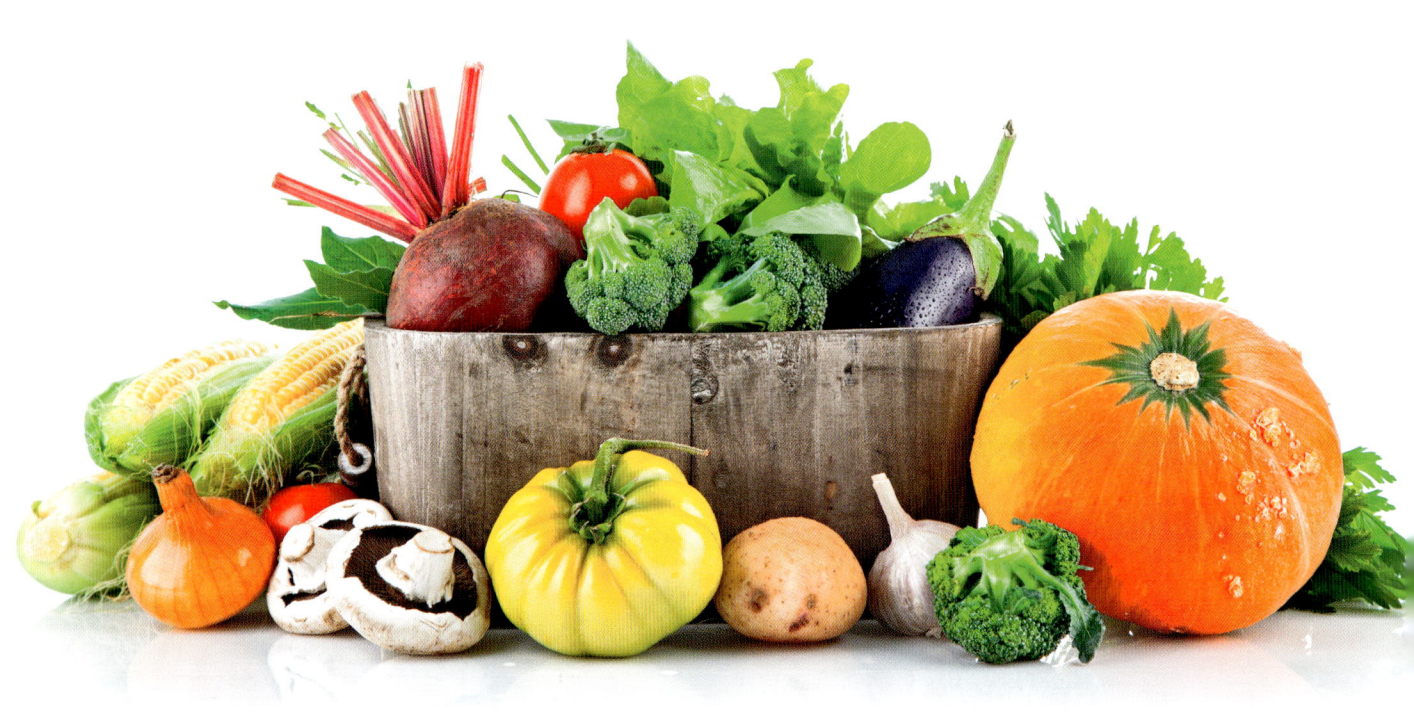

Kapitel 7:

Die Rezepte

Genug geschuftet! Jetzt gehen wir zum gemütlichen Teil des Buches über und beweisen Ihnen, dass gesund und lecker sehr wohl zusammenpassen. Bei diesem bunten Mix ist für jeden Geschmack etwas dabei. Lassen Sie sich inspirieren.

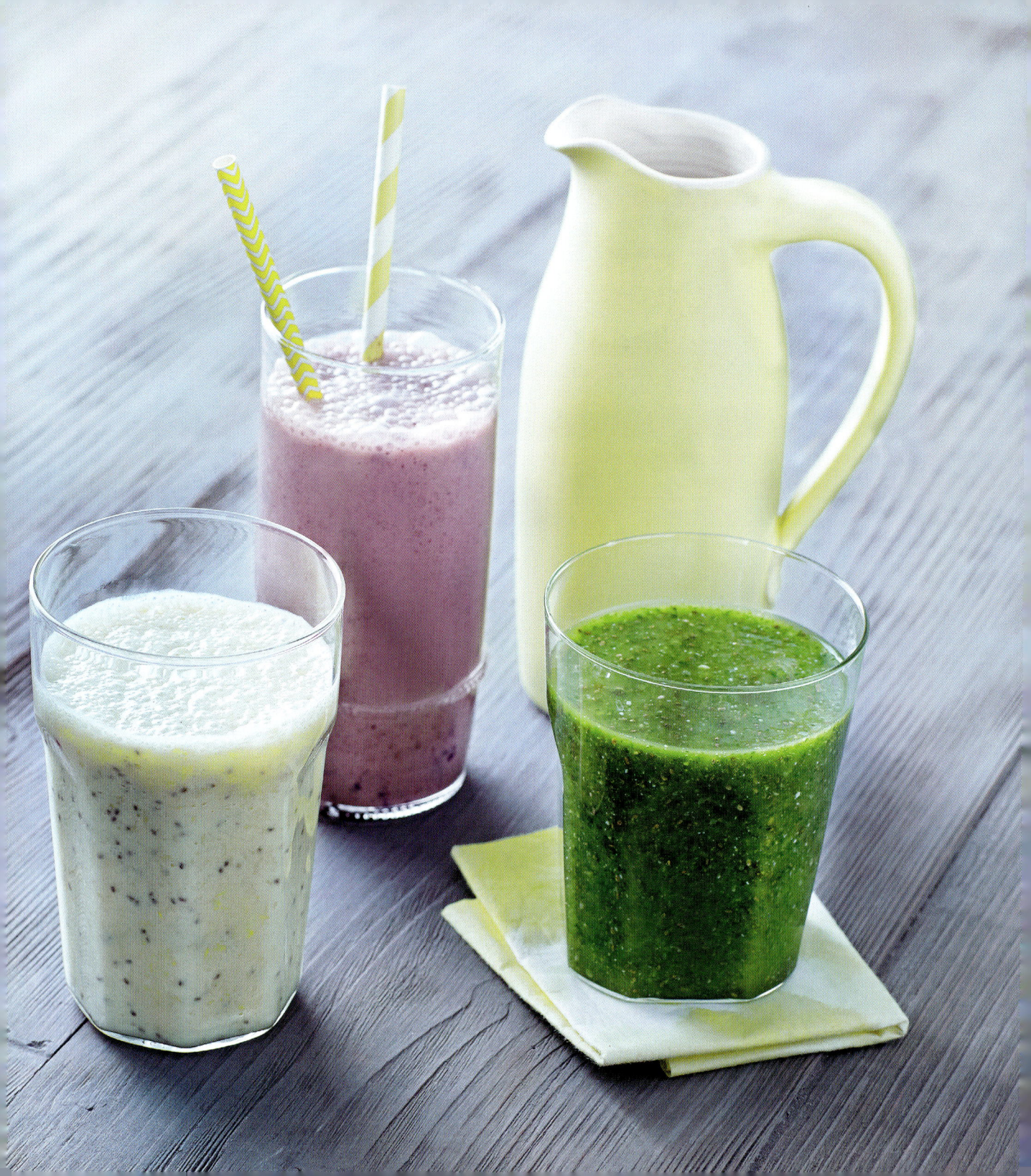

Frühstück

Vergessen Sie Brot und Brötchen. Ihre erste Mahlzeit des Tages muss Sie mit Vitalstoffen aufladen, Ihnen Energie spenden, anstatt Sie zu belasten. Obst und Gemüse in allen Varianten, egal ob süß oder salzig, bilden morgens schon die ideale Grundlage.

Banane-Zimt-Shake

2 EL	Chiasamen
1	Banane
150 g	Ananasfruchtfleisch
250 ml	ungesüßte Mandelmilch
4 EL	Sojajoghurt
1 TL	Zimt

Zubereitung:

Die Chiasamen nach Geschmack im Mixer zermahlen. Die geschälte Banane und die Ananas grob zerkleinern und zusammen mit der Mandelmilch, dem Sojajoghurt und dem Zimt hinzufügen. Alles gut durchmixen.

(Foto siehe Seite 182)

Fruchtiger Hanf-Shake

2 EL	Hanfsamen
1 EL	Leinsamen
1	Orange
1	Apfel
250 ml	Reismilch

Zubereitung:

Die Hanfsamen und die Leinsamen 30 Sekunden im Mixer zermahlen. Die Orange schälen und geviertelt dazugeben. Den Apfel schälen, vierteln, entkernen und ebenfalls in den Mixer geben. Mit Reismilch auffüllen und alles mixen, bis keine Stücke mehr enthalten sind. Nach Geschmack noch etwas Wasser hinzufügen.

Kiwi-Chlorella-Shake

2 EL	Dinkelkeimlinge
1 EL	Kürbiskerne
1	Banane
2	Kiwis
2 EL	Chlorellapulver
350 ml	Wasser

Zubereitung:

Die Dinkelkeimlinge und die Kürbiskerne zunächst im Mixer zerkleinern. Dann die geschälte Banane und das Kiwifruchtfleisch grob zerkleinern und hinzufügen. Die restlichen Zutaten hineingeben und alles zu einem cremigen Shake durchmixen.

● = Rezepte für die Abnehm-Phase   ● = Rezepte für die Shaping-Phase

Grüner Mangold-Shake

2 EL	Chiasamen
1 EL	Sesamsaat
100 g	Mangold
1 Stange	Sellerie
150 g	Honigmelone
3	Litschis
250 ml	Wasser

Zubereitung:

Die Chiasamen und die Sesamsaat im Mixer fein mahlen. Den Mangold und den Sellerie putzen, waschen und grob zerkleinern. Das Melonenfruchtfleisch und die Litschis ebenfalls grob zerkleinern und alles zusammen mit dem Wasser zu den Samen geben. Gut durchmixen.

(Foto siehe Seite 182)

Gurke-Minze-Joghurt-Shake

1 EL	Mohnsamen
350 g	Gurke
150 g	Weintrauben
125 g	schwarze Johannisbeeren
2 Zweige	Minze
200 g	Sojajoghurt
150 ml	Wasser

Zubereitung:

Den Mohn im Mixer zu Pulver mahlen. Die geschälte Gurke in Stücke schneiden, zusammen mit den restlichen Zutaten dazugeben und gut durchmixen. Wer es richtig frisch mag, kann noch ein bis zwei Eiswürfel hinzufügen.

Grüner Spinat-Shake

1	Apfel
1	Birne
4 Stangen	Sellerie
100 g	Spinat
3 Zweige	Petersilie
3 EL	Haferkleie
2 TL	Weizengraspulver
300 ml	Wasser

Zubereitung:

Den Apfel und die Birne schälen, vierteln und das Kerngehäuse entfernen. Den Sellerie putzen, waschen und in grobe Stücke schneiden. Den Spinat verlesen, waschen und trocken schütteln. Die vorbereiteten Zutaten mit den Petersilienblättchen in den Mixer geben. Die Haferkleie, das Weizengraspulver und das Wasser dazugeben und alles gut durchmixen.

Magic-Matcha-Shake

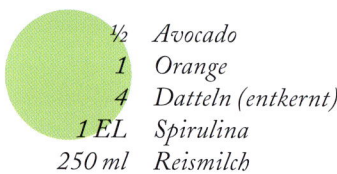

2 EL Haferflocken
6 Mandeln
1 Banane
4 Blätter Grünkohl
250 g gemischte TK-Beeren (aufgetaut)
1 EL Matcha-Pulver

Zubereitung:
Die Haferflocken und die Mandeln im Mixer zerkleinern. Dann die geschälte Banane und den geputzten Grünkohl in Stücken hinzugeben. Zusammen mit den restlichen Zutaten alles zu einem Shake mixen. Nach Wunsch noch etwas Wasser zugießen.

Avocado-Spirulina-Shake

½ Avocado
1 Orange
4 Datteln (entkernt)
1 EL Spirulina
250 ml Reismilch

Zubereitung:
Das Fleisch der Avocado aus der Schale lösen. Die Orange schälen und vierteln. Die Datteln grob zerhacken. Alles zusammen mit den restlichen Zutaten im Mixer zu einem Shake verrühren.

Hanf-Erdnuss-Shake

2 EL Hanfsamen
1 EL gepuffte Quinoa
200 g Papaya
3 getrocknete Feigen
1 TL Erdnussmus
300 ml Wasser

Zubereitung:
Die Hanfsamen und die Quinoa im Mixer zermahlen. Die Papaya halbieren, entkernen, schälen und das Fruchtfleisch zusammen mit den getrockneten Feigen würfeln. Beides mit dem Erdnussmus und dem Wasser in den Mixer geben und pürieren.

Acai-Blaubeer-Shake

1 Banane
125 g Blaubeeren
2 TL Acai-Pulver
400 ml Reismilch

Zubereitung:
Die Banane schälen, in grobe Stücke teilen und zusammen mit den Blaubeeren, dem Acai-Pulver und der Reismilch im Mixer pürieren.

(Foto siehe Seite 182)

Grüne-Wiese-Shake

2 EL Braunhirse
1 Apfel
1 Banane
200 g Feldsalat
200 ml Wasser

Zubereitung:
Die Braunhirse im Mixer mahlen. Den Apfel schälen, vierteln und entkernen. Die Banane schälen und in groben Stücken zusammen mit den Apfelvierteln und dem gewaschenen, zerpflückten Feldsalat hinzufügen. Das Wasser zugießen und alles im Mixer pürieren.

Energie-Frühstück

1 Orange
25 g Dinkelflocken
1 Banane
40 g getrocknete Aprikosen
1 EL Sonnenblumenkerne
1 EL Walnüsse

Zubereitung:
Die Orange auspressen (das sollte etwa 100 Milliliter Saft ergeben, sonst noch etwas Wasser zufügen) und die Dinkelflocken darin einweichen. Die geschälte Banane und die getrockneten Aprikosen in kleine Stücke schneiden und mit den Sonnenblumenkernen und den grob gehackten Walnüssen zu den Flocken geben.

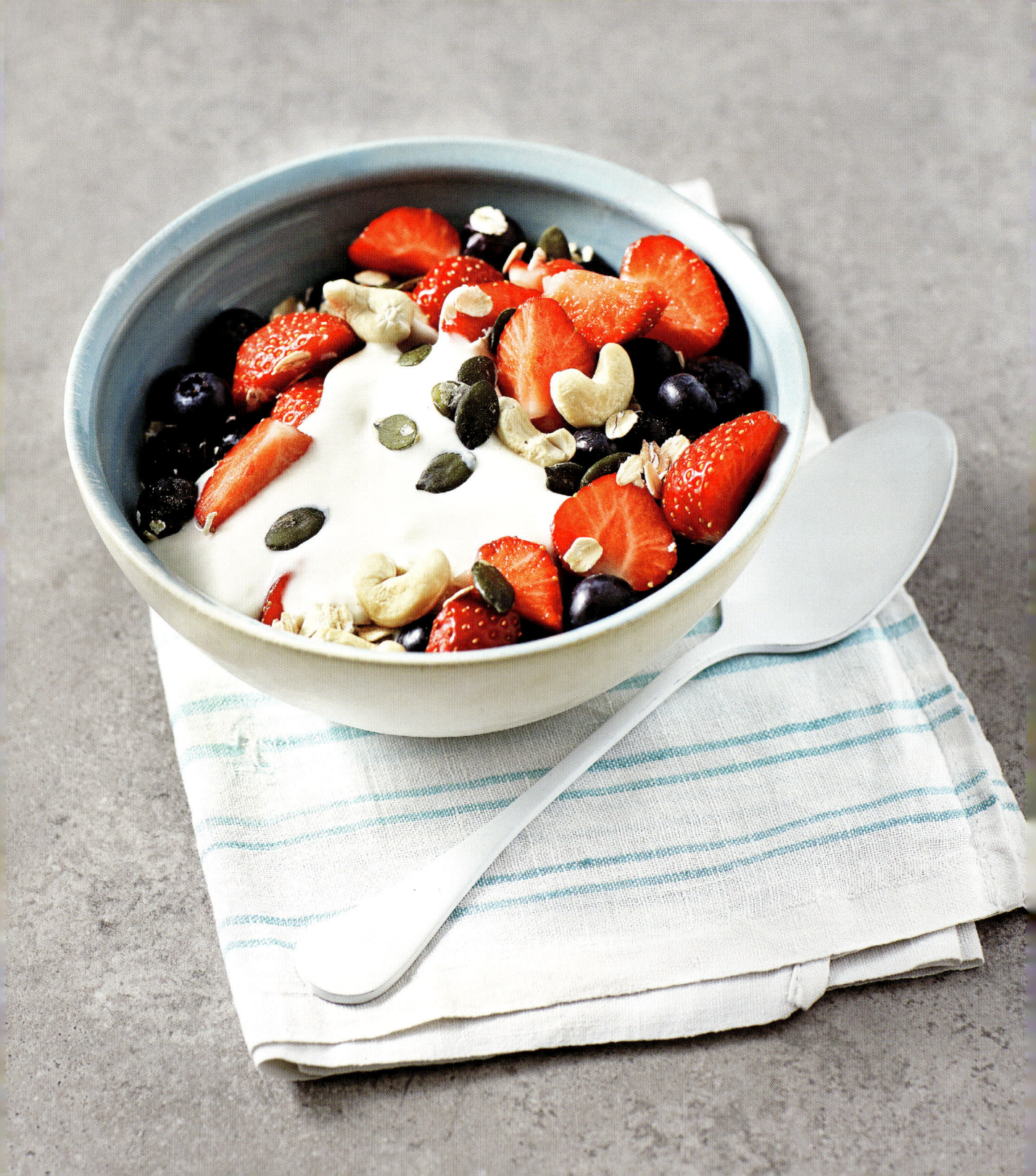

Frucht-Müsli

150 g   Erdbeeren
125 g   Heidelbeeren
125 g   Sojajoghurt
3 EL   Haferflocken
1 EL   Kürbiskerne
1 EL   Cashewkerne

Zubereitung:

Die Erdbeeren waschen, putzen und je nach Größe halbieren oder vierteln. Mit den Heidelbeeren, dem Sojajoghurt und den Haferflocken vermischen. Mit Kürbis- und Cashewkernen bestreuen.

(Foto siehe links)

Kokos-Müsli

1 EL   Chiasamen
50 ml   Kokosmilch
1   Orange
½   Mango
1 EL   Mandelblättchen
1 EL   Kokosflocken

Zubereitung:

Die Chiasamen etwa eine Stunde in der Kokosmilch quellen lassen. Die Orange und die Mango schälen und in kleine Würfel schneiden. Alles vermischen und mit den Mandelblättchen und den Kokosflocken bestreuen.

Chia-Müsli

½   Mango
5   Datteln
1 EL   Chiasamen
3 EL   Haferflocken
5 EL   gepuffter Amaranth
250 ml   Mandelmilch

Zubereitung:

Die Mango schälen und zusammen mit den Datteln in kleine Stücke schneiden. Beides mit den Chiasamen, den Haferflocken und dem Amaranth vermischen. Mit der Mandelmilch übergießen.

Avocado-Fruchtsalat

½	Avocado
1	Orange
1 EL	Olivenöl
1 TL	Obstessig
1 TL	Zitronensaft
¼ TL	Salz
¼ TL	Pfeffer
	Chili nach Belieben

Zubereitung:

Die Avocado und die Orange schälen, in kleine Würfel schneiden und in eine Schüssel geben. Dann das Olivenöl, den Obstessig, den Zitronensaft, Salz und Pfeffer verrühren. Nach Wunsch noch etwas Chili unterrühren. Das Dressing über das Obst gießen. Alles gut vermischen.

Very-Berry-Nussjoghurt

200 g	gemischte TK-Beeren
150 g	Sojajoghurt
½ TL	Zimt
25 g	Walnusskerne

Zubereitung:

Die Beeren etwas antauen lassen, dann mit dem Sojajoghurt und dem Zimt mischen. Die Walnusskerne grob zerhacken und darüberstreuen.

Fruchtiger Porridge

3	Zwetschgen
200 ml	Wasser
3 EL	Haferflocken
½ TL	Zimt
1 TL	Agavendicksaft
100 g	Heidelbeeren

Zubereitung:

Die Zwetschgen waschen, halbieren, entkernen und in kleine Würfel schneiden. Das Wasser zum Kochen bringen, dann die Haferflocken und die Zwetschgen einrühren und etwa fünf Minuten bei mittlerer Hitze zu einem Brei verrühren. Mit Zimt und Agavendicksaft abschmecken und mit den Heidelbeeren bestreuen.

Gebackene Spinateier

100 g	Blattspinat
1	Frühlingszwiebel
2 TL	Olivenöl
	Salz, Pfeffer, Muskat
2	Eier

Zubereitung:

Den Spinat auftauen und das Wasser etwas ausdrücken. Die Frühlingszwiebel putzen, waschen, in feine Ringe schneiden und in einem Teelöffel heißem Olivenöl in einer Pfanne anbraten, bis sie glasig werden. Den Spinat dazugeben und warm werden lassen. Mit Salz, Pfeffer und Muskat abschmecken. Eine kleine Auflaufform mit dem zweiten Teelöffel Öl einfetten, den Spinat einfüllen und die beiden Eier darüberschlagen. Im vorgeheizten Ofen bei 200 Grad rund zehn Minuten backen.

Brokkoli-Omelette

150 g	Brokkoliröschen
	Salz
2 TL	Cashewmus
½ Bund	Schnittlauch
2	Eier
	Pfeffer
1 EL	Rapsöl

Zubereitung:

Die Brokkoliröschen in etwas kochendem Salzwasser fünf Minuten blanchieren, dann abgießen und mit dem Cashewmus mischen. Den Schnittlauch waschen, trocken tupfen und in feine Röllchen schneiden. Die Eier mit einem Rührbesen schaumig aufschlagen. Schnittlauch, Salz und Pfeffer unterrühren. Das Rapsöl in einer Pfanne erhitzen und die Eimasse zu einem Omelette ausbacken. Mit dem Brokkoli füllen und zusammenklappen.

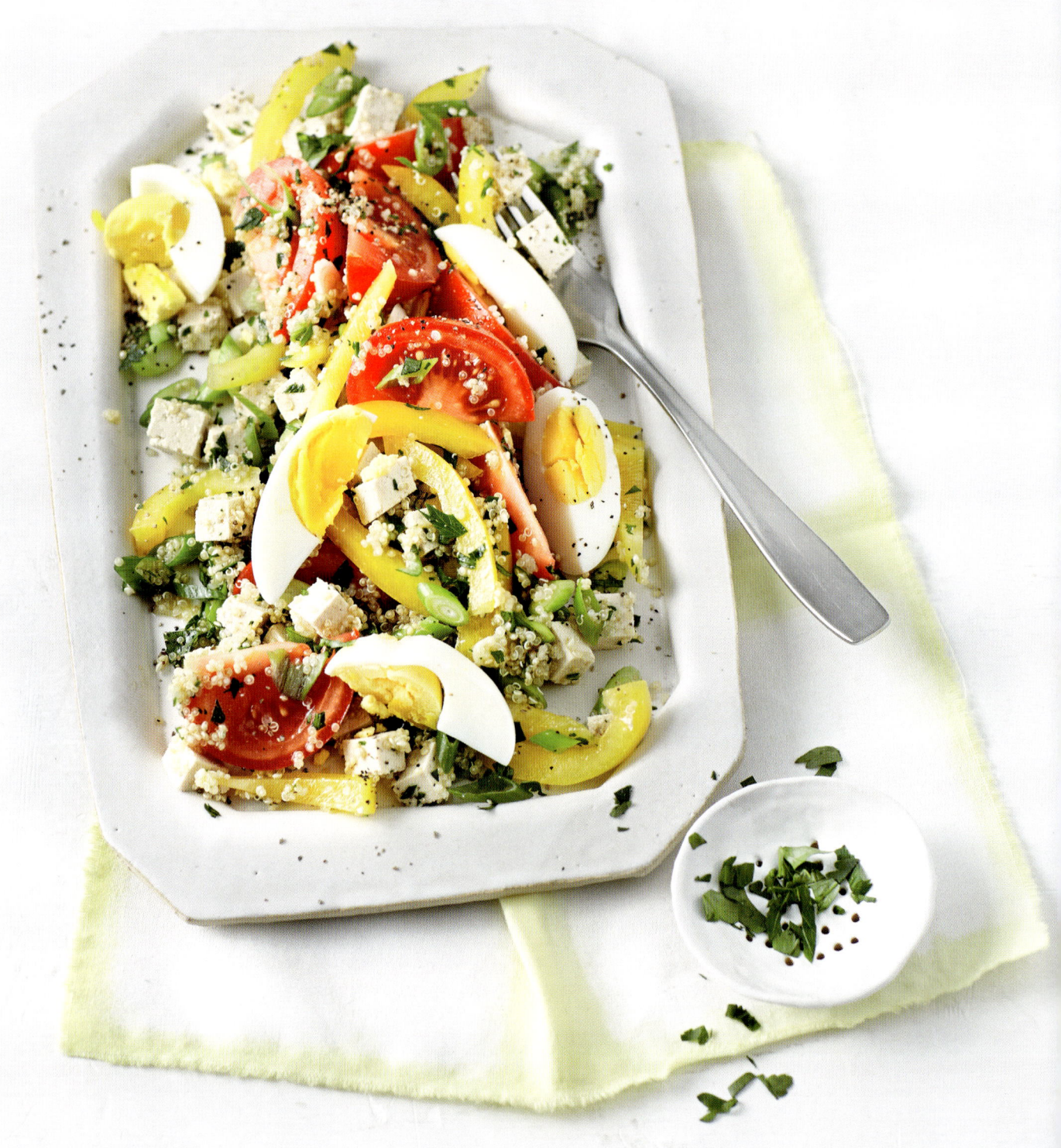

Mittagessen

Ideal ist eine Mahlzeit, die bis zum Abend sättigt, aber nicht so schwer ist, dass Sie nach dem Essen keinen klaren Gedanken mehr fassen können. Da kaum jemand die Gelegenheit hat, mittags zu Hause zu essen, eignen sich die meisten Gerichte in diesem Kapitel auch für unterwegs.

Kichererbsen-Salat

100 g	grüne Bohnen
2	Frühlingszwiebeln
½	rote Paprika
50 g	Brunnenkresse
25 g	Walnüsse
½ kleine Dose	Kichererbsen
1	Knoblauchzehe
1 EL	Olivenöl
1 EL	Balsamico
	Salz, Pfeffer, Kreuzkümmel

Zubereitung:

Die Enden der grünen Bohnen abschneiden und lange Exemplare halbieren. Fünf Minuten in kochendem Wasser bissfest garen. Mit kaltem Wasser abschrecken, damit sie ihre grüne Farbe behalten, abtropfen lassen und in eine Salatschüssel geben. Die Frühlingszwiebeln und die Paprika putzen, waschen und klein schneiden. Die Brunnenkresse hacken und alles zu den Bohnen hinzufügen. Die Walnüsse ebenfalls grob hacken und in einer Pfanne ohne Fett anrösten. Die Kichererbsen abspülen, abtropfen lassen und zusammen mit den gerösteten Walnüssen in die Salatschüssel geben, alles gut vermischen. Die Knoblauchzehe schälen und fein hacken und mit Olivenöl, Balsamico, Salz, Pfeffer und Kreuzkümmel zu einem Dressing verrühren und über den Salat geben.

Tipp: Eignet sich besonders gut zum Mitnehmen.

Quinoa-Salat mit Tofu und Ei

50 g	Quinoa
1	Ei
100 g	Tofu
½	gelbe Paprika
2	Frühlingszwiebeln
1	Tomate
½ Bund	Petersilie
1 EL	Olivenöl
½ TL	schwarzer Pfeffer
	Salz
½	Zitrone

Zubereitung:

Die Quinoa nach Packungsanleitung garen. Das Ei in rund sieben Minuten hart kochen, pellen und achteln. Den Tofu in kleine Würfel schneiden. Die Paprika und die Frühlingszwiebeln putzen, waschen und in feine Stücke beziehungsweise Ringe schneiden. Die Tomate waschen und achteln. Den Tofu und das Gemüse mischen. Die Petersilie waschen, trocken tupfen und fein hacken und mit Olivenöl, Pfeffer und Salz zu einem Dressing verrühren. Die Zitrone auspressen und den Saft einrühren. Zum Schluss die abgekühlte Quinoa zum Salat geben, das Dressing darübergeben und alles vermischen. Mit den Eierstücken garnieren.

(Foto siehe Seite 192)

Bohnensalat

50 g	Edamame (Sojabohnen)
50 g	TK-Erbsen
100 g	TK-Mais
100 g	Kidneybohnen (Dose)
5	Radieschen
1	Frühlingszwiebel
50 g	Rucola
3 Zweige	Koriander
1	rote Chilischote
2 EL	Sojasoße
1 EL	Reisessig
½ TL	brauner Zucker
1 TL	Olivenöl

Zubereitung:

Die Edamame, die Erbsen und den Mais rund fünf Minuten kochen, abgießen und abtropfen lassen. Die Kidneybohnen abspülen und ebenfalls abtropfen lassen. Die Radieschen putzen, waschen und in Scheiben schneiden. Die Frühlingszwiebel putzen, waschen und in Ringe schneiden. Den Rucola verlesen, waschen, trocken schleudern und mit den vorbereiteten Zutaten in eine Schüssel geben. Den Koriander waschen, trocken tupfen und zusammen mit der Chilischote fein hacken. Mit den restlichen Zutaten zu einem Dressing verrühren und über den Salat geben.

Kartoffel-Rote-Bete-Salat

150 g	Kartoffeln
100 g	Rote Bete
½	Avocado
100 g	geräuchertes Makrelenfilet
100 g	Rucola
1 Bund	Schnittlauch
1 TL	Kapern
1 EL	Zitronensaft
3 EL	Sojajoghurt
	Salz, Pfeffer

Zubereitung:

Die Kartoffeln und die Rote Bete schälen, würfeln und rund zehn Minuten gar kochen. Die Avocado schälen und würfeln. Die Makrele in mundgerechte Stücke zerteilen. Den Rucola verlesen, waschen, trocken schleudern und nach Belieben zerrupfen. Den Schnittlauch waschen, trocken tupfen und in Röllchen schneiden. Den Rucola und den Schnittlauch auf einem Teller anrichten und mit den vorbereiteten Zutaten belegen. Die Kapern darüberstreuen. Die restlichen Zutaten verrühren und das Dressing auf dem Salat verteilen.

Feldsalat mit gebratener Paprika

2	rote Paprika
2 EL	Olivenöl
	Salz, Pfeffer
150 g	Tofu
150 g	Feldsalat
2 EL	Balsamico
20 g	Pistazien

Zubereitung:

Die Paprikaschoten putzen, waschen und in schmale Streifen schneiden. Einen Esslöffel Olivenöl in einer Pfanne erhitzen und die Paprikastreifen darin bei starker Hitze anbraten. Wenn sie weich sind, mit Salz und Pfeffer würzen und herausnehmen. Den Tofu in Würfel schneiden und in derselben Pfanne knusprig braten. Den Feldsalat putzen, waschen und trocken schleudern. Aus dem restlichen Öl, Balsamico, Salz und Pfeffer ein Dressing verrühren. Den Feldsalat auf einen Teller geben, mit Paprika, Tofu und Pistazien belegen und das Dressing darübergießen.

Lauwarmer Linsensalat

60 g	rote Linsen
200 ml	Gemüsebrühe
2 EL	Zitronensaft
2 EL	Olivenöl
½ TL	Salz
½ TL	Pfeffer
1	Knoblauchzehe
1	Zwiebel
2	Tomaten
½ Beet	Kresse

Zubereitung:

Die roten Linsen fünf bis sieben Minuten in der Gemüsebrühe bissfest garen, dann abgießen. Für das Dressing Zitronensaft, Olivenöl, Salz und Pfeffer miteinander verrühren. Den Knoblauch schälen, fein hacken, unterrühren und mit den warmen Linsen vermischen. Kurz durchziehen lassen. Währenddessen die Zwiebel schälen und fein würfeln. Die Tomaten waschen, in Spalten oder Würfel schneiden. Die Kresse vom Beet schneiden und waschen. Alle Zutaten unter die Linsen mischen und lauwarm genießen.

Tex-Mex-Salat

50 g Naturreis
100 g Kidneybohnen (Dose)
1 Tomate
½ Avocado
½ grüne Paprika
1 rote Chilischote
½ Zitrone
1 Knoblauchzehe
1 EL Olivenöl
Salz, Pfeffer

Zubereitung:

Den Naturreis nach Packungsanleitung zubereiten. Die Kidneybohnen abspülen, abtropfen lassen und beiseitestellen. Die Tomate waschen, halbieren, entkernen und würfeln. Die Avocado schälen, die Paprika putzen, waschen und beides klein schneiden. Die Chilischote putzen, waschen und in Ringe schneiden. Für das Dressing die Zitrone auspressen, die Knoblauchzehe schälen und fein hacken. Beides mit dem Olivenöl, Salz und Pfeffer verrühren. Alle Zutaten miteinander vermischen.

Hirsesalat mit Steakstreifen

50 g Hirse
100 g Brokkoliröschen
100 g Rinderfilet
Salz, Pfeffer
6 kleine Kugeln Rote Bete (Glas)
1 EL Sonnenblumenkerne
2 EL gehackte Petersilie
1 EL Rapsöl
1 EL Rotweinessig
½ TL Senf

Zubereitung:

Die Hirse in einem mittelgroßen Topf mit viel Wasser 15 Minuten gar kochen. Drei Minuten vor Ende der Garzeit den Brokkoli dazugeben. Abgießen und abkühlen lassen. Das Rindfleisch grillen oder in einer beschichteten Pfanne ohne Fett vier bis fünf Minuten braten. Mit Salz und Pfeffer würzen und in Streifen schneiden. Die Rote Bete vierteln und mit den Sonnenblumenkernen und den vorbereiteten Zutaten vermengen. Petersilie, Rapsöl, Rotweinessig, Senf, Salz und Pfeffer verrühren und das Dressing über den Salat geben.

Quinoa-Eisbergsalat mit Thunfisch

50 g	Quinoa
100 g	Thunfisch (im eigenen Saft)
3	Pfefferschoten
100 g	Eisbergsalat
1 EL	Mandeln
1 EL	gehackte Petersilie
1 EL	Olivenöl
1 EL	Balsamico
½ TL	Senf
	Salz, Pfeffer

Zubereitung:

Die Quinoa nach Packungsanleitung kochen und etwas abkühlen lassen. Den Thunfisch abtropfen lassen und mit einer Gabel zerpflücken und unter die Quinoa mischen. Die Pfefferschoten im Ganzen hinzufügen, den Eisbergsalat putzen, waschen in mundgerechte Stücke zupfen. Die Mandeln fein hacken und mit der Petersilie zum Salat geben. Die restlichen Zutaten verrühren und das Dressing über den Salat gießen.

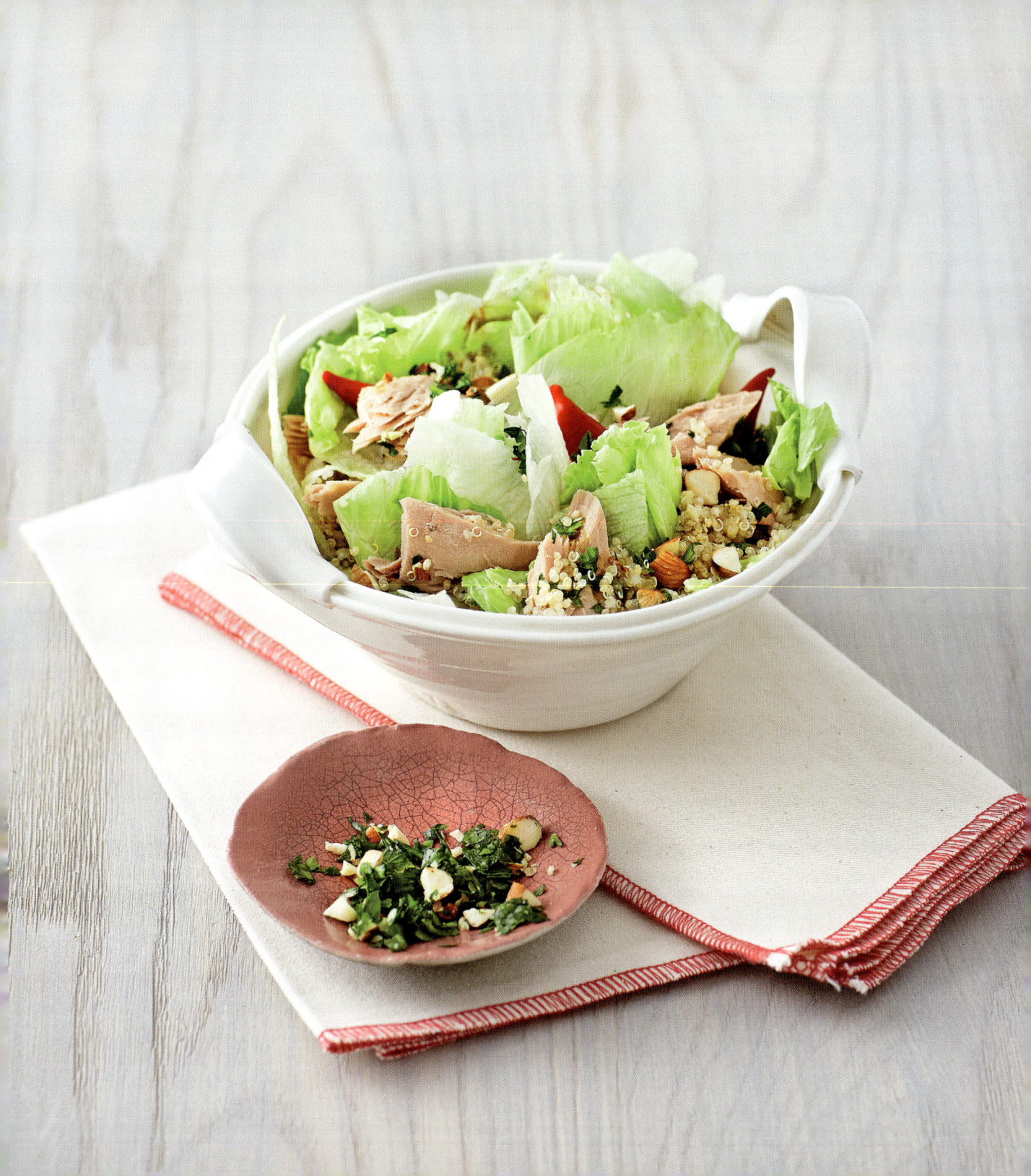

Griechischer Quinoa-Salat

50 g Quinoa
200 g Tomaten
50 g entsteinte schwarze Oliven
50 g Peperoni
½ Zitrone
2 EL Olivenöl
1 Knoblauchzehe
Salz, Pfeffer
2 Zweige Basilikum
2 Zweige Thymian
½ Bund glatte Petersilie

Zubereitung:

Die Quinoa nach Packungsanleitung kochen. Währenddessen die Tomaten waschen und würfeln. Die Oliven in Scheiben schneiden. Die Peperoni längs halbieren, entkernen, waschen und in Streifen schneiden. Die Zitrone auspressen und mit dem Olivenöl verrühren. Den Knoblauch schälen, fein hacken, untermischen und mit Salz und Pfeffer würzen. Die Quinoa mit Gemüse und Dressing vermischen und rund eine Stunde ziehen lassen. Die Kräuter waschen, trocken tupfen, klein hacken, unter den Salat mischen und noch mal abschmecken.

Linsensuppe

150 g Kartoffeln
1 Zwiebel
1 Knoblauchzehe
½ Bund Suppengrün
500 ml Gemüsebrühe
60 g Linsen
1 EL Petersilie
1 EL Balsamico
Salz, Pfeffer und Zucker

Zubereitung:

Die Kartoffeln schälen, waschen und würfeln. Die Zwiebel und den Knoblauch schälen und würfeln. Das Suppengrün putzen, waschen und klein schneiden. Die Gemüsebrühe aufkochen, das Gemüse und die Linsen hineingeben und 20 bis 30 Minuten bissfest garen. Mit Petersilie, Balsamico, Salz, Pfeffer und Zucker abschmecken.

Rote-Bete-Suppe mit Meerrettich

150 g   Kartoffeln
250 g   Rote Bete
1   Zwiebel
1 EL   Rapsöl
1   Lorbeerblatt
500 ml   Gemüsebrühe
1 TL   Majoran
1 EL   Rotweinessig
1–2 TL   Meerrettich
1 EL   Zitronensaft
Salz, Pfeffer

Zubereitung:

Die Kartoffeln schälen, waschen und in Würfel schneiden. Die Rote Bete schälen und würfeln. Die Zwiebel schälen, fein würfeln und im heißen Rapsöl glasig dünsten. Die Kartoffeln, die Rote Bete und das Lorbeerblatt dazugeben und anschwitzen. Mit der Gemüsebrühe ablöschen und den Majoran dazugeben. Aufkochen und rund 20 Minuten köcheln lassen. Das Lorbeerblatt wieder herausnehmen und die Masse mit einem Zauberstab pürieren. Mit den restlichen Zutaten abschmecken.

Sauerkraut-Paprika-Suppe

250 g   Sauerkraut
600 ml   Gemüsebrühe
½ TL   Kreuzkümmel
1   rote Paprikaschote
2   Kartoffeln
2 EL   Tomatenmark
1½ TL   Paprika, edelsüß
Salz, Pfeffer
75 ml   Sojasahne

Zubereitung:

Das Sauerkraut klein schneiden. Die Gemüsebrühe zum Kochen bringen, Sauerkraut und Kreuzkümmel hinzugeben und zugedeckt bei mittlerer Hitze acht bis zehn Minuten köcheln lassen. Währenddessen die Paprikaschote putzen, waschen und in Streifen schneiden. Die Kartoffeln schälen, waschen und grob raspeln. Beides mit dem Tomatenmark in die Suppe geben und weitere zehn Minuten bei geschlossenem Deckel garen. Mit den Gewürzen und der Sojasahne abschmecken.

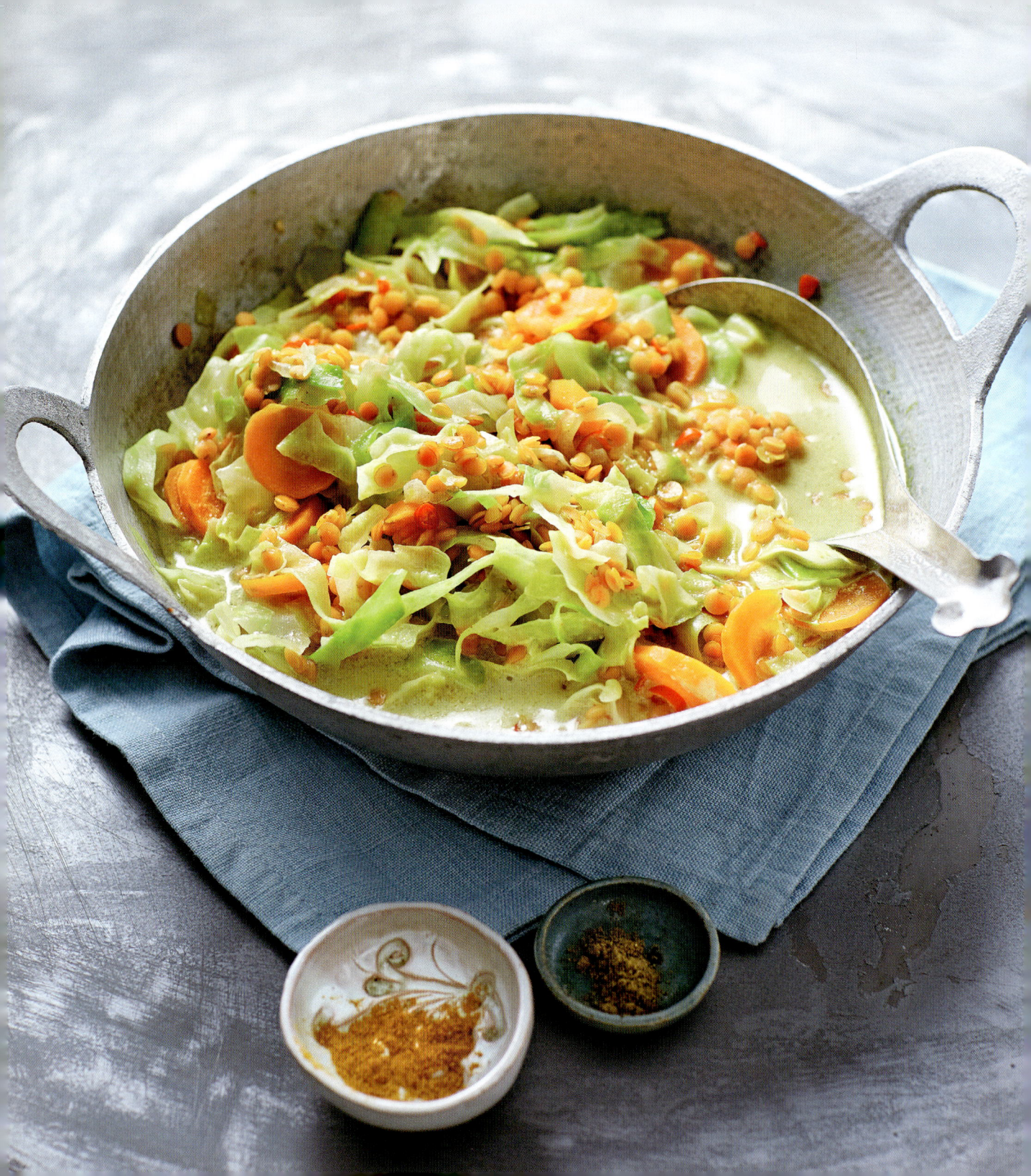

Spitzkohl-Kokos-Curry

150 g	Spitzkohl
1	Möhre
1	Zwiebel
1	Knoblauchzehe
1 Stück	Ingwer (2 cm)
1	Chilischote
1 EL	Rapsöl
1 TL	Curry
½ TL	Kreuzkümmel
75 ml	Kokosmilch
150 ml	Gemüsebrühe
50 g	rote Linsen
	Salz, Pfeffer, Zucker

Zubereitung:

Den Spitzkohl putzen, waschen und in Streifen schneiden. Die Möhre putzen und in Scheiben schneiden. Die Zwiebel, den Knoblauch und den Ingwer schälen und fein hacken. Die Chilischote putzen, waschen und fein hacken. Das Öl in einem Wok oder einer Pfanne erhitzen und die gehackten Würzmittel anschwitzen. Curry und Kreuzkümmel zugeben und kurz mitrösten. Den Spitzkohl und die Möhre zwei Minuten unter Rühren mitbraten, dann mit der Kokosmilch und der Gemüsebrühe ablöschen. Zugedeckt auf kleiner Flamme zehn Minuten köcheln lassen. Die Linsen zugeben und weitere zehn Minuten bissfest garen. Falls notwendig, noch etwas Gemüsebrühe nachgießen. Mit Salz, Pfeffer und Zucker abschmecken.

Brokkoli mit Cashewsoße

Für die Soße

30 g	Cashewkerne
10 g	getrocknete Tomaten
5 EL	Wasser
1 EL	Zitronensaft
1 EL	Hefeflocken
1 TL	Olivenöl
1 TL	Tomatenmark
1 EL	Semmelbrösel
10 Blätter	Basilikum

Für das Gemüse:

250 g	Brokkoliröschen
	Salz
1	Zwiebel
1	Knoblauchzehe
3	getrocknete Tomaten
1 EL	Olivenöl
1 EL	Mandelblättchen
	Pfeffer, Muskat

Zubereitung:

Für die Soße alle Zutaten im Mixer pürieren und kurz beiseitestellen. Die Brokkoliröschen in kochendem Salzwasser rund fünf Minuten blanchieren. Die Zwiebel und den Knoblauch schälen und fein hacken. Die getrockneten Tomaten in schmale Streifen schneiden. Das Olivenöl in einer Pfanne erhitzen und die Zwiebel, den Knoblauch und die Tomatenstreifen zusammen mit den Mandelblättchen zwei bis drei Minuten unter Rühren anbraten. Den Brokkoli dazugeben, mit der Cashewsoße vermengen und kurz warm werden lassen. Eventuell noch ein paar Esslöffel Wasser dazugeben und mit Salz, Pfeffer und Muskat abschmecken.

Gemüse-Curry mit Kokosmilch

2 EL	Sojasoße
1 TL	Olivenöl
3	Knoblauchzehen
1	Chilischote
100 g	Tofu
1	Zwiebel
2	Knoblauchzehen
1	Möhre
50 g	Wirsing
½ rote	Paprika
100 g	Brokkoli
100 ml	Kokosmilch
100 ml	Gemüsebrühe
½ TL	Kurkuma
1 EL	Currypulver
1 Prise	Muskatnuss
1 TL	Olivenöl
100 g	Kichererbsen (Dose)
2 EL	gehackte Petersilie
	abgeriebene Schale von
	½ unbehandelten Zitrone

Zubereitung:

Die Sojasoße mit dem Olivenöl verrühren. Eine Knoblauchzehe schälen und fein hacken. Die Chilischote putzen, waschen, fein hacken und einrühren. Den Tofu würfeln und etwa drei Stunden darin marinieren. Die Zwiebel und den Knoblauch schälen und fein hacken. Das Gemüse putzen, waschen und klein schneiden beziehungsweise in Röschen teilen. Die Kokosmilch und die Gemüsebrühe im Wok erhitzen. Die Gewürze und das vorbereitete Gemüse dazugeben und 20 Minuten garen. Eine kleine Pfanne erhitzen und die Tofuwürfel in einem Teelöffel Olivenöl knusprig braten. Die Kichererbsen abspülen, abtropfen lassen und zusammen mit der Petersilie zum Curry geben. Weitere fünf Minuten köcheln lassen. Die Zitronenschale und die Tofuwürfel hinzufügen und sofort essen.

Scharfe Sobanudeln mit Paprika

100 g	Sobanudeln (100 % Buchweizen)
1	gelbe Paprika
1	rote Paprika
2	Chilischoten
1 EL	Sesamöl
3 EL	helle Sojasoße
	(evtl. Petersilie)

Zubereitung:

Die Sobanudeln nach Packungsanleitung in kochendem Wasser etwa fünf Minuten garen. Die Paprikaschoten putzen, waschen und in kleine Würfel schneiden. Die Chilischoten halbieren, entkernen, waschen und fein hacken. Das Öl in einer Pfanne erhitzen und das Gemüse unter Rühren etwa acht Minuten braten. Mit Sojasoße ablöschen und die Nudeln dazugeben. Nach Wunsch mit Petersilie anrichten.

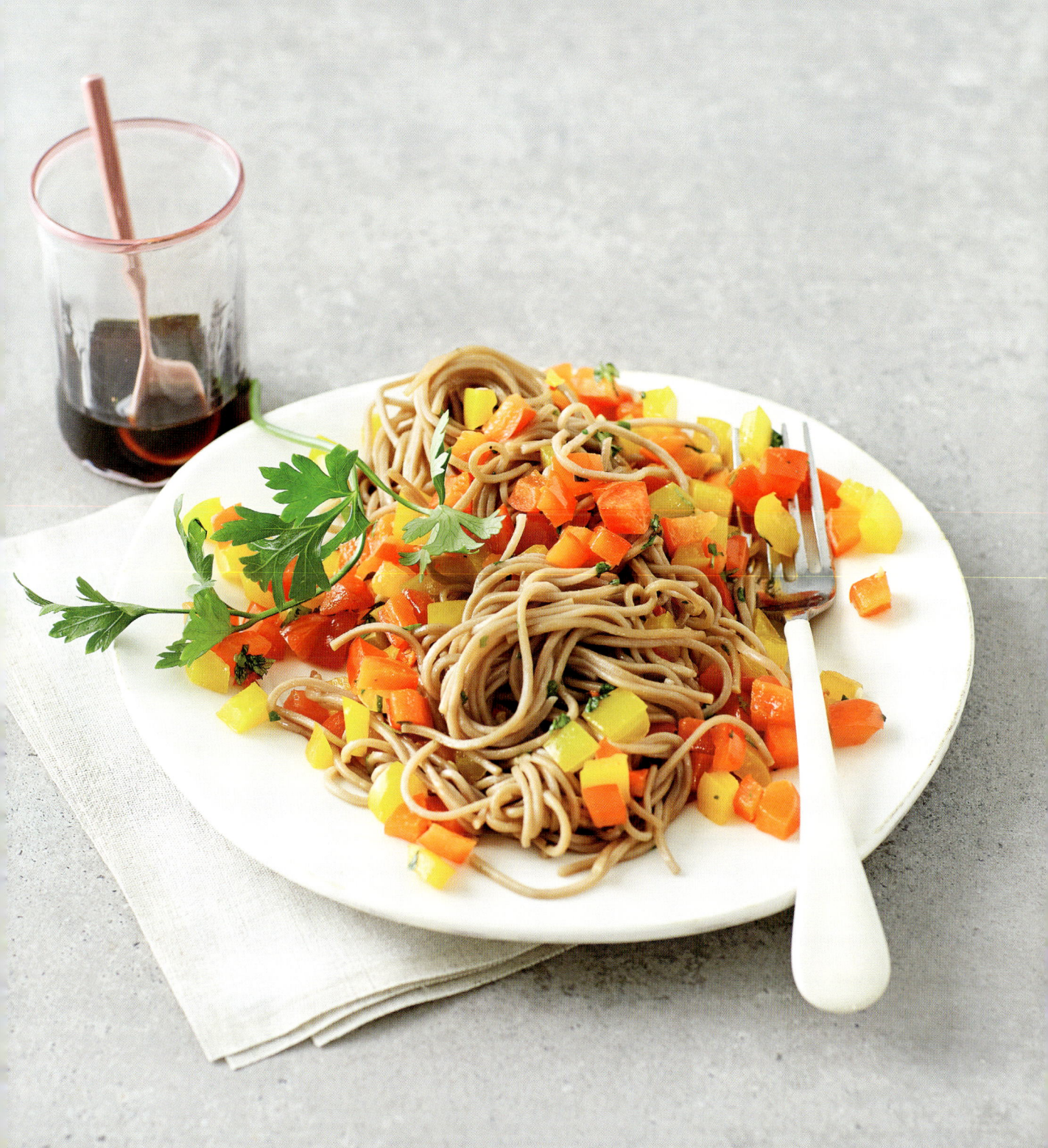

Gemüse-Hirsotto

1	Zwiebel
300 g	buntes Gemüse nach Wahl
2 EL	Olivenöl
75 g	Hirse
75 ml	Gemüsebrühe
75 ml	Weißwein
2 EL	Hefeflocken
	Salz, Pfeffer

Zubereitung:

Die Zwiebel schälen und würfeln. Das Gemüse putzen, waschen und in mundgerechte Stücke schneiden. Das Öl erhitzen und zunächst die Zwiebel glasig dünsten. Das Gemüse dazugeben und zwei bis drei Minuten braten. Die Hirse hinzufügen und unter Rühren anrösten. Mit Brühe und Wein ablöschen und kurz aufkochen lassen. Auf kleiner Flamme quellen lassen, bis die gesamte Flüssigkeit aufgesogen ist, dabei ab und zu umrühren. Zum Schluss mit Hefeflocken, Salz und Pfeffer abschmecken.

Kohl-Curry mit Reis

1	Knoblauchzehe
1 Stück	Ingwer (2 cm)
1 EL	Rapsöl
1 TL	Senfkörner
1 EL	Currypulver
100 g	Blumenkohlröschen
100 g	Brokkoliröschen
100 ml	Gemüsebrühe
50 g	Naturreis
	Salz
1 EL	gehackte Petersilie
etwas	abgeriebene unbehandelte Zitronenschale
50 g	TK-Erbsen
1	Tomate
	Pfeffer
1 EL	Cashewnüsse

Zubereitung:

Den Knoblauch und den Ingwer schälen und fein hacken. Das Öl in einer großen Pfanne erhitzen und die Senfkörner und das Currypulver kurz andünsten. Den Knoblauch und den Ingwer dazugeben und andünsten. Die Gemüseröschen dazugeben und mit der Gemüsebrühe ablöschen. Zugedeckt etwa zehn Minuten köcheln lassen. Den Reis mit der doppelten Menge Salzwasser 12 bis 15 Minuten kochen. Mit Petersilie und abgeriebener Zitronenschale würzen. Die Erbsen in die Pfanne geben und drei bis vier Minuten weiterköcheln lassen. Die Tomate waschen, würfeln und ganz zum Schluss unterrühren. Mit Salz, Pfeffer und Curry abschmecken und zum Reis servieren. Die Cashewkerne hacken und darüberstreuen.

Gefüllte Tomaten

50 g	Quinoa
375 ml	Gemüsebrühe
2	Tomaten
1	kleine Zwiebel
1	Knoblauchzehe
1	Möhre
1 EL	Rapsöl
2 EL	gehackte Petersilie
1 EL	weißes Mandelmus
1 EL	Hefeflocken
1 Prise	Muskat
	Salz, Pfeffer

Zubereitung:

Die Quinoa in 125 Milliliter Gemüsebrühe 12 bis 15 Minuten kochen. Den Backofen auf 200 Grad vorheizen. Die Tomaten waschen, jeweils den Deckel abschneiden und das Kerngehäuse vorsichtig entfernen. Die Zwiebel, die Knoblauch und die Möhre schälen und sehr klein schneiden. Das Rapsöl in einer Pfanne erhitzen und das Gemüse dünsten. Die Quinoa und die Petersilie hinzugeben und das Mandelmus einrühren. Mit Hefeflocken, Muskat, Salz und Pfeffer abschmecken. Die Masse in die Tomaten füllen, den Deckel daraufsetzen und die Tomaten in eine feuerfeste Form setzen. Die restliche Gemüsebrühe angießen und im heißen Ofen 20 Minuten backen.

Gefüllte Dinkelpfannkuchen

50 g	Dinkelvollkornmehl
1 TL	Sojamehl
150 ml	Sojamilch
1 Prise	Salz
100 g	Lauch
2 TL	Rapsöl
100 g	Kichererbsen (Dose)
1 EL	Mandelmus
2 EL	frische, gehackte Kräuter
	Salz, Pfeffer

Zubereitung:

Dinkelvollkornmehl, Sojamehl, Sojamilch und Salz im Mixer verrühren und etwa 20 Minuten quellen lassen. Währenddessen den Lauch putzen, waschen, in feine Ringe schneiden und in einem Teelöffel Rapsöl anbraten. Mit ein bis zwei Esslöffel Wasser ablöschen und etwa zwei Minuten dünsten. Die Kichererbsen abspülen, abtropfen lassen und dazugeben. Das Mandelmus einrühren und mit Kräutern, Salz und Pfeffer abschmecken. Kurz warm halten. Aus dem Teig im restlichen Rapsöl dünne Pfannkuchen ausbacken und füllen.

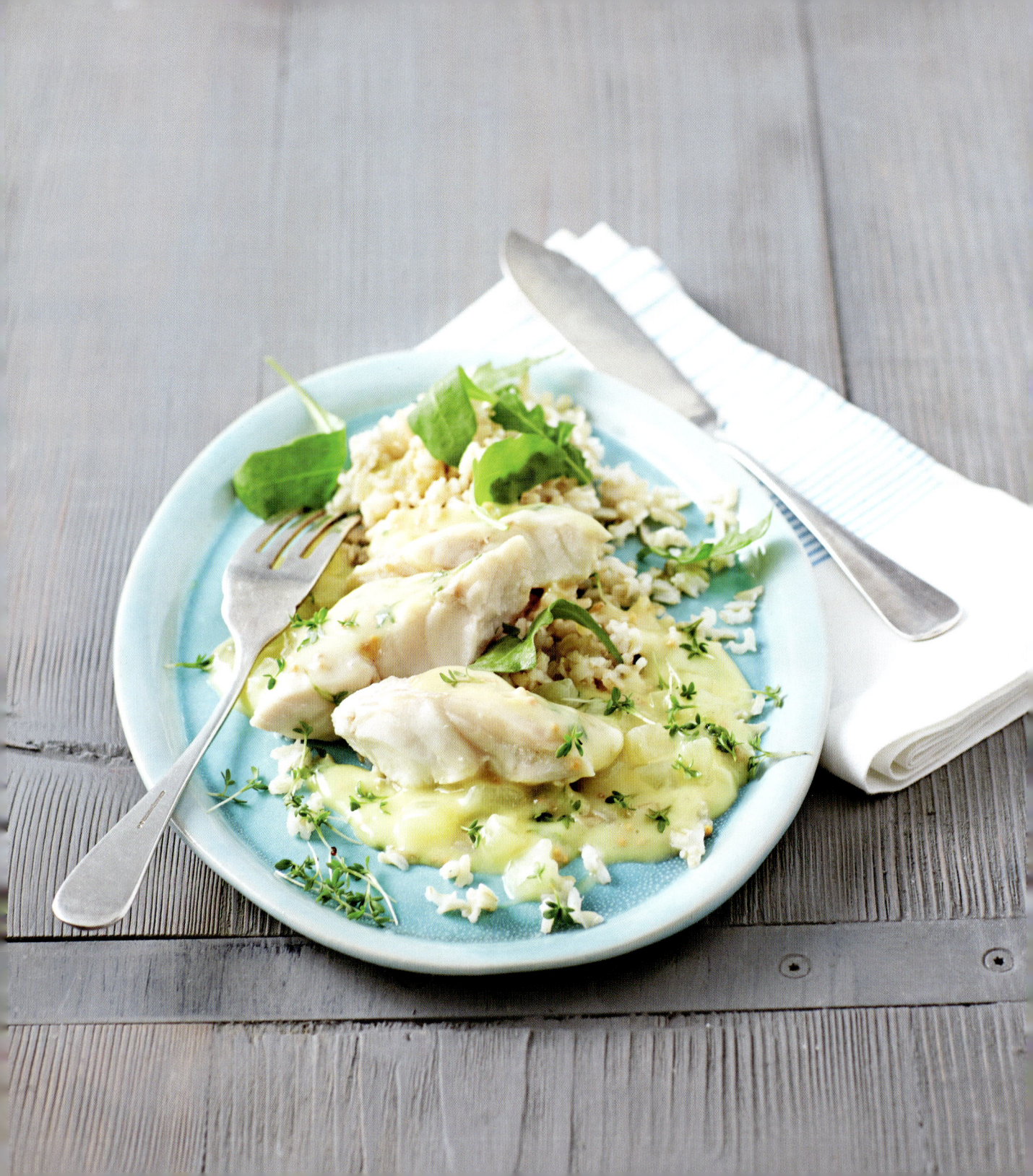

Rotbarsch in Senf-Kresse-Soße

50 g	Naturreis
50 g	Rucola
150 g	Rotbarsch
	Salz, Pfeffer
220 ml	Gemüsebrühe
1	Lorbeerblatt
2	Senfgurken
75 g	Sojajoghurt
1 TL	Kartoffelstärke
1 TL	Senf
½ TL	Kurkuma
1 Spritzer	Agavendicksaft
½ TL	Senfkörner
	Zucker
½ Beet	Kresse

Zubereitung:

Den Reis nach Packungsanleitung zubereiten. Den Rucola verlesen, waschen, trocken schleudern und in mundgerechte Stücke zupfen. Das Rotbarschfilet waschen, trocken tupfen und in etwa vier Zentimeter breite Stücke schneiden. Mit Salz und Pfeffer würzen. 200 Milliliter Gemüsebrühe mit dem Lorbeerblatt in einem flachen Topf aufkochen, die Fischstücke hineingeben und bei geringer Hitze rund fünf Minuten ziehen lassen. Die Senfgurken fein würfeln. Den Sojajoghurt mit Kartoffelstärke, der restlichen Gemüsebrühe, zwei Esslöffeln Gurkenfond, Senf, Kurkuma und Agavendicksaft in einem Topf glatt rühren. Die Senfkörner und die Gurkenwürfel zugeben und die Soße einmal kurz aufkochen. Mit Pfeffer und Zucker abschmecken. Die Kresse vom Beet schneiden, waschen und zugeben. Den Fisch aus dem Sud nehmen, den Reis abgießen und mit dem Rucola bestreuen.

Kartoffeln mit Spinatpesto

250 g Kartoffeln
150 g Spinat
2 EL Pinienkerne
2 Knoblauchzehen
2 EL Olivenöl
2 EL Hefeflocken
Salz und Pfeffer

Zubereitung:
Die Kartoffeln schälen und rund 15 Minuten in Salzwasser gar kochen. Währenddessen den Spinat putzen oder TK-Spinat auftauen. Die Pinienkerne in einer Pfanne ohne Fett rösten, den Spinat dazugeben, sodass er leicht zusammenfällt oder das Wasser der TK-Variante verdampft. Zusammen mit dem Knoblauch und dem Olivenöl in ein hohes Gefäß füllen und kurz pürieren. Mit Hefeflocken, Salz und Pfeffer abschmecken. Die Kartoffeln abgießen und dazu essen.

Kichererbsen-Curry

75 g getrocknete Kichererbsen
1 Zwiebel
2 TL Olivenöl
¼ TL Currypulver
¼ TL Kurkuma
¼ TL Kreuzkümmel
1 Lorbeerblatt
100 g Kartoffeln
1 rote Paprika
1 kleiner Zucchino
50 ml Gemüsebrühe
Kräutersalz, Pfeffer

Zubereitung:
Die Kichererbsen über Nacht in reichlich Wasser einweichen. Abgießen. Die Zwiebel schälen, fein würfeln und in der Hälfte des Öls dünsten. Die Gewürze und die Kichererbsen zugeben, kurz mitbraten und mit 150 Milliliter Wasser ablöschen. Das Lorbeerblatt hinzufügen und bei mittlerer Hitze etwa 25 Minuten garen. Die Kartoffeln schälen, grob würfeln und nach sieben Minuten zu den Kichererbsen geben. Die Paprika und den Zucchino putzen, waschen, in Stücke schneiden und im restlichen Öl anbraten. Mit der Gemüsebrühe ablöschen und zugedeckt etwa fünf Minuten dünsten. Zu den Kichererbsen und den Kartoffeln geben und alles mit Kräutersalz und Pfeffer abschmecken.

Nudeln mit Tomatensoße

1	Zwiebel
1	Knoblauchzehe
1 EL	Olivenöl
400 g	geschälte Tomaten (Dose)
30 g	Oliven
½ TL	Oregano
½ TL	Thymian
1	Lorbeerblatt
100 g	Dinkelnudeln (100 % Vollkorn)
	Salz, Cayennepfeffer, Agavendicksaft
evtl. 1 EL	Hefeflocken

Zubereitung:

Die Zwiebel und den Knoblauch schälen und fein würfeln. Das Olivenöl in einem Topf erhitzen und die Zwiebel darin glasig dünsten. Den Knoblauch dazugeben und kurz mitdünsten. Tomaten, Oliven, Kräuter und Lorbeerblatt hinzufügen und im geschlossenen Topf bei schwacher Hitze 30 bis 45 Minuten köcheln lassen, dabei gelegentlich umrühren. Die Nudeln nach Packungsanleitung zubereiten. Das Lorbeerblatt aus der Soße entfernen, mit Salz, Cayennepfeffer und etwas Agavendicksaft abschmecken. Nach Geschmack mit den Hefeflocken bestreuen.

Chili sin Carne

50 g	Grünkern
200 ml	Gemüsebrühe
1	gelbe Paprika
1	Zucchino
1	Zwiebel
1	Knoblauchzehe
1 EL	Olivenöl
500 ml	passierte Tomaten
125 g	Kidneybohnen (Dose)
1	getrocknete Chilischote
	Salz, Pfeffer, Agavendicksaft

Zubereitung:

Den Grünkern in der Gemüsebrühe zum Kochen bringen, zurückschalten und fünf Minuten köcheln lassen, dann auf abgeschalteter Herdplatte 15 Minuten quellen lassen. Die Paprika und den Zucchino putzen, waschen und in kleine Stücke schneiden. Die Zwiebel und den Knoblauch schälen, fein würfeln und im heißen Öl andünsten. Die Paprika zugeben und zwei Minuten unter Rühren dünsten. Dann den Zucchino hinzufügen und alles weitere sechs Minuten dünsten. Zwischendurch umrühren. Das Tomatenpüree angießen. Die Kidneybohnen abgießen, abtropfen lassen und zusammen mit dem Grünkern dazugeben. Die Chilischote zerkleinern und unterrühren. Mit Salz, Pfeffer und Agavendicksaft abschmecken.

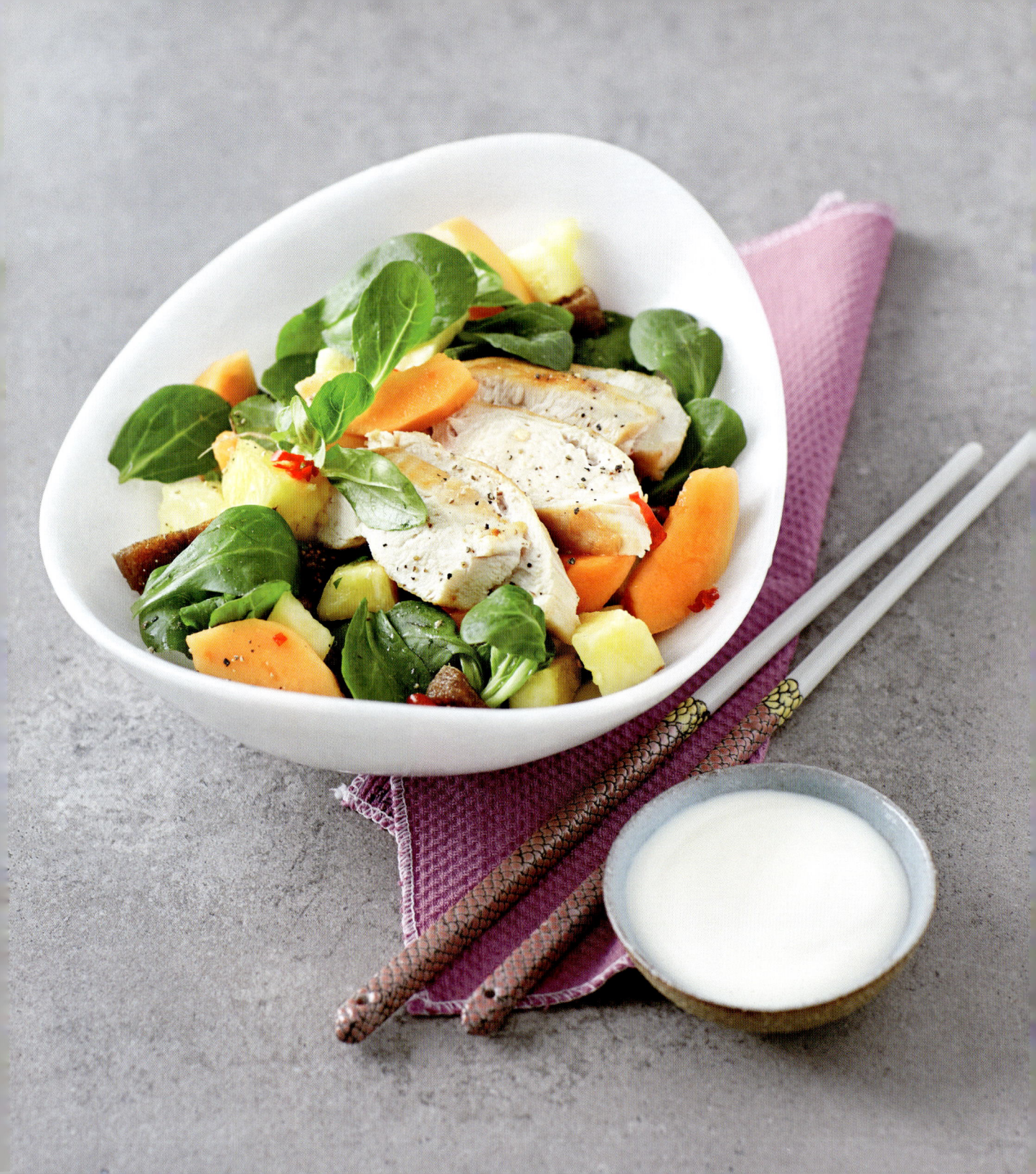

Abendessen

Für die Nacht benötigen Sie keine großen Energiebomben mehr, sondern hochwertiges Protein. Die Aminosäuren dienen in der Nacht dazu, kleinste Schäden in den Körperzellen zu beseitigen, damit Sie am nächsten Morgen frisch und regeneriert aufwachen.

Exotischer Salat mit Hähnchen

150 g Hähnchenbrustfilet
2 EL Olivenöl
Salz, Pfeffer
¼ Papaya
1 Scheibe Ananas
1 getrocknete Feige
100 g Feldsalat
2 Chilischoten
2 EL Sojajoghurt

Zubereitung:

Das Hähnchenbrustfilet waschen, trocken tupfen und in einem Esslöffel heißem Olivenöl etwa zehn Minuten braten. Mit Salz und Pfeffer würzen. Die Papaya schälen. Die Papaya, die Ananas und die Feige würfeln. Den Feldsalat verlesen, waschen und trocken tupfen. Das Obst mit dem Feldsalat in einer Schüssel vermengen. Die Chilischoten putzen, waschen und sehr fein hacken. Den Sojajoghurt, das restliche Olivenöl, Salz und Pfeffer verrühren. Das Fleisch in Streifen schneiden und mit dem Dressing zum Salat geben.

(Foto siehe Seite 214)

Thunfisch-Spinat-Salat

100 g Thunfisch (im eigenen Saft)
1 gelbe Paprika
100 g Babyspinat
6 – 8 Cocktailtomaten
10 schwarze Oliven
½ rote Zwiebel
4 Zweige Petersilie
1 Knoblauchzehe
1 EL Rapsöl
1 EL Weißweinessig
½ TL Senf
Salz, Pfeffer

Zubereitung:

Den Thunfisch abtropfen lassen und mit einer Gabel leicht zerpflücken. Die Paprika putzen, waschen und in Streifen schneiden. Den Spinat verlesen, waschen und trocken schleudern. Die Paprika mit dem Spinat zum Thunfisch geben. Die Tomaten waschen, halbieren und mit den Oliven ebenfalls hinzufügen. Die Zwiebel schälen und in Ringe schneiden. Die Petersilie waschen, trocken tupfen, die Blätter vom Stängel zupfen und fein hacken. Die Knoblauchzehe schälen, fein hacken und mit der Petersilie zum Salat geben. Die restlichen Zutaten verrühren und das Dressing über den Salat gießen.

Fruchtiger Tofu-Salat

100 g	Tofu
2 EL	Rapsöl
1 EL	Sojasoße
2	Tomaten
1	Möhre
¼	Granatapfel
100 g	Feldsalat
3	Paranüsse
1 EL	Kürbiskerne
2 EL	Granatapfelsaft
	Salz, Pfeffer

Zubereitung:

Den Tofu in Scheiben schneiden und von beiden Seiten in einem Esslöffel heißem Rapsöl goldbraun braten. Kurz vor Ende der Garzeit mit der Sojasoße beträufeln. Die Tomaten waschen, achteln und dabei die Stielansätze entfernen. Die Möhre putzen und in Scheiben schneiden. Die Granatapfelkerne aus der Schale befreien und mit dem Gemüse mischen. Den Feldsalat verlesen, waschen, trocken schleudern und zusammen mit den Tofuscheiben dazugeben. Die Paranüsse hacken und mit den Kürbiskernen über den Salat streuen. Aus dem restlichen Rapsöl, dem Granatapfelsaft, Salz und Pfeffer das Dressing anrühren und über den Salat geben.

Asiatischer Krautsalat

100 g	Rotkohl
100 g	Weißkohl
1	Möhre
50 g	Alfalfasprossen
125 g	Entenbrustfilet
1 EL	Sesam
5 Zweige	Koriander
1	rote Chilischote
2 EL	Sojasoße
1 EL	Reisweinessig
1 EL	Olivenöl
1 TL	brauner Zucker

Zubereitung:

Den Kohl putzen, waschen und in feine Streifen hobeln. Die Möhre putzen, grob reiben und in eine Schüssel geben. Die Sprossen und den Kohl hinzufügen. Die Entenbrust waschen, trocken tupfen und die Haut mehrmals einritzen. Den Sesam in einer beschichteten Pfanne ohne Fett rösten. Herausnehmen. Die Entenbrust mit der Haut nach unten etwa vier Minuten ohne Fett braten. Wenden und weitere acht Minuten braten. Aus der Pfanne nehmen und kurz ruhen lassen. Den Koriander waschen, trocken tupfen und fein hacken. Die Chilischote putzen, waschen und fein hacken. Die restlichen Zutaten, Koriander und Chili zu einem Dressing verrühren und über den Salat geben. Die Entenbrust in Streifen schneiden, auf dem Salat anrichten und mit Sesam bestreuen.

Fenchel-Lachs-Salat mit Birne

1 kleine	Fenchelknolle
100 g	Spinat
125 g	Stremellachs
1	Birne
1 EL	Sonnenblumenkerne
¼ Bund	Dill
1 EL	Zitronensaft
3 EL	Sojajoghurt
	Salz, Pfeffer

Zubereitung:

Den Fenchel putzen, waschen, halbieren und den Strunk entfernen. Den Fenchel in dünne Streifen hobeln. Den Spinat verlesen, waschen und trocken schleudern. Den Lachs auseinanderzupfen und mit dem Fenchel und dem Spinat vermengen. Die Birne waschen, vierteln, entkernen und dünn aufschneiden, zum Salat geben und die Sonnenblumenkerne darüberstreuen. Den Dill waschen, trocken tupfen und hacken. Die restlichen Zutaten mit dem Dill verrühren und über den Salat gießen.

(Foto siehe rechts)

Eiersalat mit Zuckerschoten

2	Eier
125 g	Hähnchenbrustfilet
	Salz, Pfeffer
100 g	Zuckerschoten
2	Frühlingszwiebeln
50 g	Sojasprossen
1 EL	Sesam
1 EL	Sojajoghurt
1 EL	Rapsöl
1 EL	Weißweinessig
½ TL	Senf

Zubereitung:

Die Eier hart kochen, abkühlen lassen und achteln. Die Hähnchenbrust waschen, trocken tupfen und in einer beschichteten Pfanne ohne Fett etwa zehn Minuten braten. Mit Salz und Pfeffer würzen. Etwas abkühlen lassen und in schmale Streifen schneiden. Die Zuckerschoten putzen, waschen und zwei Minuten in kochendem Wasser blanchieren, anschließend mit kaltem Wasser abschrecken, damit die grüne Farbe erhalten bleibt. Die Frühlingszwiebeln putzen, waschen und in Ringe schneiden. Alle vorbereiteten Zutaten mischen. Die Sojasprossen und den Sesam dazugeben. Die restlichen Zutaten verrühren, abschmecken und das Dressing über den Salat gießen.

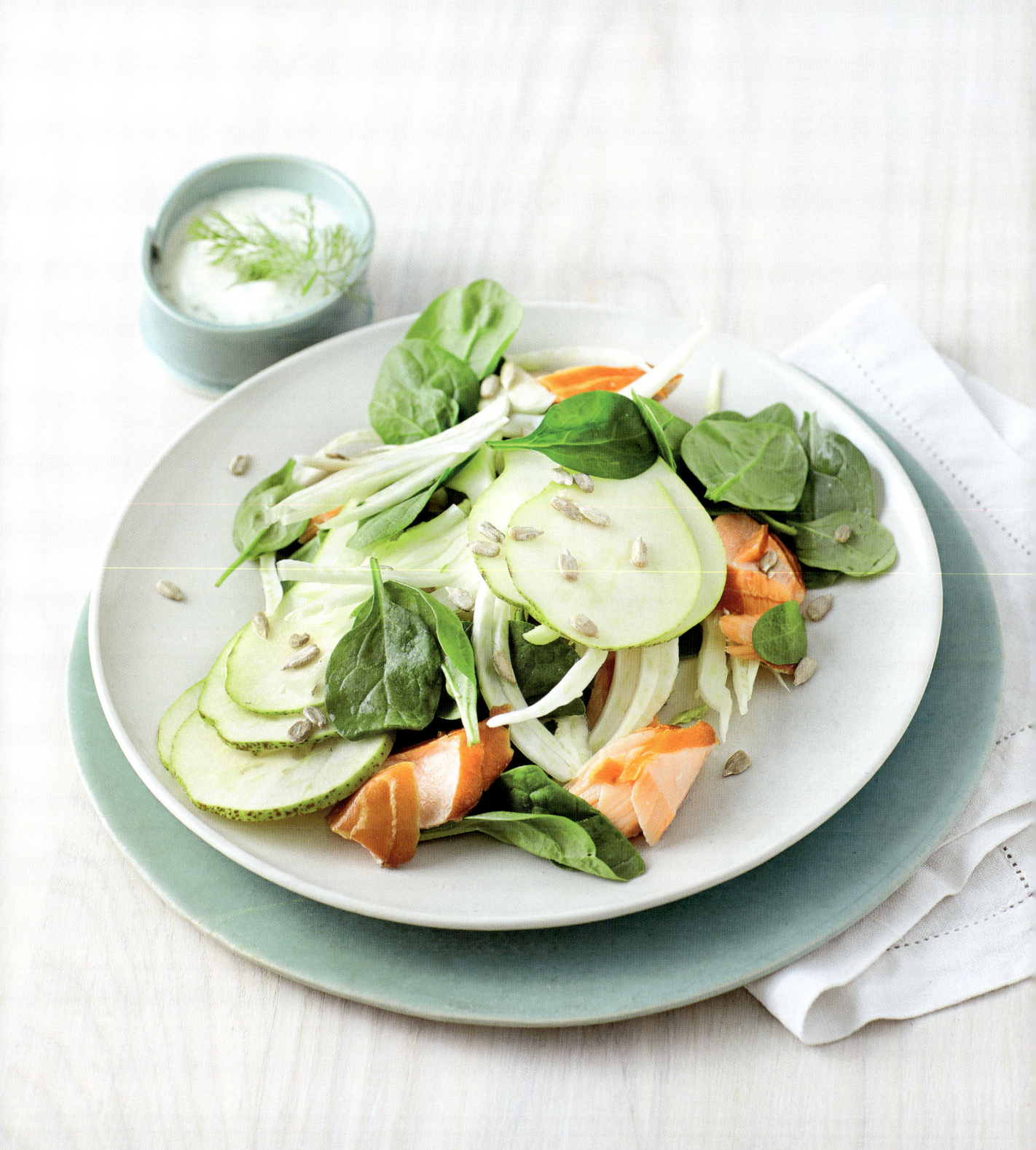

Gemüsesalat mit Kichererbsen

½ Dose Kichererbsen (130 g)
1 Möhre
100 g Brokkoliröschen
Salz
5 Radieschen
1 Knoblauchzehe
¼ Bund Zitronenmelisse
1 EL Olivenöl
1 EL Weißweinessig
½ TL Kurkuma
1 Prise Chiliflocken
Pfeffer
50 g Feldsalat

Zubereitung:

Die Kichererbsen abspülen und abtropfen lassen. Die Möhre putzen, in Scheiben schneiden und zusammen mit den Brokkoliröschen in kochendem Salzwasser etwa vier Minuten bissfest garen. Die Radieschen putzen, waschen, in Scheiben schneiden und mit den Kichererbsen, dem Brokkoli und den Möhren in einer Schüssel vermischen. Den Knoblauch schälen und fein hacken. Die Zitronenmelisse waschen, trocken tupfen und fein hacken. Olivenöl, Weißweinessig, Kurkuma, Chiliflocken, Salz, Pfeffer, Zitronenmelisse und Knoblauch verrühren und zum Salat geben. Den Salat rund 30 Minuten durchziehen lassen. Den Feldsalat verlesen, waschen, trocken schleudern und erst unmittelbar vor dem Essen untermischen, damit er nicht zusammenfällt.

(Foto siehe rechts)

Feldsalat mit Cranberrys

100 ml Apfelsaft
3 EL Cranberrys
2 EL gehackte Walnüsse
1 gelbe Paprika
100 g Feldsalat
1 EL heller Balsamico
1 EL Walnussöl
½ TL Senf
Salz, Pfeffer
½ TL Rosa Beeren

Zubereitung:

Den Apfelsaft mit den Cranberrys aufkochen und zugedeckt auf ausgeschalteter Herdplatte ziehen lassen. Die Nüsse in einer beschichteten Pfanne ohne Fett rösten. Die Paprika putzen, waschen und in kleine Würfel schneiden. Den Feldsalat verlesen, waschen, trocken schleudern und auf einen Teller geben. Die Paprikawürfel und die Walnüsse darüberstreuen. Den Apfelsaft abgießen und mit Essig, Öl, Senf, Salz und Pfeffer verrühren. Über den Salat träufeln und mit den Rosa Beeren und den Cranberrys garnieren.

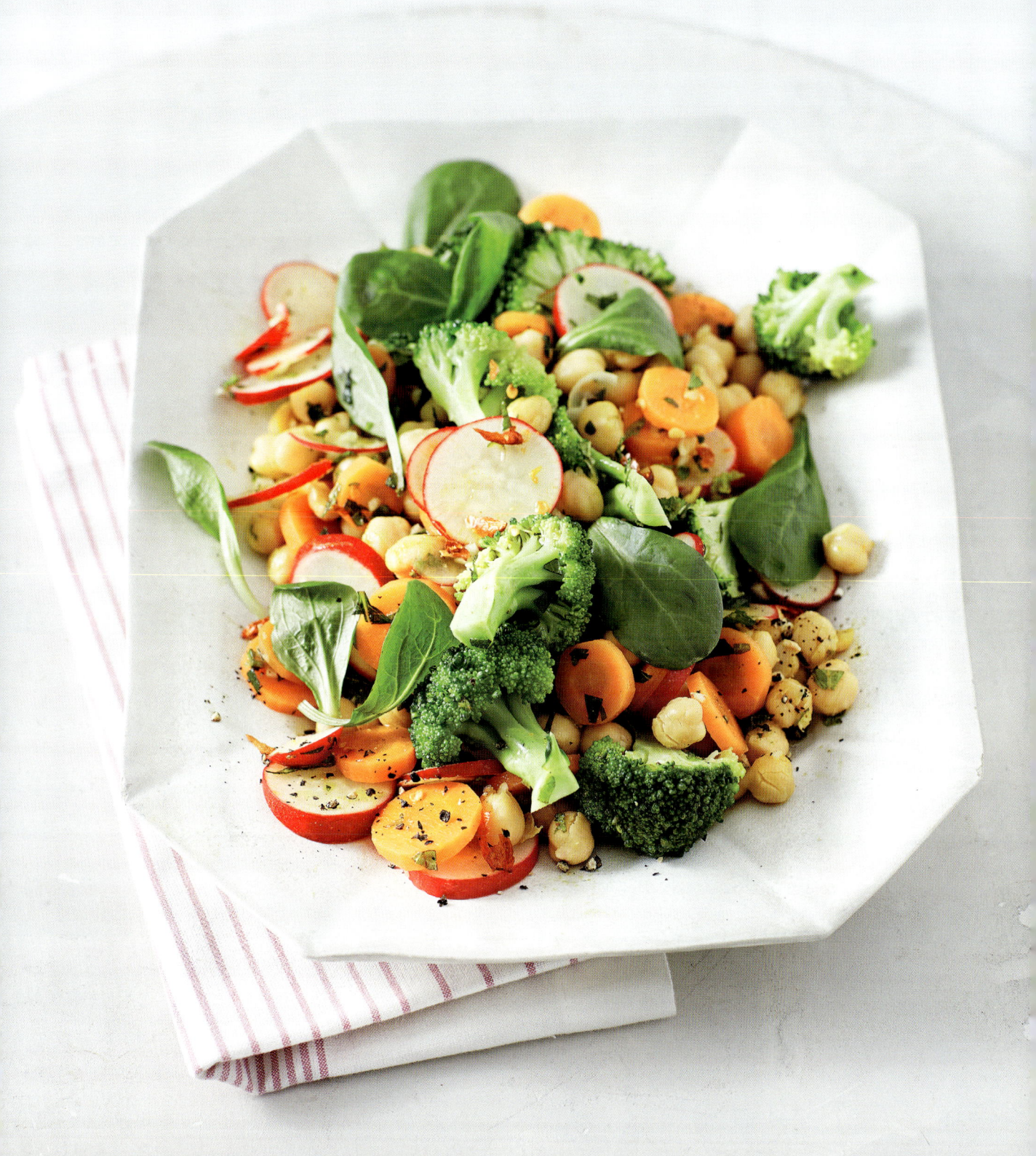

Tomaten-Avocado-Salat

1 Avocado
4 Tomaten
1 rote Zwiebel
100 g Rucola
2 EL Pinienkerne
2 EL heller Balsamico
1 EL Olivenöl
Salz, Pfeffer

Zubereitung:

Die Avocado halbieren, den Stein entfernen, schälen und würfeln. Die Tomaten waschen und würfeln. Die Zwiebel schälen und in Ringe schneiden. Den Rucola verlesen, waschen, trocken schleudern und auf einen Teller geben. Die Pinienkerne in einer beschichteten Pfanne ohne Fett anrösten. Alles zusammen auf dem Rucola verteilen. Die restlichen Zutaten verrühren und das Dressing über den Salat gießen.

Frühlingssalat mit Grillgemüse

½ Aubergine
1 Zucchino
2 EL Olivenöl
Salz, Pfeffer
½ TL getrockneter Oregano
2 Tomaten
1 EL Balsamico
1 TL Senf
100 g gemischter Salat

Zubereitung:

Den Backofen auf die höchste Stufe (am besten mit Grillfunktion) vorheizen. Die Aubergine und den Zucchino putzen, waschen und längs in Scheiben schneiden. Mit einem Esslöffel Olivenöl bestreichen, mit Salz, Pfeffer und Oregano bestreuen und auf einem Backblech auslegen. Auf der obersten Schiene des Backofens rund fünf Minuten garen (aufpassen, dass nichts anbrennt). Wenden und weitere zwei bis drei Minuten garen. Die Tomaten waschen und in Spalten schneiden. Das restliche Olivenöl, Balsamico, Senf, einen viertel Teelöffel Salz und eine Prise Pfeffer miteinander verrühren. Den Salat putzen, waschen und in mundgerechte Stücke zupfen. Das Grillgemüse zerteilen und mit den Tomaten und dem Dressing vermischen. Bei Bedarf noch mal mit Salz und Pfeffer abschmecken.

Kürbissuppe

200 g	Kürbisfruchtfleisch
1	Kartoffel
1	Zwiebel
1	Knoblauchzehe
1 EL	Rapsöl
½ TL	Currypulver
300 ml	Gemüsebrühe
100 ml	Sojasahne
	Salz, Pfeffer, Muskat
1 EL	Kürbiskerne
1 EL	Dill

Zubereitung:

Das Kürbisfruchtfleisch in Stücke schneiden. Die Kartoffel schälen, waschen und klein schneiden. Die Zwiebel und den Knoblauch schälen, würfeln und im heißen Rapsöl kurz anschwitzen. Den Kürbis und die Kartoffeln dazugeben und kurz andünsten.Mit dem Currypulver bestäuben, zwei Minuten anschwitzen, mit der Gemüsebrühe ablöschen und etwa 20 Minuten köcheln lassen. Die Sojasahne einrühren und alles mit einem Mixstab pürieren, bis keine Stücke mehr enthalten sind. Noch mal aufkochen und mit Salz, Pfeffer und Muskat abschmecken. Währenddessen die Kürbiskerne in einer Pfanne ohne Fett anrösten und zusammen mit dem Dill anrichten.

Scharfe Sauerkrautsuppe

250 g	Sauerkraut
1 Stück	Ingwer (2 cm)
1	Knoblauchzehe
1	Chilischote
200 g	Lauch
1	Lorbeerblatt
750 ml	Gemüsebrühe
100 g	Räuchertofu
1 TL	Reisessig
1 TL	Sesamöl
1 TL	Sojasoße
	Koriander, Cumin
	Kurkuma, Zimt
	Cayennepfeffer

Zubereitung:

Das Sauerkraut grob hacken. Den Ingwer und den Knoblauch schälen und fein hacken. Die Chilischote putzen, waschen und fein hacken. Den Lauch putzen, waschen und in Ringe schneiden. Ingwer, Knoblauch, Chili und Lorbeerblatt in einen Topf geben, die Gemüsebrühe angießen und aufkochen. Den Lauch und das Sauerkraut zur Suppe geben. Zehn Minuten bei geringer Hitze garen. Den Räuchertofu in Würfel schneiden und zum Schluss kurz in der Suppe heiß werden lassen. Mit Essig, Öl, Sojasoße und den Gewürzen abschmecken.

Zucchini-Spaghetti mit Pekannusssoße

400 g Zucchini
20 g Pekannusskerne
200 g Lauch
1 EL Olivenöl
2 EL Mandelmus
½ TL Salz
1 TL italienische Kräuter

Zubereitung:

Die Zucchini putzen, waschen und mit dem Spiralschneider in Spaghetti schneiden. Die Pekannüsse in einer Pfanne ohne Fett anrösten und anschließend hacken. Den Lauch putzen, waschen und in feine Streifen schneiden. Das Olivenöl in einer Pfanne erhitzen und den Lauch darin braten. Das Mandelmus einrühren und mit Salz und Kräutern abschmecken. Die Zucchini hinzufügen, heiß werden lassen und das Ganze mit den Pekannüssen bestreuen.

(Foto siehe rechts)

Orange-grüne Pasta mit Petersilienpesto

250 g Möhren
250 g Zucchini
1 Bund Petersilie
2 Knoblauchzehen
30 g Walnüsse
1 Zitrone
Salz, Pfeffer
1 EL Hefeflocken
2 EL Olivenöl

Zubereitung:

Die Möhren und die Zucchini putzen, waschen und mit einem Spiralschneider in dünne Spaghetti schneiden. Die Petersilie waschen, trocken tupfen und die Blättchen abzupfen. Den Knoblauch schälen. Petersilie, Knoblauch, Walnüsse und Zitronensaft pürieren. Mit Salz, Pfeffer und Hefeflocken abschmecken und das Olivenöl unterrühren. Die Gemüsespaghetti nach Geschmack ein bis zwei Minuten in kochendem Salzwasser blanchieren, gut abtropfen lassen und dann mit dem Pesto vermischen.

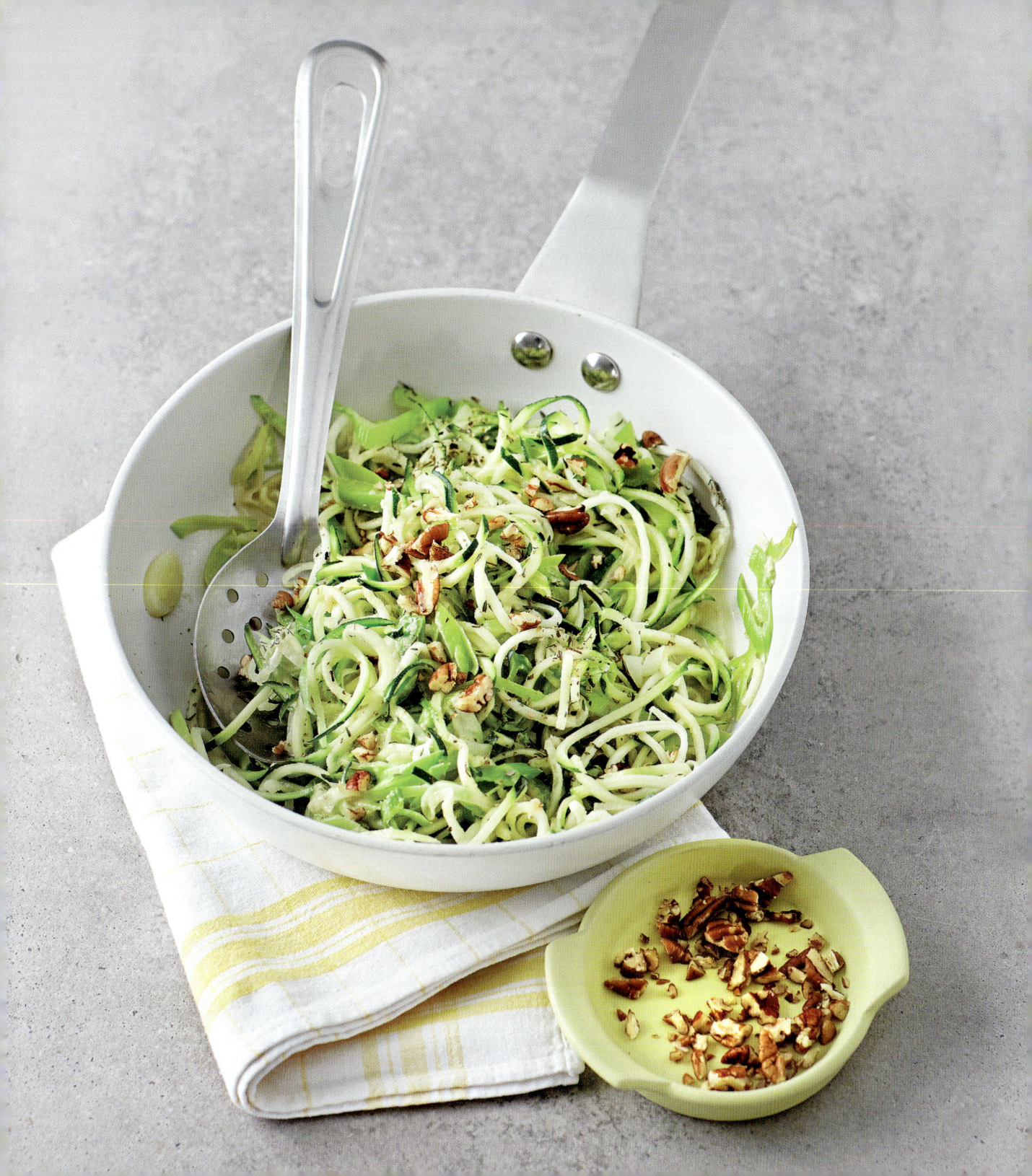

Ratatouille

1½	Paprika
1	Zucchino
1	Zwiebel
2	Knoblauchzehen
1 Zweig	Rosmarin
2 EL	Olivenöl
1 TL	Kräuter der Provence
½ TL	Chiliflocken
250 g	Tomaten (aus der Dose oder dem Tetrapak)
100 ml	Gemüsebrühe
	Salz, Pfeffer

Zubereitung:

Die Paprika und den Zucchino putzen, waschen und in Stücke schneiden. Die Zwiebel und den Knoblauch schälen und fein hacken. Den Rosmarin waschen, trocken tupfen, die Nadeln abzupfen und sehr fein hacken. Das Öl in einem Topf bei mittlerer Hitze erwärmen, dann die Zwiebel und den Knoblauch andünsten. Die Gemüsestücke dazugeben und weitere drei Minuten mitdünsten. Den Rosmarin, die Kräuter der Provence und Chili dazugeben. Mit Tomaten und Gemüsebrühe ablöschen. 15 Minuten köcheln lassen und nach Geschmack mit Salz und Pfeffer würzen.

Mediterranes Gemüse aus dem Ofen

1	Aubergine
2	Tomaten
1	Zwiebel
2	Knoblauchzehen
1 Zweig	Rosmarin
3 Zweige	Thymian
3 Stängel	Oregano
3 Stängel	Basilikum
5	schwarze Oliven
75 ml	Weißwein
2 EL	Olivenöl
	Salz, Pfeffer

Zubereitung:

Den Backofen auf 200 Grad vorheizen. Die Aubergine putzen, waschen und in ein Zentimeter dicke Scheiben schneiden. Die Tomaten waschen und ebenfalls in ein Zentimeter dicke Scheiben schneiden, dabei die Stielansätze entfernen. Die Zwiebel und den Knoblauch schälen und in dünne Ringe beziehungsweise Scheiben schneiden. Die Kräuter waschen, trocken tupfen und die Nadeln beziehungsweise die Blättchen abzupfen. Das Gemüse dachziegelartig in eine Auflaufform schichten, dabei die Kräuter und die Oliven mit einarbeiten. Den Wein angießen, alles mit dem Olivenöl beträufeln und kräftig mit Salz und Pfeffer bestreuen. Die Form mit Alufolie abdecken und das Gemüse etwa 15 Minuten garen. Den Ofen auf 180 Grad zurückschalten und weitere 30 Minuten garen. 20 Minuten vor Ende der Garzeit die Alufolie abnehmen und das Gemüse mit dem Garsud beträufeln.

Steak mit Champignons und Tomatensalat

200 g	Tomaten
1 kleine	rote Zwiebel
15 Blätter	Basilikum
150 g	Champignons
1½ EL	Olivenöl
150 g	Steak
	Salz, Pfeffer
1	Knoblauchzehe
½ TL	Thymian
100 ml	Gemüsebrühe
1 EL	Balsamico

Zubereitung:

Für den Salat die Tomaten waschen und in Scheiben schneiden, dabei die Stielansätze entfernen. Die Zwiebel schälen und in Scheiben schneiden. Beides auf einem Teller abwechselnd nebeneinanderschichten. Die Basilikumblätter in Streifen schneiden und darüberstreuen. Die Champignons putzen und in Scheiben schneiden. Einen Esslöffel Öl in einer Pfanne bei mittlerer Hitze erwärmen. Sobald das Fett heiß ist, das Steak von beiden Seiten zwei bis drei Minuten anbraten und mit Salz und Pfeffer würzen. Aus der Pfanne nehmen, in Alufolie einschlagen und kurz warm stellen.

Den Knoblauch schälen, fein hacken und zusammen mit dem Thymian zum Bratensaft in die Pfanne geben. Die Champignonscheiben und die Gemüsebrühe hinzufügen und den Bratensatz durch Rühren vom Pfannenboden lösen. Die Pilze rund drei Minuten köcheln lassen; sie sollten bissfest bleiben. Das restliche Olivenöl, den Balsamico, Salz und Pfeffer verrühren, über den Salat geben. Das Steak mit dem Tomatensalat anrichten und die Pilze mit der Soße auf dem Fleisch verteilen.

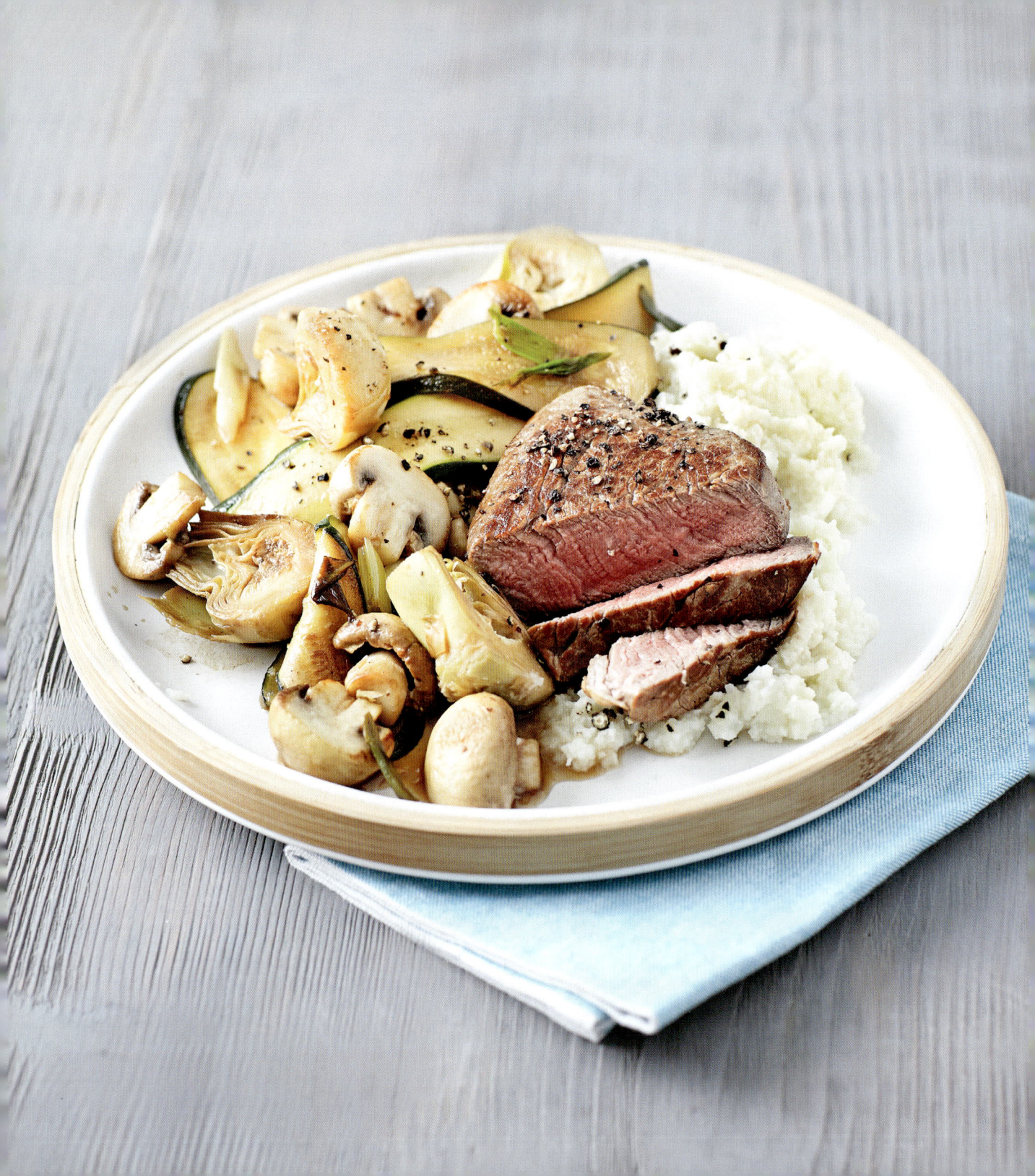

Rinderfilet mit Blumenkohlstampf und Grillgemüse

1 kleiner	Zucchino
5	Champignons
1	Frühlingszwiebel
4	Artischockenherzen (Glas)
1 EL	Olivenöl
1 EL	Balsamico
250 g	Blumenkohlröschen
	Salz
125 g	Rinderfilet
	Pfeffer
60 ml	Sojamilch
1 EL	Rapsöl
	Muskatnuss

Zubereitung:

Den Zucchino putzen, waschen und längs in Scheiben schneiden. Die Champignons putzen und halbieren. Die Frühlingszwiebel putzen, waschen und in 1,5 Zentimeter lange Stücke schneiden. Die Artischockenherzen abtropfen lassen und halbieren. Das Gemüse mit dem Olivenöl und dem Balsamico in einen verschließbaren Gefrierbeutel füllen und schütteln, damit sich die Marinade gut verteilt.

Die Blumenkohlröschen in Salzwasser rund zehn Minuten weich kochen. Währenddessen das Steak in einer großen beschichteten Pfanne ohne Fett von jeder Seite drei Minuten anbraten. Herausnehmen, mit Salz und Pfeffer würzen und in Alufolie eingeschlagen warm halten.

Das marinierte Gemüse in die Pfanne geben und unter mehrmaligem Wenden drei bis fünf Minuten braten. Mit Salz und Pfeffer abschmecken. Den Blumenkohl abgießen und mit einem Stampfer oder einer Gabel zerdrücken. Die Sojamilch etwas erwärmen und mit Rapsöl, Salz, Pfeffer und Muskat hinzufügen. Alles zusammen servieren.

(Foto siehe links)

Steak-Salat mit Zucchinitalern

250 g	Römersalat
1	Zucchino
1	Tomate
1	rote Zwiebel
1	Knoblauchzehe
150 g	Steak
1½ EL	Olivenöl
	Salz, Pfeffer
1 EL	Balsamico
1 TL	Senf

Zubereitung:

Den Salat putzen, waschen und in mundgerechte Stücke zupfen. Den Zucchino waschen, putzen und in zwei Zentimeter dicke Scheiben schneiden. Die Tomate waschen und achteln, dabei die Stielansätze entfernen. Die Zwiebel schälen und in Ringe schneiden. Die Knoblauchzehe fein hacken. Das Steak in einer beschichteten Pfanne ohne Fett je nach Dicke zwei bis vier Minuten von jeder Seite medium braten. Das Fleisch aus der Pfanne nehmen und zum Durchziehen kurz in Alufolie wickeln. Die Zucchinischeiben in einem halben Esslöffel Olivenöl portionsweise zwei bis drei Minuten von jeder Seite anbraten und mit Salz und Pfeffer abschmecken. Die vorbereiteten Salatzutaten mischen. Aus dem restlichen Olivenöl, Balsamico, Senf, Salz und Pfeffer das Dressing anrühren. Anschließend das Dressing über den Salat gießen, das Fleisch gegen die Faser in schmale Streifen schneiden und mit den Zucchinitalern servieren.

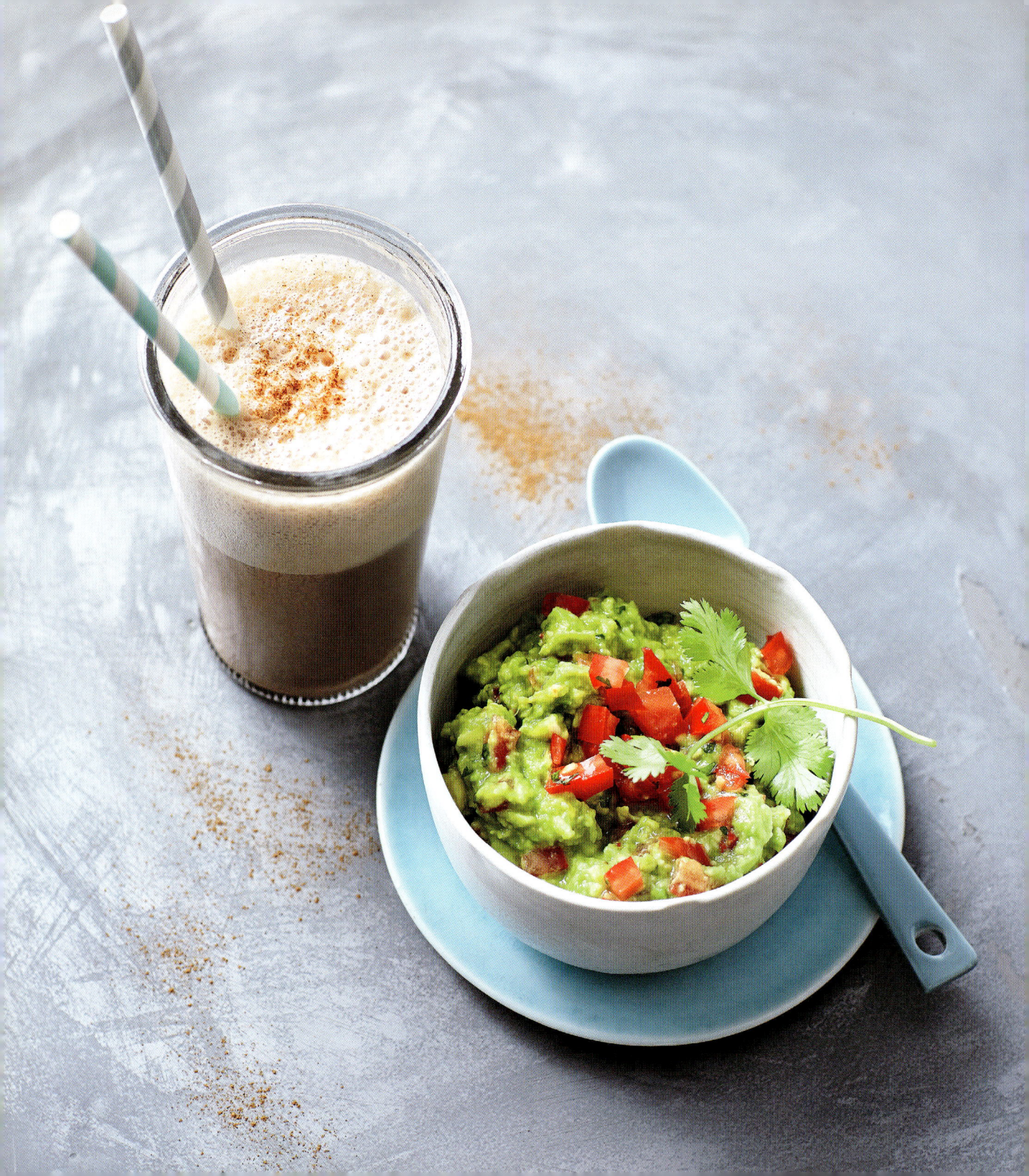

Goodbye Jieper

Snacken? – Erlaubt! Denn es gibt auch leckere und gesunde Kleinigkeiten, die den kleinen Hunger bekämpfen. Wenn sich die Zeit zwischen den Mahlzeiten zu lange hinzieht, dann sollten Sie einfach zugreifen. Pro Tag dürfen Sie unabhängig von der Phase einen Snack frei wählen.

Espresso-Kakao-Shake

30 ml   *Espresso*
2 EL   *Sojajoghurt*
1 TL   *Zimt*
1 TL   *Kakao (100 Prozent)*
200 ml   *ungesüßte Mandelmilch*

Zubereitung:
Den Espresso aufbrühen, etwas abkühlen lassen und zusammen mit dem Sojajoghurt, dem Zimt, dem Kakao und der Mandelmilch pürieren, bis eine sämige Konsistenz entsteht.

(Foto siehe Seite 230)

Guave-Apfel-Snack

1   *Apfel*
2   *Guaven*
125 g   *Sojajoghurt*
1 TL   *Zimt*

Zubereitung:
Den Apfel schälen, vierteln, entkernen und würfeln. Die Guaven waschen und würfeln. Beides mit Sojajoghurt und Zimt verrühren.

Guacamole mit Gemüsesticks

½   *Avocado*
1 EL   *Limettensaft*
½   *Schalotte*
1   *Knoblauchzehe*
½   *Chilischote*
3 Zweige   *Koriander*
½   *Tomate*
¼ TL   *Salz*
1 Prise   *Pfeffer*
Zum Dippen: *Gemüse nach Wahl.*
    Sehr gut schmecken Paprika,
    Tomate oder Möhre.

Zubereitung:
Das Avocadofruchtfleisch mit einer Gabel zu Mus zerdrücken und mit dem Limettensaft vermischen. Die Schalotte und den Knoblauch schälen und sehr fein hacken. Die Chilischote und die Korianderblättchen waschen und sehr fein hacken. Alles unter die Avocado mischen. Die Tomate entkernen und ebenfalls sehr fein hacken und dazugeben. Mit Salz und Pfeffer abschmecken.
    Das Gemüse zum Dippen in feine Streifen streifen und dazu servieren.

(Foto siehe Seite 230)

Kohlrabi-Salat

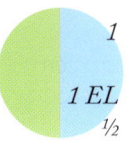

1	Kohlrabi (250 g)
	Salz
1 EL	Sesam
½	Bio-Zitrone
	Pfeffer

Zubereitung:

Den Kohlrabi schälen und in feine Streifen schneiden. Salzen und etwa zehn Minuten ruhen lassen. Den Sesam in einer Pfanne ohne Fett anrösten. Die Zitronenschale abreiben und den Saft auspressen. Den Kohlrabi leicht ausdrücken und das entstandene Wasser abgießen. Mit der Zitronenschale, ein bis zwei Teelöffeln Zitronensaft (wer es sauer mag, auch gern mehr) und dem Sesam vermischen. Mit Salz und Pfeffer abschmecken.

Apfel-Möhren-Salat

1 EL	Rapsöl
¼ TL	Salz
1 Spritzer	Agavendicksaft
2 EL	Zitronensaft
1 EL	gehackte Petersilie
2 EL	Sojajoghurt
100 g	Möhren
100 g	Apfel

Zubereitung:

Alle Zutaten bis auf die Möhren und den Apfel verrühren. Die Möhren schälen, den Apfel schälen, vierteln und entkernen. Beides direkt in das Dressing reiben und umrühren.

Apfelmus

250 g	Äpfel
¼	Zitrone
1 TL	Agavendicksaft
½ TL	Zimt

Zubereitung:

Die Äpfel schälen, vierteln, entkernen und würfeln und in einen kleinen Topf geben. Den Zitronensaft auspressen und hinzufügen. Wasser und Agavendicksaft ebenfalls dazugeben und die Äpfel bei mittlerer Hitze rund 15 Minuten weich kochen. Mit Zimt abschmecken und die Äpfel grob mit einer Gabel zermusen oder für ein glattes Mus mit dem Pürierstab mixen.

Erbsendip

50 g	Erbsen
25 g	Dinkel-Bulgur
	Salz
¼ Bund	Schnittlauch
½ TL	Currypulver
1 TL	Rapsöl

Zubereitung:

Die Erbsen und den Dinkel-Bulgur rund fünf Minuten in kochendem Salzwasser garen, abgießen und etwas abkühlen lassen. Den Schnittlauch waschen, trocken tupfen, in Röllchen schneiden und zusammen mit dem Rest pürieren. Gegebenenfalls etwas Wasser hinzufügen. Mit Curry, Salz und Öl abschmecken.

Tipp: Dazu schmecken Tomaten, aber auch anderes Rohkost-Gemüse.

(Foto siehe rechts)

Hummus

¼ kleine Dose	Kichererbsen
1 TL	Tahina
1 EL	Olivenöl
1 EL	Zitronensaft
½ TL	Kreuzkümmel
1	Knoblauchzehe
	Petersilie
	Salz, Pfeffer
	und/oder Paprikapulver
	zum Garnieren

Zubereitung:

Kichererbsen, Tahina, Olivenöl, Zitronensaft, Kreuzkümmel, die geschälte Knoblauchzehe und die klein geschnittene Petersilie mit etwas Wasser aus der Kichererbsendose miteinander pürieren. Mit Salz, Pfeffer und nach Geschmack Paprikapulver garnieren.

Tipp: Dazu schmeckt Rohkost-Gemüse aller Art.

(Foto siehe rechts)

Thymian-Tomaten aus dem Ofen

6	Pflaumentomaten (alternativ Roma)
1 TL	Thymian
	Salz
1 TL	Olivenöl

Zubereitung:

Den Backofen auf 120 Grad vorheizen. Ein Backblech mit Backpapier auslegen. Die Pflaumentomaten längs halbieren und mit der Schnittfläche nach oben auf dem Blech platzieren. Mit Thymian und Salz bestreuen, Olivenöl darüberträufeln. Für zwei Stunden in den Ofen schieben.

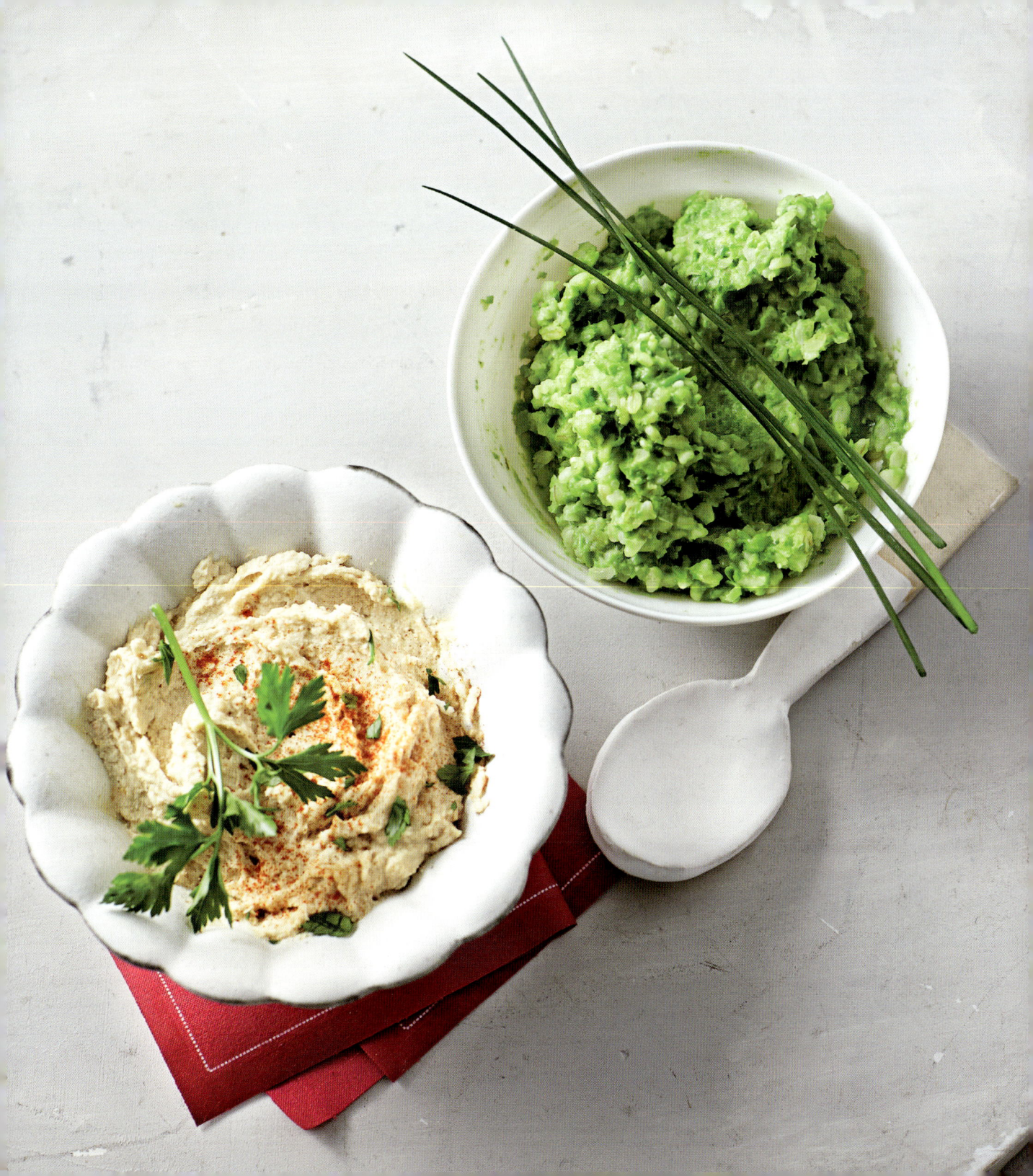

Grünkohl-Chips

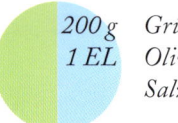

200 g   *Grünkohl*
1 EL   *Olivenöl*
   Salz, Pfeffer und andere Gewürze

Zubereitung:
Den Backofen auf 180 Grad vorheizen. Ein Backblech mit Backpapier auslegen. Die Grünkohlblätter waschen, trocken tupfen und auf dem Backblech verteilen. Mit dem Öl beträufeln, salzen und pfeffern und nach Belieben mit anderen Gewürzen wie Curry, Chili und Ähnlichem bestreuen. Im Ofen 10 bis 15 Minuten backen.

Geröstete Kichererbsen

½ *kleine Dose*   *Kichererbsen*
1 TL   *Olivenöl*
½ TL   *Salz*
   Gewürze nach Geschmack

Zubereitung:
Den Backofen auf 200 Grad vorheizen. Ein Backblech mit Backpapier auslegen. Die Kichererbsen abspülen, gut abtropfen lassen, gegebenenfalls mit einem Küchentuch abtrocknen. Mit dem Olivenöl rundum gut bestreichen, auf dem Backblech verteilen und im Backofen 30 bis 45 Minuten rösten. Währenddessen drei- bis viermal am Blech rütteln, damit die Kichererbsen nicht von unten anbrennen. In eine Schüssel geben und mit Salz und Gewürzen abschmecken.

Rote-Beeren-Grütze

100 g   *Brom-, Him- und Erdbeeren*
60 g   *Johannisbeeren*
2 EL   *Agavendicksaft*
1 TL   *Speisestärke*
5 EL   *Wasser*

Zubereitung:
Die Beeren putzen und waschen, dann mit Wasser aufkochen und nach fünf Minuten durch ein Sieb passieren. Mit 2 Esslöffeln Agavendicksaft erneut aufkochen. Die Speisestärke mit dem Wasser glatt rühren. Dann die Mischung in die Fruchtmasse einrühren, gegebenenfalls mit weiterem Agavendicksaft abschmecken, mehrmals aufkochen und schließlich abkühlen lassen.

Wassermelonen-Sorbet

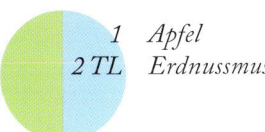

⅛ mittelgroße Wassermelone
1 EL Mineralwasser
1 EL Agavendicksaft
1 EL Zitronensaft

Zubereitung:
Die Melone in Spalten schneiden, das Fruchtfleisch herauslösen, würfeln und die Kerne entfernen. Abgedeckt drei bis vier Stunden in den Gefrierschrank legen. Anschließend zusammen mit dem Mineralwasser, dem Agavendicksaft und dem Zitronensaft in einem Mixer pürieren und noch einmal ein bis zwei Stunden in den Gefrierschrank stellen.

Apfelschnitze

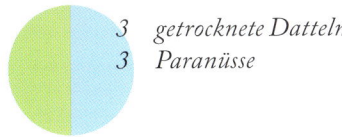

1 Apfel
2 TL Erdnussmus

Zubereitung:
Den Apfel schälen, vierteln, entkernen, in Schnitze scheiden und in die Erdnusscreme dippen.

Paranuss-Datteln

3 getrocknete Datteln
3 Paranüsse

Zubereitung:
Die Datteln mit jeweils einer Nuss befüllen.

Tipp: Schmeckt auch mit anderen Nüssen lecker.

Verzeichnis der Rezepte

Verzeichnis der Übungen

VERZEICHNISSE

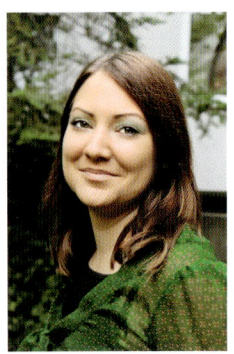

© Ahmed El-Hanjoul

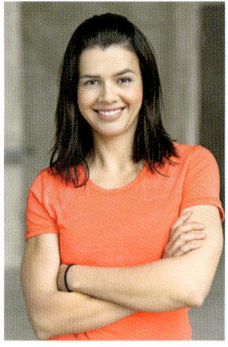

© Random House / Felix Matthies

Gabriele Giesler hat Oecotrophologie studiert und ist Profi rund ums Thema Ernährung. Seit fünf Jahren betreut sie diesen Bereich bei den Magazinen *Women's Health* und *Men's Health*.

Martina Steinbach ist freiberufliche Journalistin mit dem Schwerpunkt Fitness. Die begeisterte Workout-Expertin arbeitet regelmäßig für *Women's Health* und *Men's Health*.

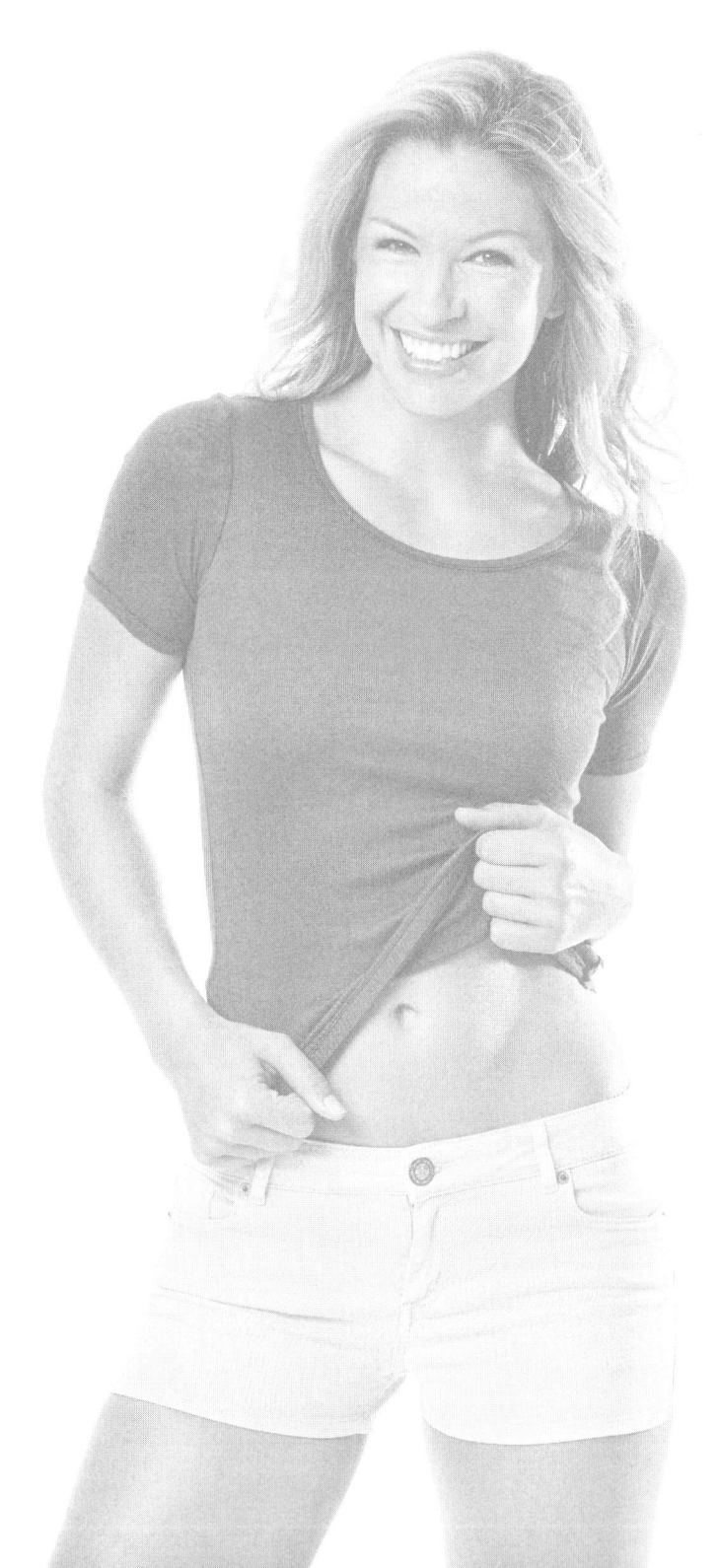